糖尿病高血压高血脂

李春深 编著

天津出版传媒集团
————————————
天津科学技术出版社

图书在版编目（CIP）数据

糖尿病高血压高血脂 / 李春深编著 .—天津：天
津科学技术出版社，2017.8

ISBN 978 - 7 - 5576 - 2664 - 8

Ⅰ.①糖… Ⅱ.①李… Ⅲ.①糖尿病—防治 ②高血压
—防治 ③高血脂病—防治 Ⅳ.① R587.1 ② R544.1
③ R589.2

中国版本图书馆 CIP 数据核字（2017）第 093614 号

责任编辑：王朝闻
责任印制：王　莹

天 津 出 版 传 媒 集 团

天津科学技术出版社出版

出版人：蔡　颢
天津市西康路 35 号　邮编 300051
电话：（022）23332390（编辑室）
网址：www. tjkjcbs. com. cn
新华书店经销
三河市天润建兴印务有限公司

开本 640×920　1/16　印张 28　字数 400 000
2017 年 8 月第 1 版第 1 次印刷
定价：32.00 元

前　言

随着生活水平的提高、生活节奏的加快和生活方式的改变，"三高"（即高血压、高血糖和高血脂）患者日益增多，而除了药物治疗以外，饮食调控也是"三高"患者和高危人群每日必做的功课。以2015年北京市居民营养与健康调查结果为例，由于我们通常所说的"主食"摄入量逐渐减少，而总体脂肪量以及膳食能量和胆固醇摄入量越来越高，导致成年人高血压病发病率高达27.4%。

目前，被称为"富贵病"的三高症，已如"旧时王谢堂前燕，飞入寻常百姓家"，与之密切相关的心脑血管疾病更成为健康的"头号杀手"。而良好的调养和生活习惯可有效地预防和改善三高症状。近年来，在我国人群中，近半数以上的中老年人患有"三高"疾病，15%以上的人，不同程度地同时患有这三种疾病。一旦得了"三高"之中的一种疾病，如果不采取积极的治疗措施，很有可能会并发第二种病，甚至多病缠身。虽然"三高"不像癌症那样发展迅速，但事实上它已经成为危害我们健康的主要杀手之一。

"三高"的发病原因有很多，其中饮食结构不合理是最主要、最直接的原因。如果长期摄入高盐、高油脂、高胆固醇食物，就容易引发"三高"疾病。虽然"病从口入"的道理已逐渐被广大群众所认可，可谁能帮我们把好"病从口入"这一关呢？其实，只有我们自己！

为了指导"三高"患者正常调养和养成良好的生活习惯。我们特别编写了本书，全书共分为三个部分，分别从高血压、高血糖、高血脂三个方面作了深入浅出、全面而详细的介绍，具有很强的针对性和指导性，希望本书能为"三高"患者打造一个健康的调养构架，帮助"三高"患者有效控制"三高"病证，延缓疾病的进展。

目　录

第一篇　糖尿病健康生活指南

基础知识篇

什么是糖尿病

　　糖尿病是以持续高血糖为其基本生化特征的一种综合病症。各种原因造成胰岛素供应不足或胰岛素在靶细胞不能发挥正常生理作用，使体内糖、蛋白质及脂肪代谢发生紊乱，就发生了糖尿病。随着糖尿病得病时间的延长，身体内的代谢紊乱如得不到很好的控制，可导致眼、肾、神经、血管和心脏等组织、器官的慢性并发症，以致最终发生失明、下肢坏疽、尿毒症、脑中风或心肌梗死，甚至危及生命。糖尿病是一种常见病，随着生活水平的提高，糖尿病的发病率逐年增加。发达国家糖尿病的患病率已高达 5% ~ 10%，我国的患病率已达 3%。

高血糖对人体有什么影响

　　严重失水。由于高血糖引起渗透性利尿，使尿量增加，尿糖排出增加，多尿可使机体失水。

　　电解质紊乱。高血糖时，大量排尿不仅失水而且从尿中带走电解质，使电解质紊乱。

　　渗透压增高。高血糖时细胞外液渗透压增高，细胞内液向细胞外流动导致细胞内失水，当脑细胞失水时可引起脑功能紊乱，临床上呈高渗性昏迷。

　　β 细胞功能衰竭。长期高血糖对胰岛 β 细胞不断刺激，会使胰岛 β 细胞功能衰竭，胰岛素分泌更少，使糖尿病更为恶化。

　　尿糖增加。由于高血糖时尿糖增加，葡萄糖不能很好利用，体内脂肪、蛋白质分解供能，结果形体消瘦，体重减轻。

血管、神经并发症恶化。糖尿病患者长期高血糖会促使血管、神经并发症的发生和发展，使病情加重。

糖尿病的病因

糖尿病的病因十分复杂，但归根到底则是由于胰岛素绝对或相对缺乏，或胰岛素抵抗。因此，在 β 细胞产生胰岛素、血液循环系统运送胰岛素以及靶细胞接受胰岛素并发挥生理作用这三个步骤中任何一个发生问题，均可引起糖尿病。

胰岛 β 细胞水平。由于胰岛素基因突变，β 细胞合成变异胰岛素，或 β 细胞合成的胰岛素原结构发生变化，不能被蛋白酶水解，均可导致 2 型糖尿病的发生。而如果 β 细胞遭到自身免疫反应或化学物质的破坏，细胞数显著减少，合成胰岛素很少或根本不能合成胰岛素，则会出现 2 型糖尿病。

血液运送水平。血液中抗胰岛素的物质增加，可引起糖尿病。这些对抗性物质可以是胰岛素受体抗体，受体与其结合后，不能再与胰岛素结合，因而胰岛素不能发挥生理性作用。激素类物质也可对抗胰岛素的作用，如儿茶酚胺。皮质醇在血液中的浓度异常升高时，可致血糖升高。

靶细胞水平。受体数量减少或受体与胰岛素亲和力降低以及受体的缺陷，均可引起胰岛素抵抗、代偿性高胰岛素血症。最终使 β 细胞逐渐衰竭，血浆胰岛素水平下降。胰岛素抵抗在 2 型糖尿病的发病机制中占有重要地位。

糖尿病的主要病理生理改变是什么

糖尿病的病理生理主要是由于胰岛素活性相对或绝对不足以及胰升糖素活性相对或绝对过多引起糖、脂肪、蛋白质的代谢紊乱。

糖尿病代谢紊乱非常广泛，主要有以下几方面：

糖代谢紊乱：高血糖及糖尿，高血浆渗透压，乳酸性酸中毒。

脂代谢紊乱：高脂血症，高脂蛋白血症，高甘油三酯，高游离脂肪酸血症，高酮血症，甚者发生酮症酸中毒。

蛋白质代谢紊乱：负氮平衡，成人消瘦疲乏，易感染，小儿生长发育迟缓，晚期患者可有低蛋白血症，抵抗力下降，细胞免疫与体液免疫力下降。

水电酸碱平衡紊乱：电解质代谢紊乱，酮症酸中毒，乳酸性酸中毒，严重失水伴酸中毒，糖尿病肾病肾衰晚期呈尿毒症伴酸中毒。

糖基化血红蛋白异常升高：微循环中血小板功能及体内抗凝血机制异常，血黏稠度增高，血流淤滞，加以组织缺氧等引起小动脉、小静脉和微血管扩张，导致糖尿病中典型的微血管病变，从而发展为多种脏器的慢性病变。

糖尿病分型

1 型糖尿病：以往称为胰岛素依赖型糖尿病，约占糖尿病患者总数的10%，常发生于儿童和青少年，但也可发生于任何年龄，甚至80～90岁时也可患病。

2 型糖尿病：以往称为非胰岛素依赖型糖尿病，约占糖尿病患者总数的90%，发病年龄多数在 35 岁以后。

其他类别糖尿病包括哪些疾病

其他类别的糖尿病或称继发性糖尿病，是指病因准确或者大体准确的糖尿病，或是可明确定义糖尿病的部分综合征的总称。主要病因分组如下：

胰腺疾病或切除：包括急、慢性胰腺炎、胰腺肿瘤、囊性纤维化症、血色素沉着症、外伤、胰腺切除、先天性胰岛缺损等。

内分泌疾病：如肢端肥大症、垂体性巨人症、生长激素缺乏症、高催乳素血症、柯兴氏综合征、原发性醛固酮增多症、嗜铬细胞瘤、甲亢、甲状腺功能低下症、甲状旁腺功能低下症、胰高血糖素瘤、生长抑素瘤、促胃泌素瘤、异位性 ACTH 综合征、盐类肾上腺皮质激素过多症等。

药物及化学物质：糖皮质激素、ACTH、雌激素、黄体酮、口服避孕药、生长激素、甲状腺激素、泌乳素、降钙素、噻嗪类利尿剂、氯甲苯噻嗪、链脲菌素、胰升糖素、左旋多巴、肾上腺素、去甲肾上腺素、苯妥英钠、氯丙嗪、碳酸锂、泰而登、环磷酰胺、四氧嘧啶、吗啡、阿司匹林、消炎痛、异烟肼、甲氰咪胍等。

胰岛素受体异常：由于胰岛素受体研究进展，已搞清了伴有受体异常引起明显的胰岛素抵抗性的糖尿病的存在，这种胰岛素抵抗症可分为 A 型和 B 型。A 型为受体先天异常引起如先天性脂肪营养异常症、黑色素棘皮症及女性男性化；B 型是由抗胰岛素受体抗体引起的，大部分合并自身免疫疾病或伴有各种免疫学异常。

遗传综合征：如 1 型肝糖元沉着症、急性阵发性血卟啉病、脂肪萎缩综合征、肌张力营养异常症、微血管扩张症、伴有视神经萎缩的糖尿病、伴尿崩症与耳聋的糖尿病、性腺功能低下及软骨发育不良症等。

胰岛素依赖型糖尿病发病机理

目前认为胰岛素依赖型糖尿病是由于胰岛细胞受病毒或毒物等破坏，在遗传倾向的基础上引起自身的免疫反应而发病。一般认为 β 细胞破坏机制有两方面，一是病毒和毒物有直接破坏细胞的可能性，二是大多数情况是这些外因使胰岛 β 细胞产生了某种变化，通过诱发自身免疫反应使细胞缓慢死亡。

胰岛素依赖型糖尿病有什么特点

所谓胰岛素依赖型糖尿病（1 型，IDDM）的胰岛素依赖的意思，是指为了生存须用胰岛素治疗。此型患者其特征为起病较急，血浆胰岛素水平低于正常低限，必须绝对依赖外源性胰岛素，若不用胰岛素治疗，就会出现酮症酸中毒，如不及时治疗则会导致死亡。发病年龄多在30 岁以下，更多的是在幼年发病，以往称幼年型糖尿病，但也有在成年发病者。一般发病急，原来体健，突然出现酮症酸中毒，重者昏迷。遗传为重要诱因，表现于第 6 对染色体上 HLA 抗原的阳性率增减，并伴有特异性免疫或自身免疫反应，胰岛细胞抗体往往阳性。此型患者往往在遗传基础上加之外来因素如病毒感染而发病。对胰岛素敏感。

非胰岛素依赖型糖尿病发病机理

非胰岛素依赖型糖尿病（NIDDM）的高血糖是多种因素的综合性

后果，其中以胰岛素受体或受体后缺陷与胰岛素抵抗为主要环节。

胰岛素受体或受体后缺陷，使肌肉、脂肪等组织摄取与利用葡萄糖减少，以致血糖增高。

由于胰岛素相对不足与拮抗胰岛素增多使肝糖元分解及糖元异生增多，以致肝糖输出增多。

由于胰岛 β 细胞缺陷以致胰岛素分泌不足而致高血糖。

持续或长期高血糖刺激胰岛 β 细胞分泌增多，但由于受体或受体后异常而呈胰岛素抵抗性，以致 β 细胞功能衰竭。

非胰岛素依赖型糖尿病有什么特点

非胰岛素依赖型糖尿病（2 型、NIDDM）发病慢，大多数在 40 岁后发病，特别是老年发病，但也可以在儿童期发病。此型患者血浆胰岛素水平可正常或稍低，肥胖型胰岛素水平可高于正常。平时一般可不用胰岛素治疗，也不会出现酮症酸中毒，但在应激时可出现酮症酸中毒。有的患者于饮食控制及口服降血糖药不能满意控制血糖及症状时，需用胰岛素治疗，但停用胰岛素后不会发生酮症酸中毒。此型患者可长期无糖尿病症状，但病情呈隐匿性进展，常在不知不觉中出现大血管、微血管病变、神经病变及白内障等合并症。此型患者较胰岛素依赖型遗传因素为强，环境因素中最重要的是肥胖，此型患者 60% ~ 90% 属肥胖，即体重超过标准体重或体重指数〔体重（千克）/身高^2（m^2）〕超过正常（男大于 25，女大于 27）。对胰岛素敏感性差。

糖尿病与从事的职业有关

目前已达到公认，糖尿病患病率与从事的职业有关。

从事体力活动的职业如建筑工人、渔民、经常在田间劳作的农民不易患糖尿病，而一些脑力劳动者如职员、办事员、知识分子等近年来患糖尿病的人数明显增高。

因此，建议那些从事办公室工作的人员不要忽视体育锻炼，尤其是饭后要养成散步的习惯，定期参加一些远足、爬山之类的活动，避免身体内多余脂肪堆积。

糖尿病的诱发因素

1 型糖尿病：诱发因素主要是感染，此外与牛乳喂养亦有一定关系。

2 型糖尿病：诱发因素有：

肥胖：肥胖是诱发 2 型糖尿病的最重要的因素之一，中度肥胖者糖尿病发病率比正常体重者高 4 倍，而极度肥胖者则要高 30 倍，且腹部肥胖较臀部肥胖者发生糖尿病的危险性更大。肥胖者的胰岛素受体减少、对胰岛素的敏感性减弱。

饮食：不良的饮食习惯，如进食过多，高糖高脂肪饮食可诱发糖尿病。尤其是长期以精米精粉为主食，造成微量元素及维生素的大量丢失也可能诱发糖尿病，因为某些微量元素如锌、镁、铬等对胰岛素的合成及能量代谢都起着十分重要的作用。

年龄：糖尿病的发病率随年龄的增长而增高。40 岁后患病率开始明显升高。50 岁以后急剧上升，高峰在 60～65 岁。

体力活动：体力活动的减少亦是目前糖尿病患病率增高的一个重要因素。体力活动减少一方面可引起肥胖，另一方面也可以影响细胞表面的胰岛素受体的数目并使其敏感性减弱。

应激因素：应激是当人体受到外界致病因素影响时机体的保护性生理反应。当处于急性心肌梗死、脑血管意外、严重外伤、大手术等应激情况时，胰高血糖素、糖皮质激素等对抗胰岛素的激素增加，会使部分患者发生高血糖。这些人中部分患者随疾病的好转可恢复正常，而另一部分则成为糖尿病。

妊娠：有人认为多次妊娠可能是糖尿病的诱发因素之一。

药物：某些药物可诱发或加重糖尿病，如氯噻酮、双氢克尿塞、糖皮质激素（泼尼松、地塞米松等）、口服避孕药及普萘洛尔等。

糖尿病是否遗传

经过近几十年的研究，一致认为糖尿病是一个多病因的综合病症。因为糖尿病患者亲属中的糖尿病发生率要比非糖尿病患者亲属中的高，故说明糖尿病有遗传倾向。英国 Pyke 观察单卵双胞胎糖尿病达 20 余年，1982 年他总结了 200 对单卵双胞胎糖尿病的调查分析。其中单卵双胞胎糖尿病的一致性（即两个在出生后的不同时间里都患糖尿病），非胰岛素依赖型糖尿病为 90.6%，胰岛素依赖型糖尿病为 54.4%，说明非胰岛素依赖型糖尿病的遗传倾向较胰岛素依赖型糖尿病更为显著。糖尿病有遗传倾向，双亲均是糖尿病者，其子一代并非 100% 都患糖尿病，仅有 5% 得糖尿病，若双亲中只有一个有糖尿病，则子一代患糖尿病的机会更少，且常隔代遗传。

研究工作表明糖尿病的遗传不是单一基因遗传，而是多基因突变。且糖尿病的遗传不是疾病本身，而是对糖尿病的易感性，必须有某些环境因素的作用，才能发生糖尿病。

糖尿病有哪些症状与体征

糖尿病起病时的症状是多种多样的。它可以有典型症状，或无症状，或因糖尿病并发症而出现的症状，或因诊治其他疾病而发现糖尿病的。

典型症状是疲乏、倦怠，尿量增多，口渴，饮水量增加，易饥饿，饭量增加，但是体重减轻。简言之为多尿、多饮、多食及体重减轻，即"三多一少"。

血糖水平高于肾糖阈，尿中排糖，尿的渗透压提高，尿量增加。尿糖增多，尿量相应增加。每日尿量可达 5 千克。由于丢失水分，患者感觉口渴，饮水量增加。饮水增加是为了补充丢失的水分，并不是因为饮水增多才使尿量增加的。

吃的食物消化成葡萄糖进入血液，但组织细胞不能利用和储存，大部分葡萄糖从尿中排出。患者感觉饥饿，饭量增加，体重仍下降。

起病时无症状者多为非胰岛素依赖型糖尿病。往往是在健康检查时发现血糖较高，高血糖是从何时开始的难以确定。

时常有因糖尿病出现并发症症状，经检查才发现患糖尿病的。例如，患者因视力模糊到眼科，眼底检查发现糖尿病性视网膜病变，再化验血糖，证实为糖尿病，其时糖尿病早已存在。因贫血、浮肿就诊于内科的患者，经检查发现为糖尿病性肾病，才开始治疗糖尿病。女性患者外阴瘙痒求治于妇科，经检查发现糖尿病，其外阴瘙痒是尿糖较多所致。患者因恶心、呕吐、腹痛、嗜睡乃至昏迷到急诊室，可能是急性并发症——酮症酸中毒；约有半数胰岛素依赖型糖尿病起病时，表现为酮

7

症酸中毒。

在急性心肌梗死、脑血管意外等应激状态下，可出现暂时性高血糖，不一定都有糖尿病，定期复查血糖可以判定是否患糖尿病。不是糖尿病，则高血糖不会持续存在。

糖尿病初期为什么有低血糖反应

有些 NIDDM 患者在糖尿病诊断之前或糖尿病初期有反应性低血糖表现，疲乏无力，出汗，颤抖，饥饿难忍，多发生在早餐后或午餐后。少数患者出现严重低血糖。这主要是由于这些患者的胰岛 β 细胞虽有缺陷，但尚有一定分泌能力，在进餐之后胰岛素分泌的早期快速相基本上不出现，胰岛素分泌推迟，分泌高峰后移，分泌总量仍接近正常，因而出现反应性低血糖。糖尿病继续发展，胰岛 β 细胞缺陷加重，胰岛素分泌量逐渐减少，同时存在胰岛素抵抗，则不再出现反应性低血糖。

"三多一少"等于糖尿病吗

"三多一少"是糖尿病的典型症状，即多饮、多食、多尿和体重减少。

具体表现为容易饥饿，贪吃，并在下一餐到来之前就饥饿难耐，经常伴有乏力、多汗、心慌、发抖等症状。由于糖代谢的障碍，虽然吃得很多，但细胞无法利用葡萄糖产生能量，过高的血糖还会导致细胞脱水，这就造成了体重减轻，消瘦乏力。

人体为了排除过高的血糖，会增加尿量，糖尿病患者的排尿次数和排尿量会显著增加，同时患者会大量饮水补充损失的水分。

以上这些症状也可能出现在其他疾病中，譬如尿崩症是由下丘脑或垂体后叶病变所引起，临床可出现烦渴多饮，多尿，甚则严重脱水，但血糖正常，尿糖阴性。甲亢患者也会出现多食、疲乏无力、体重减轻等症状。精神性多饮或精神性多尿症，也表现为烦渴、多饮、多尿，但血糖正常，尿糖阴性，此种患者往往有精神异常或有精神刺激史，常伴有神经衰弱等一系列症状。另外，在生理情况下，天气寒冷时尿量也增加，气候炎热多汗时喝水会增加。也有些糖尿病患者由于病情轻重、个体差异等因素的不同，不一定会出现"三多一少"的症状。因此诊断糖尿病不能仅凭临床症状，更重要的是要化验血糖以明确诊断。

糖尿病的诊断

糖尿病的诊断依据是血糖和临床症状。目前有两种糖尿病的诊断标准。

一种是采用世界卫生组织（WHO）糖尿病专家委员会于1985年提出的糖尿病诊断标准：如果有明显的"三多一少"糖尿病症状，任何时候血糖≥11.1毫摩尔/升（≥200毫克/分升），和（或）空腹血糖≥7.8毫摩尔/升（≥140毫克/分升），则可以诊断为糖尿病。若未达到上述标准，应进行糖耐量试验，2小时血糖≥11.1毫摩尔/升（200毫克/分升）可以诊断为糖尿病，小于7.8毫摩尔/升（140毫摩尔/升）可排除糖尿病，若2小时血糖≥7.8毫摩尔/升，但<11.1毫摩尔/升，则可诊断为糖耐量减低。若无明显的"三多一少"糖尿病症状，做葡萄糖耐量试验2小时血糖≥11.1毫摩尔/升（200毫克/分升），同时1小时血糖≥11.1毫摩尔/升（200毫克/分升）者也可以诊断为糖尿病。

另一种诊断标准为1997年，WHO和美国糖尿病协会提出的新的诊断标准：有明显的糖尿病症状，如多饮、多食、多尿，无明显原因的体重下降、视物模糊等，任意时间查血糖≥11.1毫摩尔/升。空腹血糖≥7.0毫摩尔/升（空腹状态是指早餐前，且至少8小时内未进含能量的食物）。进行葡萄糖耐量试验2小时的血糖≥11.1毫摩尔/升。满足以上三点中的任何一点，复查一次仍可满足任意一点者即可以诊断为糖尿病。

若做葡萄糖耐量试验（OGTT）2小时的血糖≥7.8毫摩尔/升，但<11.1毫摩尔/升，则可以诊断为糖耐量受损（IGT），若空腹血糖≥6.1毫摩尔/升，但<7.0毫摩尔/升，则可以诊断为空腹血糖受损（IFG），这两种情况不属于糖尿病，因此不诊断为糖尿病，一般也不治疗，但其又不属于完全健康，是一种临界状态。但同糖尿病一样，葡萄糖耐量受损（IGF）及空腹血糖受损（IFG）共属于高血糖状态。据有关资料显示，糖耐量受损和空腹血糖受损者约有1/3在几年后发展成糖

尿病,有1/3维持不变,另外1/3转为正常。因此,这些人也应该经常检查,并且积极预防。

诊断原发性糖尿病应除外哪些内分泌病

肢端肥大症:由于生长激素分泌过多拮抗胰岛素作用引起糖代谢紊乱,可出现垂体性糖尿病症群。典型肢端肥大症群有助于诊断。

柯兴综合征(皮质醇增多症):肾上腺皮质激素可促进糖元异生,抑制己糖磷酸激酶及对抗胰岛素,可致糖耐量异常,甚至糖尿病。典型柯兴综合征群有助于诊断。

嗜铬细胞瘤:因肾上腺素及去甲肾上腺素分泌过多,促进肝糖元分解为葡萄糖,肾上腺素还能促进肝糖元异生而使糖输出增多致高血糖。

甲状腺功能亢进症:甲状腺激素过多促使肝糖元分解增加,使人体对儿茶酚胺敏感性增加,甲亢时加速全身代谢和消耗热量,葡萄糖利用和氧化增加,肠道对糖类吸收加速引起暂时性高血糖,加重胰岛负担而诱发糖尿病。

胰岛 α 细胞瘤:分泌过多的胰升血糖素,动员肝糖元,促进肝糖元异生而使血糖升高。

用于糖尿病诊断的实验室检查项目有哪些

尿糖测定:正常人每日尿中排出的葡萄糖不超过100毫克,一般常规的尿糖定性测不出。若每日尿中排出糖超过100毫克,则称为糖尿。

血糖测定:目前多采用葡萄糖氧化酶法,也有采用邻甲苯胺法。正常空腹血糖为3.9~6.1毫摩尔/升,若两次重复测定空腹血糖≥7.8毫摩尔/升可诊断为糖尿病。

葡萄糖耐量试验:葡萄糖耐量试验包括:

口服葡萄糖耐量试验(OGTT)。

静脉葡萄糖耐量试验(IGTT)。

可的松葡萄糖耐量试验。

胰岛素测定:测定标准:

空腹时正常值为5~15mU/升,胰岛素依赖型则低于正常的下限或测不出,非胰岛素依赖型在正常范围或高于正常人。

　　胰岛素释放试验：胰岛素依赖型无高峰出现，呈低平曲线；非胰岛素依赖型高峰较正常为低，或高峰延迟。

　　C 肽测定：

　　空腹血中正常值为 1．0±0．23 微克/升，胰岛素依赖型减少或测不出，非胰岛素依赖型可在正常范围或偏低。

　　C 肽释放试验同胰岛素释放试验曲线。

什么叫肾糖阈

　　正常人肾小球滤液中也含一定量的葡萄糖，但绝大部分被肾小管重吸收到血液中，故正常人尿中只含极微量葡萄糖，一般常规检查测不出来，所以尿糖定性是阴性。因肾小管吸收葡萄糖的能力有一定限度。当血糖超过这一限度时，肾小球滤液中就有部分葡萄糖不能被吸收，而随尿排出产生糖尿。

　　正常人血糖超过 8．9～10．0 毫摩尔/升时，即可查出尿糖，这一血糖水平则称为肾糖阈值即肾糖阈。在老年人及糖尿病肾病患者往往血糖超过 10．0 毫摩尔/升，甚至 11．1～16．7 毫摩尔/升时，却不出现糖尿，这是肾糖阈升高所致，相反在妊娠期或肾性糖尿患者，血糖低于 8．9 毫摩尔/升，却出现糖尿，这是肾糖阈降低所致。

什么是肾性糖尿

　　肾性糖尿是指血糖浓度正常而出现糖尿，患者空腹血糖及糖耐量均正常。各种先天或获得性原因（如家族性肾性糖尿及各种肾小管性酸中毒等）引起肾脏近曲小管损害，致使肾小管重吸收葡萄糖的功能减退，而肾小球滤过率仍然正常，因肾糖阈值降低而呈现糖尿，常伴有氨基酸、碳酸氢盐及尿酸等重吸收障碍。但也有一部分肾性糖尿患者可转变为真正的糖尿病。

什么是假性糖尿

　　通常检测尿糖的硫酸铜试验是利用糖的还原性来显色。硫酸铜还原为一氧化铜时有黄、橘黄或砖红色沉淀。但尿中不少物质具有还原性，如尿酸、葡萄糖醛酸等，或随尿排泄的药物如异烟肼、青霉素、强心甙、噻嗪类利尿剂等，当这些物质在尿中浓度升高时，常可使尿糖定性试验出现假阳性反应，称为假性糖尿。

怎样测试尿糖

尿糖测试是简便易行、经济价廉的监测糖尿病控制状况的方法，目前仍为国内大多数患者采用。主要有两种方法：

斑氏试剂法：此法沿用已久，但因其操作方法繁琐，而且有时使用者会被烧伤或烫伤等不足之处，现在使用的人已越来越少。

尿糖试纸法：目前国内已有许多种尿糖试纸出售，其测定方法大同小异：

先将尿糖试纸放入盛有小便的容器内。

即刻取出，稍待片刻。

与试纸包装上的不同尿糖浓度比色，以确定尿糖的含量。

结果以"＋"表示。

尿糖测定存在的缺点

只有血糖超过肾糖阈（10毫摩尔/升）时，才能从肾脏内滤出并在小便内排泄，但当空腹测定时，虽血糖控制未达要求，但尿糖却为阴性。

尿糖仅在控制高血糖时有一定帮助，而在低血糖时几乎没有任何价值。

尿糖试纸都是半定量，不如血糖那么精确。

尿糖测定还受多种因素的影响：肾功能不全、老年人和妊娠患者等的肾糖阈值改变，此时尿糖不能代表实际的血糖水平；有时非糖尿病时也会使尿糖升高，如某些肾脏疾病、大量进食等；某些具有还原性质的药物也会使尿糖试纸变色，造成尿糖高的假象，如维生素C、水杨酸盐等。

怎样留四次四段尿

四段尿：第一段尿，早饭后到午饭前（7时30分～11时30分）；第二段尿，午饭后到晚饭前（11时30分～17时30分）；第三段尿，晚饭后到晚上睡前（17时30分～21时30分）；第四段尿，晚饭后到次日早饭前（21 时 30 分~次日晨 7 时 30 分）。将每段尿分别保留，记录每段尿量。若一段尿有几次尿，应将几次尿混匀，作每段尿糖定性。必要时根据尿量及尿糖定性计算每段尿糖的定量。

四次尿：即指三餐前半小时及睡前半小时共四次留尿，测定尿量及尿糖定性。

让糖尿病患者留四次尿，目的是通过检查尿量及尿糖观察病情变化，为调整药物及饮食量提供依据。

尿量与尿糖有什么关系

一般可根据尿量及尿糖定性估计尿中排糖量。

尿糖（＋）：含糖 27.75 毫摩尔/升。

尿糖（＋＋）：含糖 55.50 毫摩尔/升。

尿糖（＋＋＋）：含糖 83.25 毫摩尔/升。

尿糖（＋＋＋＋）：含糖 111.00 毫摩尔/升。

一般情况下，血糖越高，尿量越多，尿中排出的糖也越多。若一患者全天尿量 2500 毫升，尿糖定性均为（＋＋＋＋），那么每天从尿中排出的糖为 50 克或 50 克以上。若经治疗后尿量全天为 1500 毫升，但定性仍为（＋＋＋＋），那么治疗后每天从尿中排出的糖为 30 克，说明治疗还是有效的。因此在观察病情变化时不但要看尿糖几个加号，而且还须注意尿量。一般尿量减少，说明病情有所改善。

尿糖阳性就一定是糖尿病吗

尿糖阳性不一定都是糖尿病，因为下列情况也可出现尿糖，但不是糖尿病。

妊娠期糖尿：孕妇往往由于细胞外液容量增加而抑制肾脏近曲小管重吸收葡萄糖的功能，致使肾糖阈下降而易出现糖尿。怀孕后期或哺乳期由于乳腺产生过多乳糖，且随尿排出产生乳糖尿，应与葡萄糖鉴别。

滋养性糖尿：少数正常人在摄取大量糖类后，由于小肠吸收糖过快而负荷过重，可出现暂时性糖尿。

肾性糖尿及假性糖尿。

其他糖尿：在胃切除或甲状腺功能亢进症中糖在肠内吸收加速，食后血糖迅速升高又很快降低，可呈现暂时性糖尿及低血糖症状；肝功能不全时，果糖和半乳糖利用失常，血中浓度过高，有时会出现果糖尿或半乳糖尿。另外，进食过多的半乳糖、甘露糖、果糖、乳糖以及一些戊糖，或体内代谢失常时可出现相应的糖尿。

影响尿糖检查的因素有哪些

在有些情况下，尿糖呈阳性但血糖正常，因此患者不必因为尿糖阳性而苦恼，影响尿糖检查的因素有：

肾性尿糖：由于肾小管再吸收能力减低或肾小球滤过率下降，导致尿糖阳性，但对身体是无害的。

短期内摄取甜食过多，引起暂时性的血糖升高，一旦超出肾糖阈范围，则暂时出现糖尿。

大量饮水后，由于尿液稀释可使尿糖定性结果偏低。

夏天出汗较多，加之饮水不足，则尿量减少，尿液浓缩，则尿糖定性的加号（＋）增加。

前列腺肥大而有尿潴留的患者，因每次排尿后均有残余尿，尿糖定性则不准确。

以上因素均可影响尿糖检查结果，所以不能单凭尿糖来作为检查依据。

正常血糖范围

血糖为血中葡萄糖的含量，血糖的测定是确诊糖尿病和指导治疗糖尿病的主要依据。通常测定血糖要在空腹和餐后 2 小时。

空腹血糖一般指过夜空腹 8 小时以上，次日早晨 6~8 时采取血糖，正常人空腹血糖为 3.8~6.16 毫摩尔/升。空腹血糖反映了无糖负荷时体内的基础血糖水平，其测定结果可受前一天晚餐进食量及成分、情绪的波动变化、夜间睡眠的好坏等因素影响。

餐后 2 小时血糖指进餐后 2 小时测得的血糖值，其反映了定量糖负荷后机体的耐受情况。正常人餐后 2 小时血糖应低于 7.0 毫摩尔/升。

如何检测空腹血糖和餐后 2 小时血糖

有些糖尿病患者检测空腹血糖正常，而餐后血糖值明显升高，因此临床上不能肯定患者是否患有糖尿病时，既要检测空腹血糖又要检测餐后血糖。

目前检测血糖的方法主要有以下 3 种：

静脉抽血测定血糖：抽取静脉血 1. 5～2 毫升放入血糖专用试管内摇匀后送验，全过程需要 2 小时左右。此法优点为所测血糖值准确，缺点为等候时间长，且患者不能自己在家中监测血糖。

微血管血（手指、耳垂、脚趾）快速血糖测定：此法用针刺手指、耳垂或足趾后，挤出极微量血，滴在特定的血糖试纸末端，然后将该纸末端插入袖珍血糖检测仪内，1 分钟后，仪器便可显示出血糖数值。本方法简便、迅速、无需抽血，患者乐意接受，在并发急症时多次检测血糖尤为实用。其缺点是易受外界因素干扰，结果不够稳定。

血糖试纸测血糖：将手指、耳垂或足趾用针刺破后，将血糖试纸附于血上，观察其颜色变化，然后与标准颜色相比，找出与其相近的颜色，即可得出血糖数值。此法简便易行，但测得的血糖值不够准确。

以上 3 种方法以 1、2 两种最为常用，在检测血糖时还应将外界因素对血糖的影响考虑在内，一般应以静脉血糖值为准。

怎样区别诊断 1 型糖尿病和 2 型糖尿病

糖尿病是由于胰岛素的不足或胰岛素的功效下降所致，因此胰岛素在糖尿病的发病中有着非常重要的地位，但是因为糖尿病患者的胰岛素水平可以降低，也可以正常甚至升高，所以不能仅根据胰岛素水平来诊断糖尿病。

通常在临床上应用胰岛素释放试验来区别糖尿病的类型，也可作为选择治疗方案的参考，试验时进食 75 克葡萄糖，空腹及进食后 30 分钟、60 分钟、120 分钟、180 分钟各抽血一次测胰岛素及 C 肽。若空腹血胰岛素及 C 肽低于正常，且进食后不增高者考虑为 1 型糖尿病患者；若空腹血胰岛素及 C 肽正常、增高或稍低，进食后有增高但高峰值延迟，则考虑为 2 型糖尿病患者。

C 肽与血胰岛素的测定有着同样的意义，因为 C 肽在体内分解少，其测定值不受胰岛素抗体和外源性胰岛素的影响，所以认为更有价值。

胰岛素释放试验有何临床意义

口服 75 克葡萄糖后做糖耐量试验，同时每次取血查胰岛素水平，即胰岛素释放试验。胰岛素释放试验有助于糖尿病的诊断、分型与治疗。胰岛素依赖型糖尿病患者的空腹胰岛素水平很低或测不出，表明胰岛 β 细胞破坏严重，胰岛功能衰竭，需用胰岛素治疗。非胰岛素依赖型糖尿病患者空腹胰岛素水平可正常或稍高，刺激后能分泌胰岛素，超体重或肥胖者，空腹胰岛素水平比正常体重者高，葡萄糖刺激后，胰岛素分泌水平可增加 5~10 倍，此型糖尿病可单独使用饮食治疗，或配合运动及口服降血糖药物治疗，常能满意地控制病情。

C 肽测定有何临床意义

胰岛素前体物质胰岛素原，经酶切后转变为胰岛素与 C 肽。因为胰岛素原转变成胰岛素时，C 肽与胰岛素以等分子数共存于分泌颗粒并同时释放至毛细血管循环中，且 C 肽不被肝脏破坏，半寿期较胰岛素明显为长，故测定血循环中 C 肽水平更能反映 β 细胞合成与释放胰岛素功能，C 肽测定临床意义：

测定 C 肽浓度，有助于糖尿病的临床分型，有助于了解患者胰岛功能。因为 C 肽不受胰岛抗体干扰，对接受胰岛素治疗的患者，可直接测定 C 肽浓度，以判断患者胰岛功能。

可鉴别低血糖原因。若 C 肽超过正常，可认为是胰岛素分泌过多所致；如 C 肽值低于正常，则为其他原因所致。

C 肽测定有助于胰岛细胞瘤的诊断及判断胰岛素瘤手术效果，胰岛素瘤血中 C 肽水平偏高，若手术后血中 C 肽水平仍高，说明有残留的瘤组织，若随访中 C 肽水平不断上升，提示肿瘤有复发或转移的可能。

什么是糖基化血红蛋白？测定的方法有哪些

糖基化血红蛋白（GHb）反映 4~8 周前体内血糖的平均水平，并可能是造成糖尿病慢性并发症的一个重要原因。

GHb 中以 HbA-1c 的含量最多，对其结构特点研究亦较清楚，故 GHb 常以 HbA-1C 为代表。GHb 的测定方法有层析法（柱层析和高压液相层析）、比色法、等电聚焦电泳法和放射免疫法等，目前以阳离子交换树脂的简易柱层析法应用较广泛。

糖尿病患者为何要测定糖基化血红蛋白

当血糖持续较高水平一段时间后，葡萄糖将会和体内的蛋白质结合，这一过程称为糖基化，糖基化的蛋白质的结构和功能将会改变，导致糖尿病慢性并发症的发生。红细胞内的血红蛋白将氧气从肺带到身体各器官，如果血红蛋白发生糖基化，即形成糖基化血红蛋白，其中最常见的为 HbA1c，所以常以 HbA1c 作为糖基化血红蛋白的代名词。因为红细胞在血液内的寿命大约为 120 天，因此 HbA1c 的高低反映 2 个月左右的血糖控制状况。HbA1c 不仅是反映血糖控制好坏较稳定的指标，也是预测慢性并发症发生发展的重要指标，因长期的 HbA1c 升高则易促进慢性并发症的发生与发展，因此测定 HbA1c 对糖尿病患者十分重要。一般情况下，糖尿病患者应每 2 ~ 3 个月测定一次 HbA1c，现已有 HbA1c 快速测定方法，只需一滴血，几分钟即可出结果。HbA1c 在正常范围，说明在一段较长时间内血糖控制较为满意。HbA1c 在 10% 以上说明血糖在一段较长时间内控制较差，应与医生、护士或保健教员一起分析升高的原因，并采取相应治疗措施。

测定糖基化血红蛋白的临床意义是什么

糖基化血红蛋白可作为糖尿病患者长期血糖控制的指标。糖基化血红蛋白的测定目的在于消除波动的血糖对病情控制观察的影响，因而对血糖波动较大的胰岛素依赖型糖尿病患者是一个很有价值的血糖控制指标。对于非胰岛素依赖型糖尿病也可作为长期血糖的控制指标。若糖基化血红蛋白 <6% 表示血糖控制理想，若 >10% 时，说明患者存在着持续性高血糖。

有助于对糖尿病慢性并发症的认识。目前对克 Hb 的研究已远远超出在监测糖尿病患者血糖控制上的应用，最近发现血清蛋白，红细胞膜，细胞内的蛋白及胶原蛋白，角蛋白，眼晶状体等均有不同程度的糖基化，提示糖尿病的非酶蛋白糖基化并非限于血红蛋白，而是有全身倾向。国内有资料表明，是否合并糖尿病性微血管病变的糖尿病患者之间平均糖基化血红蛋白浓度均有显著性差异。

用于糖尿病的诊断。有研究证明大多数空腹血糖高于正常的糖尿病患者及糖耐量减低的患者糖基化血红蛋白也增高，故认为糖基化血红蛋白也可作为糖尿病筛选时应用，但也有认为克 Hb 对诊断糖尿病不是一个敏感指标，不能取代现行的糖耐量试验和血糖测定。

糖尿病治疗的目的是什么

糖尿病的治疗是长期而细致的工作，必须结合患者的病情、生活条件及工作环境等，制订切实可行的有效的治疗方案，才能达到治疗的目的。治疗糖尿病的目的在于：

纠正高血糖和高血脂等代谢紊乱，促使糖、蛋白质和脂肪正常代谢。

缓解高血糖等代谢紊乱所引起的症状。

防治酮症酸中毒等急性并发症和防治心血管、肾脏、眼及神经系统等慢性病变，延长患者寿命，减少病死率。

肥胖者应积极减肥，维持正常体重，保证儿童和青少年的正常生长发育，保证糖尿病孕妇和妊娠期糖尿病产妇的顺利分娩，维持成年人正常劳动力，提高老年糖尿病患者的生存质量。

糖尿病治疗的最终目标是延长患者寿命，提高患者生存质量。

糖尿病患者血糖尿糖控制的标准是什么

关于糖尿病的控制标准目前国内尚乏统一的标准，一般认为除临床症状改善、恢复标准体重上下5%以内外，还应包括血糖、尿糖控制的标准。为长期较好地控制血糖，糖尿病患者应勤查尿糖，定期复查血糖。表中血糖包括：空腹，餐后 1、2、3 小时血糖，若患者不能做到，复查空腹血糖及餐后 2 小时血糖也可以。糖基化血红蛋白能反映 2 个月内血糖控制的总的情况，可作为糖尿病患者长期血糖控制的指标。

糖尿病的基本治疗有哪些

广义的糖尿病的治疗包括五大方面：教育、饮食、运动、药物疗法和血糖监测。五者不能相互取代。教育是根本，饮食和运动是基础，在这些基础上，药物才能发挥更大的作用。

在什么情况下使用胰岛素

胰岛素作为糖尿病替代治疗药物，在以下情况下可考虑使用：

胰岛素依赖型糖尿病，必须接受外源胰岛素才能得以控制血糖水平的患者。

糖尿病妇女的妊娠期与分娩期。

糖尿病并发酮症酸中毒及高渗性非酮症昏迷时。

非胰岛素依赖型糖尿病经口服降糖药足够剂量治疗一段时间后，血糖始终很高，疗效不明显，可改用胰岛素治疗。

糖尿病患者具有进行性发展的慢性并发症者，如视网膜病变、神经病迅速恶化时，出现糖尿病肾病后。

糖尿病患者伴重度感染、慢性消耗性疾病、需进行外科大手术等情况时。在应用胰岛素时，每日三餐前及睡前需作尿糖定性，根据尿糖变化调整药物用量。如患者肾功能不良，则需定期观察血糖。

促使糖尿病加重的因素有哪些

急性感染、感冒或合并其他疾病时。

精神紧张、情绪不稳定、恐惧、沮丧或暴怒时。

麻醉或外伤或手术时。

妇女妊娠或月经期。

饮食过多或过食含糖多的食品。

胰岛素及口服降糖药物使用不当。

低血糖频繁发生。

剧烈肌肉活动。

过度劳累。

天气突然变冷。

生活不规律。

失眠。

什么是胰岛素抵抗

胰岛素是由胰岛 β 细胞分泌的内分泌激素，具有降低血糖、调节糖代谢的作用。如果胰岛素的作用异常减弱，就会导致原来只要少量胰岛素完成的工作，现在却要更多量才能达到目的，即造成血中胰岛素水平代偿性升高。过高的血胰岛素使肾脏对钠的回吸收作用增强，体内血容量明显增加，交感神经活性亦增高，外周血管阻力上升，从而使血压升高。这种现象即通常所说的"胰岛素抵抗"。

为什么会产生胰岛素抵抗

有的是由于患者机体组织对胰岛素有抵抗，有的是由于血液内含有胰岛素的抗体，使胰岛素的效力减弱。这类患者需检查血清胰岛素抗体的滴度，对治疗有意义。有的患者产生胰岛素抵抗是由于精神因素引起的精神过度紧张、恐惧，或合并甲状腺功能亢进、肾上腺皮质功能过盛等内分泌疾病时，胰岛素的需要量也会突然增加，但这类患者把各种因素去除后，胰岛素的用量就会降下来。

胰岛素水平过高对人体有哪些危害

胰岛素抵抗的糖尿病患者，血中胰岛素水平往往过高。过高的胰岛素水平会引起机体代谢紊乱，最终使血压升高，同时容易引起一系列心、脑、肾病变。它不像高血压患者常有头痛、头晕等症状，能引起人们警觉，它像一个"无声的杀手"，无声无息地损伤人们的健康。

胰岛素抵抗与肥胖有没有联系呢？

在原发性高血压伴胰岛素抵抗的人群中，肥胖患者占了很大比例。因此，1988 年美国医学专家瑞文提出了"X 终合征"的概念（即同时存在胰岛素抵抗、高胰岛素血症、高甘油三酯血症、肥胖、高血压），其中胰岛素抵抗已被证实为这个终合征的共同发病基础。

何谓苏木杰反应

苏木杰反应是指低血糖后出现高血糖的现象。有时严重低血糖导致反应性高血糖,可持续数日之久。低血糖后为什么会出现高血糖呢?这是因为低血糖时体内胰升糖素、生长激素、肾上腺皮质激素及肾上腺素均显著分泌增加,故每次低血糖后会出现高血糖及尿糖增加,使病情加重。

糖尿病患者出现苏木杰反应大多见于胰岛素用量不当,或没有按时加餐,或病情控制较好时体力活动增加。临床上有的糖尿病患者胰岛素用量很大,常有低血糖反应,但尿糖很多;有的患者夜间尿糖很少,次日早晨血尿糖显著增加且尿酮体阳性;有的患者夜间发生不自觉的低血糖,而次日早晨尿糖阴性,仅表现为尿酮体阳性;还有的糖尿病患者在家里发生低血糖时,不能立即到医院查血糖,等到医院检查时血糖总是很高。对以上种种情况,医生若不认真分析产生血糖增高尿糖增多的原因,而只盲目加大胰岛素的用量,结果则使病情更为恶化。

何谓黎明现象

糖尿病患者在黎明时出现高血糖,称为黎明现象。血糖升高开始于凌晨3时左右,持续至上午8~9时。黎明现象的主要原因是午夜过后体内生长激素增多,垂体前叶分泌生长激素是有时间节律的,凌晨垂体分泌生长激素逐渐增多,血液中生长激素水平升高,血糖升高,需要较多的胰岛素来维持血糖在正常范围。正常人的胰岛细胞自动分泌较多的胰岛素,所以血糖保持正常值。糖尿病患者的胰岛细胞功能缺损,尤其是胰岛素依赖型糖尿病患者凌晨血糖显著升高。非胰岛素依赖型糖尿病患者中亦可发生黎明现象。黎明现象是在高血糖出现之前,午夜并无低血糖发生,不存在低血糖后的高血糖反应。故临床上应与苏木杰反应相鉴别,两者的处理原则完全不同。

何谓应激,应激时血糖有什么变化

应激是指某些因素如精神紧张、创伤、感染、休克、手术、心肌梗死等对人体施加压力,而人体产生抵抗的一种现象。

应激时体内对抗胰岛素的激素如胰升糖素、生长激素、肾上腺素及肾上腺皮质激素分泌增加,使血糖增高,尿糖增多。

妊娠糖尿病

妊娠妇女原来未发现糖尿病，在妊娠期，通常在妊娠中期或后期才发现的糖尿病，称为妊娠糖尿病。妊娠前已有糖尿病的，是糖尿病患者妊娠期，称为糖尿病妊娠。在妊娠中期以后，尤其是在妊娠后期，胎盘分泌多种对抗胰岛素的激素，如胎盘泌乳素等，并且靶细胞膜上胰岛素受体数量减少。糖尿病易出现在妊娠后期。若对 100 名孕妇进行血糖检查，大约可以发现 3 名妊娠糖尿病患者。

为什么妊娠能诱发糖尿病

妊娠有致糖尿病的作用，这主要与妊娠期孕妇体内发生的内分泌变化有关。

雌激素、孕激素分泌增加。妊娠末期雌激素、孕激素分泌均增加。特别是雌三醇，可达非孕期 1000 倍，二者均可使胰岛 β 细胞活性和胰岛素生成增加。

人胎盘催乳素增加：妊娠末期人胎盘催乳素血中水平，可为人生长激素的 1000 倍。通过抑制胰岛素作用而导致对胰岛素的抵抗增加，人胎盘催乳素增加不影响受体数目，但可能影响受体后，更加重胰岛素的抵抗；另外人胎盘催乳素水平升高，血中甘油三酯、游离脂肪酸、游离皮质醇增多，这些因素均能促进胰岛素抵抗和血糖增高。

妊娠期胎盘有加速胰岛素降解的作用：胎盘有胰岛素酶，可使妊娠末期胰岛素裂解速度增加 6%～30%。

孕妇对胰岛素的敏感性降低：约有 80% 正常孕妇的组织对胰岛素的敏感性降低。

妊娠次数与糖尿病的发生呈正相关：多次妊娠也可使遗传因素较弱的人被激发而发生糖尿病，特别是中年以上的妇女经多次妊娠后，进食过多、活动过少、身体肥胖时更易诱发糖尿病。有人统计妊娠糖尿中，有 30%～40% 在 5～10 年发展成糖尿病，而肥胖妇女中则可有 70% 发展为糖尿病。总之，妊娠期，特别是妊娠末期，孕妇表现有高胰岛素血症，母体的胰岛组织代偿性增生肥大，而葡萄糖耐量的特别是空腹血糖较非孕期低，服糖后 2 小时有 20% 孕妇血糖不能恢复正常。

怎样才能及早检出妊娠糖尿病

一般在妊娠 24～28 周时，口服葡萄糖 50 克，服糖后半小时取血糖测血糖，若血糖值小于 7．8 毫摩尔/升，则有可能是妊娠糖尿病，需再做 100 克葡萄糖耐量试验进行诊断。对于妊娠糖尿病，应积极控制血糖，以避免高血糖对胎儿造成的不良影响。分娩 3 个月以后，根据其血糖水平再做糖尿病临床分型，50%～70% 的妊娠糖尿病在分娩后表现为 2 型糖尿病，一部分患者糖耐量恢复正常，仅个别患者转变为 1 型糖尿病。

老年糖尿病的症状自测

根据老年糖尿病不易被发现和并发症多等特点，为此有下列情况应首先考虑有否糖尿病存在：

食欲亢进而体重日益下降者。

特别肥胖或特别消瘦。

长期感染、伤口不愈。

老年皮肤瘙痒，尤其妇女外阴瘙痒。

老年白内障或视网膜病变。

下肢痛、肢端坏疽。

肢体麻木、感觉过敏。

局部出汗，体位性低血压、尿潴留。

老年糖尿病的临床特点

老年人糖尿病具有病情轻、"三多一少"症状不明显、慢性并发症多的特点，典型症状的发生仅为 17%，即糖尿病轻，而并发症重。

患病率高：50 岁以上者随年龄增长而增高，65 岁为患病峰龄。

病情隐匿，易漏诊：老年糖尿病多数起病隐匿，往往"三多一少"症状不明显，病情较轻，许多患者是普查时发现的，或因其他疾病常规血糖检查时发现，或以并发症为首发难得及时诊断，故易漏诊。

老年糖尿病以非胰岛素依赖型糖尿病为主：属多基因—多因素遗传病。阳性家庭史比幼年型多，同卵孪生儿中共显性（90% 以上）高于幼年型（50%）。

病情进展快：老年性糖尿病血糖控制经常处于治不达标水平，并发症和伴发病多。由于老年机体常有器官老化和退行性变，免疫功能下降，心脑血管系统和神经系统疾病发病率高等特点。糖尿病又加速这些老年慢性病的发生和发展，互为因果，病情错综复杂，治疗矛盾多，易发展为多器官功能衰竭。

死亡率高：心血管病变为老年病者的主要死因。自胰岛素用于临床以来，因酮症酸中毒及感染死亡者已显著减少，心血管病变跃升为致死的主要矛盾，有人统计 70%～80% 死于心血管并发症。其患病率随年龄增高和病程延长而增加，与糖尿病病情轻重无明显关系。常见并发的心血管病变有动脉粥样硬化、高血压、冠心病、心肌梗死等非酮症高渗性昏迷：非酮症高渗性昏迷老年糖尿病多见，多发生于 50 岁以上的轻型患者，其中 2/3 发病前无糖尿病病史或不知自己已患糖尿病。一旦发生，如诊治不及时，则预后严重，尤其 65 岁以上者死亡率可高达 40%～60%。

老年糖尿病的诊断标准是什么

WHO 的诊断标准是：不分年龄，凡空腹静脉血浆葡萄糖≥7.8毫摩尔/升或口服 5 克葡萄糖，2 小时后静脉血浆葡萄糖≥11.1毫摩尔/升者，即为糖尿病。一般老年人，随着年龄的增加，其餐后 1/2～1 小时血糖可达约 12.2 毫摩尔/升，但 2 小时血糖一般仍在 9 毫摩尔/升以下。

儿童糖尿病有何特点

儿童糖尿病患病率明显低于成年糖尿病。

病因和发病机理。儿童糖尿病大多为 1 型糖尿病，其发病机理及病因与 2 型糖尿病明显不同，二者均有家族史，但 1 型患者往往 HLA 阳性，ICA 亦阳性，且有某些病毒感染史。

起病急、病情重。儿童糖尿病起病多急骤，其中半数以酮症酸中毒症候群起病，年龄越小，酮症酸中毒发生率越高。慢性病例常影响生长发育，并发症以在微血管病变基础上发生的肾脏病变、视网膜病变多见，约 40% 死于肾功能衰竭。

儿童糖尿病血浆胰岛素与 C 肽水平绝对降低，治疗上需终身以胰岛素替代补充。

儿童糖尿病如何诊断

儿童糖尿病往往有明显的症状，血糖与尿糖显著增高，任意时间血糖 >11. 1 毫摩尔/升，并常有尿酮体阳性。大多数儿童糖尿病可以通过血糖测定及时诊断，并立即开始治疗。此时不必要也不适宜做葡萄糖耐量试验。

少数儿童糖尿病没有明显症状，需作葡萄糖耐量试验以明确诊断。口服葡萄糖耐量为 1. 75 克/千克，总量不超过 75 克。诊断标准与成人糖尿病略有不同。无症状者，应具备下列两条，才可诊断为糖尿病。

空腹血糖 >7. 8 毫摩尔/升。

服糖后 2 小时血糖 >11. 1 毫摩尔/升，并且在 0. 5、1、1. 5 小时中至少有一次血糖 >11. 1 毫摩尔/升。

何谓糖尿病合并症

所谓糖尿病合并症，可以认为是由于糖尿病及糖尿病状态而继发的急性或慢性疾病以及临床症状。1980 年 WHO 糖尿病报告书中指出："糖尿病的临床经过和糖尿病患者的健康与生命预后，大部分是由于所谓糖尿病性合并症所决定的。"认为影响眼、肾、神经的特异性进行性障碍与心脏病、坏疽、脑卒中的明显感受性是对代谢障碍控制不当所导致的直接结果。将糖尿病性合并症分为特异性进行性损害和明显的感受性两个方面，明确指出糖尿病性合并症是左右患者预后的主要因素。临床上常将糖尿病合并症大致分为急性合并症及慢性合并症两大类。

糖尿病急性合并症有哪些

糖尿病急性合并症可认为是糖尿病代谢异常的一种变型。糖尿病急性合并症主要有：

糖尿病性酮症酸中毒。

非酮症高渗性糖尿病昏迷。

乳酸性酸中毒。

混合性糖尿病昏迷。

此外，一般急性合并症中还包括急性炎症，但是若考虑到糖尿病患者的易感染性是因糖尿病或者糖尿病状态长期持续产生的，则将其作为慢性合并症处理。

糖尿病慢性合并症是如何分类的

一般讲糖尿病合并症多指糖尿病慢性合并症。即使是急性肺炎或急性皮肤化脓性感染、坏疽一类的急性感染症，其发病基础也是糖尿病的慢性状态引起，故包括在慢性合并症内。糖尿病慢性合并症是范围很广的疾病，病因也是多方面的，目前分类尚不统一。主要有以下几种分类：

按 WHO 的分类。WHO 研究小组的报告中将糖尿病慢性合并症分为如下几种：

糖尿病性眼病。糖尿病性视网膜症；白内障及其他眼病（眼肌麻痹、郁滞性青光眼）。

肾病。糖尿病性肾病；其他肾病（尿路感染、膀胱弛缓、肾盂肾炎、肾纤维化、肾衰）。

糖尿病性神经症（感觉神经障碍、运动神经障碍、植物神经障碍等）。

心血管系统合并症。冠状动脉疾病；非冠状动脉疾病（糖尿病性心肌病、小动脉硬化症、脑梗塞、脑出血）。

糖尿病足。坏疽、败血症。

按大血管及微血管病变分类：此种分类方法有如下几种：

大血管病变。缺血性心脏病；脑血管障碍；末梢动脉病变。

微血管病变。糖尿病性视网膜病变；糖尿病性肾病；糖尿病性神经病变；白内障；血浆蛋白异常；血液学异常。白细胞异常包括白细胞的化学性、游走能力降低，吞噬能力、噬菌能力降低，细胞性免疫能力降低；红细胞异常包括红细胞凝集能力增大，变形能力降低，氧合血红蛋白离解曲线降低在 P50 以下；血小板异常包括血小板黏附、聚集力增加，血小板前列腺素 E2 类物质增加；全血异常包括血浆、全血的黏度亢进，纤维蛋白原增加，纤溶能力降低，血液凝固亢进。

按不同脏器的合并症分类。胡英华等在《糖尿病及其主要并发症》

一书中将糖尿病的合并症按不同脏器进行了较为详尽的归纳。

不同脏器出现的合并症的分类

中枢神经：脑血管障碍（脑梗塞、脑出血），听神经障碍，眼肌麻痹（动眼、外转、滑车神经障碍），Bell 麻痹（颜面神经障碍）。

眼：糖尿病性视网膜病、白内障、瞳孔异常、青光眼、视网膜脱离、眼球后神经炎、外眼肌麻痹。

末梢神经：糖尿病性神经症（多发性神经炎、单神经炎、肌运动神经障碍，植物神经障碍）。

心脏：冠状动脉性心脏病、心肌病。

末梢血管：末梢循环障碍、坏疽。

肾脏：糖尿病性肾病、肾盂肾炎、膀胱松弛（肾积水）。

肝脏：脂肪肝、肝炎、肝硬化。

胆囊：胆结石、胆囊炎、胆囊收缩不全。

胰腺：胰腺癌、急性胰腺炎、慢性胰腺炎、胰腺外分泌障碍。

消化管：口腔（牙龈漏、牙龈息肉增殖、牙齿脱离）、食道（蠕动障碍、胃食道逆流、食道炎）、胃（蠕动障碍、胃扩张、胃分泌障碍、十二指肠溃疡）、小肠（吸收障碍、糖尿病性腹泻、脂肪便、肠管内细菌增加）、大肠（糖尿病性腹泻、脂肪便、便秘）。

肺：急性肺炎及其他急性炎症、肺结核。

生殖器：性欲低下、阳痿、不孕、生殖器功能不全。

骨、关节：糖尿病性骨质减少症、Dwpuyteren 萎缩。

皮肤：感染性皮肤病（脓疱、疖、念珠菌病、带状疱疹）、血管病变（坏疽、胫骨前黄褐斑、糖尿病性水泡）、瘙痒症、皮肤干燥症、黄色素瘤、浮肿性硬化症、环状肉芽肿、黑棘皮症。

血液学异常。

糖尿病常见六大并发症是什么

糖尿病性心脑血管病：糖尿病患者常常伴有高血脂、高血压、血管粥样硬化，极易患心脑血管病。糖尿病性心脏病通常是指糖尿病患者并发或伴发的冠状动脉粥样硬化性心脏病，糖尿病性心肌病，以微血管病变、植物神经功能紊乱所致的心律及心功能失常。

糖尿病性肾病：糖尿病性肾病是对糖尿病患者危害极为严重的一种病症。病变可累及肾血管、肾小球、肾小管、和间质。常见的肾脏损害是糖尿病性肾小球硬化症，小动脉性肾硬化、肾盂肾炎、肾乳头坏死、尿蛋白等。其中糖尿病性肾小球硬化症是糖尿病特有的肾脏并发症，临床上通常称其为糖尿病性肾病。糖尿病性肾病是导致糖尿病患者死亡的一个重要原因。

糖尿病性眼病：糖尿病所并发的眼部疾病常见的有 7 种：糖尿病性视网膜病变、糖尿病性色素膜病变、糖尿病性白内障、糖尿病性视神经改变、糖尿病性视网膜脂血症、糖尿病性青光眼、糖尿病性屈光改变。其中最常见的是糖尿病性视网膜病变，它是糖尿病致盲的重要原因，其次是糖尿病性白内障，也是糖尿病破坏视力最常见的合并症。

糖尿病性神经病变：糖尿病性神经病变是糖尿病在神经系统发生的多种病变的总称。它函盖植物神经系统、中枢神经系统、运动神经系统、周围神经系统等等。其中糖尿病性周围神经病变是糖尿病最常见合并症。周围神经病变又分为多发神经病变和末梢神经病变。病变可单侧，可双侧，可对称，可不对称。突出表现为双下肢麻木、胀痛、伴有针刺样、烧灼样异常感，很难忍受。有的患者可出现自发性疼痛闪电样痛或刀割样痛。

糖尿病性性功能障碍：大多数糖尿病患者都有阳痿、早泄、性欲低下、月经紊乱等等性功能障碍，可与糖尿病症状同时出现，但大多数在糖尿病症状之后出现。医学认为糖尿病对性功能的影响可能与血管病变、骨盆植物神经病变有关。

糖尿病下肢坏疽病变：糖尿病下肢坏疽是由于糖尿病长期得不到很好控制，发生动脉硬化，出现了下肢大血管和微血管的病理改变。他的发生机理是：当糖尿病患者的下肢发生动脉硬化后，血管内皮细胞损伤，血液中的红细胞、血小板聚集功能增强，使血液呈高凝状态，促使血栓形成，引起管腔狭窄以致血管阻塞，造成下肢或中部缺血、缺氧以致坏疽发生。

糖尿病病情轻重判断指标

青少年糖尿病一般比成人糖尿病的病情要重一些，也就是说，1型比2型糖尿病病情要重。

病程长的比病程短的糖尿病要重。

血糖长期得不到满意控制、处于较高水平、糖化血红蛋白亦较高者，病情较重。

已发生各种糖尿病慢性并发症，尤其是心、脑、肾及神经病变、肢体坏疽者，均应视为重症糖尿病。

多次发生急性代谢紊乱并发症如酮症酸中毒、乳酸性酸中毒，或反复出现急慢性感染及出现低血糖者，均属重症糖尿病。

同时合并有高血压、动脉粥样硬化，尤其是发生过心肌梗死、脑血管意外者，均应视为重症糖尿病。

凡符合以下几点要求的糖尿病，无论其性别、年龄、糖尿病型、病程长短，均可划为轻型糖尿病：

糖长期保持稳定，无低血糖发生。

无任何急、慢性并发症。

体重正常，生活起居自如，能胜任正常工作。

每个糖尿病患者均应明确：病情轻重之间可以转化，尤其是轻症患者若不长期坚持认真治疗与自我保健，就有可能由轻变重。

即使病情偏重的患者，只要没有严重的并发症而且脏器功能尚属正常，在经过坚持不懈的认真治疗后，病情就可能减轻。

在上述判断病情轻重的各项指标中，最为重要的指标是两条：即血糖控制是否良好与有无并发症，因此监测血糖对糖尿病患者十分重要。

什么叫糖尿病高渗性昏迷

所谓"高渗"好比在黄瓜上撒许多盐，黄瓜里的水被熬出来，黄瓜就蔫了，这就是高渗状态。人体的细胞组织也像这样，在高血糖的环境下会因失水而影响生理功能。

非酮症型高渗性昏迷是糖尿病的严重代谢紊乱，常表现为血糖极度升高，脱水，血浆渗透压升高而无明显酮症酸中毒，一般多伴有不同程度神经系统障碍或昏迷为主的临床综合征，常常是老年糖尿病患者发生的急性并发症。

发生高渗性昏迷时，患者往往表现为糖尿病症状加重，最初数天里尿量增多，但饮水并不多，疲乏无力，头晕，食欲不振等。随着病情的发展，患者脱水日趋严重，会出现烦躁、精神恍惚、反应迟钝、表情淡漠甚至昏迷。患者的眼窝凹陷，皮肤干燥、缺乏弹性，心跳增快，血压下降，尿量减少。常被误诊为脑血管病或其他神经系统疾病，贻误了治疗。

经化验检查会发现血糖极高，多在33.6毫摩尔/升以上，尿糖阳性，尿酮体阴性或弱阳性，血浆渗透压升高，超过330毫摩尔/升。

什么是酮症？什么是糖尿病酮症酸中毒

当胰岛素依赖型糖尿病患者胰岛素治疗中断或剂量不足，非胰岛素依赖型糖尿病患者遭受各种应激时，糖尿病代谢紊乱加重，脂肪分解加快，酮体生成增多超过利用而积聚时，血中酮体堆积，称为酮血症，其临床表现称为酮症。当酮体积聚而发生代谢性酸中毒时称为糖尿病酮症酸中毒。此时除血糖增高、尿酮体强阳性外，血 pH 值下降，血二氧化碳结合力小于13.5毫摩尔/升。如病情严重时可发生昏迷，称糖尿病酮症酸中毒昏迷。

糖尿病酮症酸中毒是糖尿病的严重并发症，在胰岛素应用之前是糖尿病的主要死亡原因。胰岛素问世后其病死率大大降低，目前仅占糖尿病患者病死率的1%。

酮症酸中毒是糖尿病的危重情况

当各种诱因使糖尿病加重时，人体内脂肪分解加速，脂肪分解产生脂肪酸，大量脂肪酸经肝脏进行 β 氧化产生酮体，酮体是 β-羟丁酸、乙酰乙酸、丙酮的总称。正常情况下血中酮体很少，为 2 毫克/100 毫升血，尿中酮体不能检出。在酮症酸中毒时，血中酮体升高达 50 毫克/100 毫升血以上称为酮血症；尿中出现酮体，称为酮尿。酮体以酸性物质占主要部分，大量消耗体内的储备碱，逐渐发生代谢性酸中毒。发生酮症酸中毒时，患者糖尿病的症状加重，同时伴有酮症酸中毒的表现。

糖尿病酮症酸中毒是怎么发生的

任何能引起糖尿病患者体内胰岛素缺乏的诱因，均使血液中的葡萄糖不能进入细胞内，使合成糖原或氧化供能发生障碍。此外、血液中的葡萄糖浓度很高，而组织细胞中缺少葡萄糖和能量。于是脂肪被动员，加速分解，以供应细胞能量之不足，被分解的大量脂肪酸产生酮体，酮体进入血液，血酮浓度不断升高而成为高酮血症。

当胰岛素严重缺乏时，造成体内激素分泌异常，胰高血糖素、生长激素、儿茶酚胺及皮质醇等激素对糖和脂肪代谢的影响增强，促使糖原分解，葡萄糖异生，提高了血糖水平，并加速脂肪分解，使酮体生成增多，亦导致酮体在血液中堆积。

乙酰乙酸和 β 羟丁酸为较强的有机酸。它们在血液中积聚时，酸性代谢产物增多，使血液的 pH 值（酸碱度）下降，当酸性代谢产物从肾小管排出时，与碱基结合，体内的碱储备继续丢失，使血液的 pH 值进一步下降，血 CO_2 结合力亦明显降低。此时血酮继续增加，可超 5 毫摩尔/升，表现为代谢性酸中毒，即糖尿病酮症酸中毒。

糖尿病酮症酸中毒常见的诱因有哪些

胰岛素依赖型糖尿病大多由于胰岛素中断、不足或胰岛素失效而发生。

非胰岛素依赖型糖尿病多在下列应激情况下发生：

各种感染是最常见的诱因，包括全身性感染、败血症、肺部感染、化脓性皮肤感染、胃肠系急性感染、急性胰腺炎、胆囊胆管炎、腹膜炎、肾盂肾炎、盆腔炎等。

急性心肌梗死、心力衰竭、外伤、灼伤、手术、麻醉、严重精神刺激等。

饮食失调、胃肠疾患、高热等，尤其伴严重呕吐、腹泻、厌食、大汗等导致严重失水而进食水分或补液不足也可诱发本症。

妊娠期糖尿病或原有糖尿病妊娠和分娩时。

胰岛素耐药性，由于受体不敏感，或受体抗体或胰岛素抗体产生。

继发性糖尿病伴应激性增强时，或采用糖皮质激素治疗时。

糖尿病酮症酸中毒的临床表现

早期糖尿病加重的现象，如极度口渴、多饮、多尿、全身无力。

病情迅速恶化，出现食欲不振、恶心、呕吐、腹痛、腹胀。腹痛较重，常被误诊为急腹症。当酮症酸中毒好转时，腹痛很快消失。

精神及呼吸症状：头痛、嗜睡，烦躁，呼吸深而大，呼气时可有烂苹果味，酮体浓度高则气味重。

脱水症状：由于多尿和呕吐腹泻引起。患者皮肤干燥，弹性差，眼球下陷，淡漠，很快进入昏迷。由于失水而出现脉弱、血压降低、四肢发冷等休克表现。部分患者有发烧现象，体温 38～39℃。

化验检查：尿糖－，尿酮体阳性；血糖显著升高，多数 300～600 毫克/每 100 毫升血（16.7～33.3 毫摩尔/每升血），少数可达 1000 毫克/每 100 毫升血（55.5 毫摩尔/每升血）；血酮体增高。其他的化验检查都可以出现不正常，如血中白细胞计数增高，血钠、氯、钾离子均可降低。

注意与其他情况引起的昏迷进行鉴别：糖尿病患者在家庭中突然出现昏迷时，大多可能有两种情况，一种是酮症酸中毒引起，另一种可能为低血糖昏迷，一般是在血糖低于 50 毫克/每 100 毫升血（2.8 毫摩尔/每升血）时发生，表现为面色苍白，出冷汗，神志不清，但呼吸、心跳等一般情况尚好。注射葡萄糖后患者迅速清醒。在家庭中无法鉴别这两种昏迷时，应及时送医院检查后再做处理。

糖尿病酮症酸中毒化验指标有哪些异常

尿、肾功能正常时尿酮体、尿糖均为强阳性。

血化验常有以下几项异常：

高血糖：多数为 16.7～27.8 毫摩尔/升；有时可达 33.3～55.5 毫摩尔/升以上。

高血酮：定性强阳性。

血脂升高：有时血清呈乳白色，由于高乳糜微粒血症所致。

血酸度：本症属代谢性酸中毒，代偿期 pH 在正常范围，失代偿期低于正常，二氧化碳结合力可降至 13.5 毫摩尔/升以下，严重者 9.0 毫摩尔/升以下。

电解质：血钠大多降低，少数正常，血钾初期偏低，当少尿、失水和酸中毒严重时可发生高血钾。胰岛素治疗 4 ~ 6 小时后，血容量趋向恢复，尿中大量排钾，同时葡萄糖利用增加，钾离子返回细胞内；又因酮症酸中毒得到纠正后，细胞释放氢离子并摄取钾离子，故出现低钾。

白细胞计数常增高：但在此症中不能以白细胞计数与体温反映有无感染。尿素氮、血肌酐常因失水、循环衰竭及肾功能不全而升高，补液后可恢复。

糖尿病、高血压为什么要查眼底

糖尿病是一种内分泌代谢病，可影响全身各器官。但与眼睛的关系更为密切，可引起白内障、视网膜病变、暂时性屈光不正、眼外肌麻痹等，其中视网膜病变最为常见。眼底病变随糖尿病病程加长，发病率逐渐升高。据国内报道病程在 5 年以下者眼底改变为 38% ~ 39%；病程 5 ~ 10 年者发病率为 50% ~ 56. 7%；10 年以上者发病率增至 69% ~ 90%. 早期眼底检查可发现视网膜后极部散在微血管瘤和小点状或小片状出血，视网膜静脉充盈扩张、轻度迂曲。随着病情的发展，除了微血管瘤和点、片状出血外，同时出现白色或黄白色渗出，病变往往波及黄斑区影响视力。进一步发展，视网膜和视乳头上出现广泛的新生血管，并有结缔组织增殖，视网膜反复出血，棉絮状渗出增多，严重损害视力。晚期或严重病例，可反复发生大量的玻璃体出血，出血如不能完全吸收可产生机化条索，与视网膜粘连，引起增殖性玻璃体视网膜病变，增殖条索牵拉视网膜引起视网膜脱离，最后导致失明。

高血压患者由于血压长期持续性升高，可引起视网膜的一些病理改变。早期视网膜小动脉痉挛，检查可见小动脉变细、反光增强。如果持续痉挛则可发展为动脉硬化，动静脉交叉处有压迹现象，严重者可出现铜丝状或银丝状动脉。如果病情发展，血压急剧增高，可出现视网膜水肿、出血和渗出，进一步发展颅内压增高可合并视乳头水肿。

由此可见，糖尿病和高血压的眼底检查，对疾病的早期诊断、治疗及判断预后提供了极其重要的参考依据。

糖尿病的眼部并发症有哪些

糖尿病的眼部并发症有糖尿病性视网膜病变、糖尿病性色素膜病变、糖尿病性白内障、糖尿病性视神经病变、糖尿病性视网膜脂血症、糖尿病性青光眼、糖尿病的屈光改变。其中最常见的眼部并发症为糖尿病性视网膜病变。

糖尿病性视网膜病变：是糖尿病最多见的严重并发症之一，是致盲的重要原因。

糖尿病性色素膜病变：糖尿病在色素膜所引起的病变主要是病态的血管组织及虹膜和睫状体上皮组织的损害。包括虹膜红变，又名虹膜蔷薇疹、新生血管性青光眼及虹膜色素游离症。虹膜红变，表现为在虹膜表面出现粗细不等、疏密相同的新生血管，致虹膜呈现红色。虹膜红变不但对眼的危害极大，对全身也是不良的预兆。新生血管性青光眼，在虹膜周边部分也有呈花环状的新生血管网，并向前房角方向伸展，使房角完全闭锁，形成"假角"，导致眼压升高，成为新生血管性青光眼。由于血管壁很薄易发生前房出血，且常反复出血，难于吸收。虹膜色素游离症，是由于虹膜和睫状体色素上皮的变性，色素膜细胞破裂，释放出棕黑色色素颗粒的缘故。

糖尿病性白内障，亦为糖尿病最常见的并发症，并可严重影响视力。由糖尿病引起的水晶体混浊即有 1/2 系糖尿病性白内障，60% ～ 65% 糖尿病患者有晶体混浊。糖尿病性白内障可分为真性糖尿病性白内障和糖尿病的老年性白内障。真性糖尿病性白内障，并不多见。主要发生于年轻的严重糖尿病患者，临床特点为双眼发病、发展迅速。可在数日，患者 48 小时完全成熟，很少超过几周变熟。糖尿病的老年性白内障，比非糖尿病患者的发病率高。发生的年龄较早、且病程长者发生率更高。

糖尿病视网膜病变是怎样分期的

单纯型：包括三期：Ⅰ期有微动脉瘤或并有小出血点。（＋）较少，易数。（＋＋）较多，不易数。Ⅱ期有黄白色"硬性渗出"或并有出血斑。（＋）较少，易数。（＋＋）较多，不易数。Ⅲ期有白色"软性渗出"或并有出血斑。（+）较少，易数。（++）较多，不易数。

增殖型：也有三期：Ⅳ期眼底有新生血管或并有玻璃体出血。Ⅴ期眼底有新生血管和纤维增殖。Ⅵ期眼底有新生血管和纤维增殖，并发视网膜脱离。

国外学者为了使用简便将本病分为三期：非增殖期、增殖前期、增殖期。

非增殖期（称单纯型、背景型）：其特征为局部视网膜毛细血管闭塞，血管渗透性增强，表现为微血管瘤、点状出血、硬性渗出和视网膜水肿。

增殖前期：特征为广泛毛细血管闭塞，棉絮样斑、点状出血，广泛微血管异常，静脉呈串珠状。

增殖期：视网膜产生新生血管和纤维增殖，收缩牵拉视网膜脱离。

糖尿病视网膜病变眼底有哪些改变

视网膜微血管瘤：是糖尿病性视网膜病变的早期改变，眼底镜下可见境界清楚，红或暗红的圆形斑点，大小不一，分布于黄斑区。较重者可散布于眼底任何象限。荧光造影时显荧光小点，以上与深层点状出血鉴别。

视网膜出血斑：可与视网膜血管瘤同时、或前或后发生，多位于视网膜血管下，呈圆点状暗红斑。病重时可有浅层条状或火焰状出血斑。

硬性渗出斑：为边界清楚的白色、黄白色的斑点，大小类似于微血管瘤或小的点状出血，是水肿后神经组织分解产生的脂质堆积。

棉絮状白斑：也称软性渗出，是由于视网膜神经纤维层的局限性、缺血性坏死，神经纤维肿胀，断裂成无结构的细胞小体，逐渐被胶质组织所代替，形成棉絮状白斑，呈灰白色或乳脂色。

视网膜静脉改变：早期视网膜静脉扩张、充盈，晚期静脉粗细不一，可出现串珠状、菱形、球形等不规则扩张。

视网膜动脉改变：部分晚期患者可见动脉小分支呈白线状，且白线很细色淡，常被周围新生血管所掩盖，这种末梢小动脉的改变，可能是糖尿病特异性的动脉改变。

新生血管、纤维增殖和视网膜脱离：多发生在晚期患者，新生血管是由于视网膜动脉所造成大面积组织急性缺氧刺激而产生。新生血管形成是从视网膜内血管的内皮增殖芽开始，通过内界膜伸展到视网膜内表面，并在玻璃体和视网膜之间的潜在间隙内生长，伴有纤维组织增生。纤维血管丛或视网膜静脉随着玻璃体收缩可被撕裂，突然发生视网膜前出血。当视网膜有出血和玻璃体出血量多或反复发生时，常不能全部吸收而产生机化膜，附着于视网膜面，此类机化物收缩可形成视网膜脱离而致失明。

糖尿病性高血压有什么危害性

有高血压的糖尿病患者，并发心血管疾病的比例明显高于无高血压的糖尿病患者，高血压是引起糖尿病动脉硬化的危险因素之一。并发高血压的糖尿病患者极易发生以下疾病：

脑血管意外：高血压为糖尿病脑血管意外的主要危险因素。其中脑血栓形成较脑出血为多。

冠心病及高血压性心脏病，临床上表现为心律失常、心肌肥大、心脏扩大，常因并发心力衰竭、心肌梗死、心源性休克而致死。

糖尿病性肾脏病变，为伴有高血压的糖尿病患者较常见的并发症、晚期常可导致肾功能衰竭。

眼底病变：有糖尿病眼底病变，常可导致失明。

周围动脉硬化及坏疽：此并发症常高于无高血压的糖尿病患者。

糖尿病性高血压在治疗中应注意什么

无糖尿病性肾病的高血压，应首选氨酰心安或美多心安。心绞痛频繁时可选用心痛定。治疗时需注意从小剂量开始，以防血压急剧下降。

有糖尿病性肾病的高血压宜选用甲疏丙脯酸，但需慎防高钾血症。

有卧位性高血压及立位性低血压者，平卧时须睡高枕（20～25厘米），穿强力袜。仅卧位血压偏离时，则不必药物治疗。

糖尿病性高血压的预后如何

早期糖尿病性高血压经长期有效的降压治疗，预后良好；病程长者，由于糖尿病本身及高血压对血管病变的影响，增加了高血压患者发生视网膜病变、脑血管病变、冠心病、肾病等的机会。据统计，高血压伴糖尿病者比不伴糖尿病者的死亡率成倍增加。因此，积极防治糖尿病，加强血压的控制，对改善糖尿病性高血压的预后具有重要意义。

何谓糖尿病性心脏病

糖尿病性心脏病系指糖尿病患者所并发或伴发的心脏病。就心脏病范围来说，包括冠状动脉粥样硬化性心脏病（冠心病）、糖尿病性心肌病、微血管病变和植物神经功能紊乱所致的心率、心律及心功能失常，如糖尿病性高血压并发心脏病时，还可包括高血压性心脏病。

糖尿病性心脏病的病理变化是在糖、脂肪、蛋白质代谢障碍及电解质紊乱的基础上而发生的心脏大血管、微血管及神经病变。

糖尿病患者由于冠状动脉粥样硬化、微血管病变、心脏植物神经功能受损、心肌代谢异常、血流动力学改变等而致心脏发生器质性和功能性异常，近年来有学者将这种改变谓之糖尿病性心脏病（简称糖心病）；但不少心血管专家对此有异议，至今仍认为糖心病属冠心病范畴。

糖尿病性冠心病的病理特点是什么

一般冠状动脉粥样硬化呈线条状或斑块状，而糖尿病患者的冠状动脉则是多支病变，而且是全血管壁硬化。

广泛性心肌内小动脉病变，内皮细胞增生，黏多糖物质在内皮下沉积、管腔变窄。

动脉内膜下层有粥样斑块增厚，伴胆固醇沉积及透明变性。

中小血管管壁有透明样物质沉积和渗出，而且心肌微小动脉也有明显的改变。

血液呈高凝倾向，易于形成血栓，从而影响组织灌注及供氧作用，产生血管硬化和闭塞。

糖尿病性心脏病有何特点

糖尿病性心脏病临床表现有以下特点：

无痛性心肌梗死：据统计糖尿病患者发生心肌梗死较非糖尿病患者增多，约42%的心肌梗死是无痛性，患者仅有恶心、呕吐、心力衰竭，或心律不齐或心源性休克。糖尿病发生心肌梗死死亡率高，且缓解后复发率较高。

猝死：糖尿病性心脏病者偶因各种应激、感染、手术麻醉等可致猝死。临床上呈严重心律失常或心源性休克，起病突然，有的患者仅感短暂胸闷心悸，迅速发展至严重休克或昏迷状态。

休息时心动过速：这种心率增快，不易受条件反射影响。凡休息状态下心率每分钟大于90次者应疑及植物神经功能紊乱。休息时心动过速是由于糖尿病早期迷走神经受累，以致交感神经处于相对兴奋状态所致。

体位性低血压：当患者从卧位起立时如收缩期血压下降大于4.0千帕（30毫米汞柱），舒张压下降大于2.7千帕（20毫米汞柱）时称为体位性低血压或叫直立性低血压。当出现体位性低血压时患者常感头晕、软弱、心悸、大汗、视力障碍，甚至昏倒。体位性低血压是糖尿病神经病变中晚期表现，其发生机理可能由于血压调节反射弧中传出神经损害所致。

糖尿病性心脏病的诊断

本病的诊断主要借助病史以及有心脏扩大、心力衰竭等临床表现，实验室检查提示有心肌病存在并能排除其他原因的心肌病和心脏病者，即可做出此诊断。

糖尿病性心脏病的防治原则

糖尿病心脏病的发生、发展与糖尿病的治疗情况息息相关，因此它们的防治原则也和糖尿病的其他并发症基本相似，首先应积极治疗糖尿病这一原发病，严格控制血糖，纠正糖代谢紊乱；其二，控制危险因素如对高血压、肥胖、高脂血症、高胰岛素血症等要进行预防和处理。至于对本病的治疗，一般都可按相应的疾病进行处理，即一方面处理糖尿病，一方面针对出现的心血管症状采用硝酸酯类、钙离子拮抗剂等进行治疗。本病若能采取中西医结合治疗的方法则效果较佳。

何谓糖尿病性高脂血症

血液里的脂肪叫作血脂，它来源于食物经胃肠消化吸收的脂肪和体内自行合成的脂类。一般包括甘油三酯、胆固醇、磷脂和脂肪酸等。脂类为非水溶性物质．在血浆中脂类与一定量的蛋白质构成水溶性的脂蛋白而存在。

正常人空腹血浆中基本不含乳糜微粒，而糖尿病患者基于糖、蛋白质、脂肪的代谢紊乱，使血液中甘油三酯、胆固醇、体脂蛋白的浓度超出正常范围，谓之糖尿病性高脂血症，高脂血症即高脂蛋白血症。

糖尿病性高脂血症是怎么发生的

脂肪组织是机体的能量仓库，它具有双重任务即脂肪被消化吸收后，将多余的"燃料"以甘油三酯的形式储存起来；饥饿时则动员脂库分解，以满足机体各组织能量的需要。全身组织，除脑和血液中的红细胞外，约有一半的热量是由脂肪转化的，充分利用脂肪，可减少蛋白质的消耗。

患糖尿病时，由于胰岛素的绝对或相对不足，机体内的脂肪合成减少，分解加速，引起脂质代谢紊乱。糖尿病患者血浆甘油三酯和极低密度脂蛋白显著升高，主要是胰岛素对甘油三酯的合成与分解代谢影响不平衡的结果。极低密度脂蛋白分解代谢紊乱是产生高脂血症的主要原因。

糖尿病性高脂血症是一种综合征，亦是继发性高脂血症。其特点是乳糜微粒、极低密度脂蛋白在血浆中大量堆积，血浆甘油三酯常在 22 毫摩尔/升以上。

糖尿病性高脂血症的诊断要点是什么

有糖尿病病史。

本病的诊断主要靠实验室检查，其中最主要的是测定血清总胆固醇和甘油三酯，用这两项指标几乎可检出 90% 以上的高脂血症。诊断指标为：血清总胆固醇浓度 >5．69 毫摩尔/升；甘油三酯 >1．36 毫摩尔/升。血清游离脂肪酸浓度 >300~600 毫摩尔/升。在久病糖尿病患者中尤为明显。

重视高危人群，即老年糖尿病患者、女性更年期患者及体型肥胖者；不要忽视伴有心脑血管病的糖尿病患者。

糖尿病时为何会出现高脂血症及酮尿

糖尿病患者由于胰岛素不足，外源性和内源性甘油三酯移除减弱，血液中甘油三酯常增高。另外胰岛素不足时，由于三羧酸循环及磷酸戊糖通路减弱，糖异生加强，使乙酰辅酶A积聚，故乙酰辅酶A合成胆固醇增加，从而形成高胆固醇血症，伴同高甘油三酯血症和高游离脂肪酸血症总称高脂血症，并与蛋白质和载脂蛋白结合形成高脂蛋白血症。糖尿病患者高脂血症及高脂蛋白血症与动脉硬化和血管并发症有重要的关系。

当胰岛素严重不足时，①由于糖酵解明显减弱，合成脂肪时所需原料x-磷酸甘油减少。②由于磷酸戊糖通路减弱，合成脂肪所必要的递氢体，还原型辅酶生成减少，结果脂肪合成减少。③脂肪大量动员，分解为x-磷酸甘油及游离脂肪酸，大量脂肪酸在肝细胞内经β-氧化生成大量乙酰辅酶A。正常情况下，乙酰辅酶A大部分与草酰乙酸结合经三羧酸循环而氧化产生能量和二氧化碳及水，少部分缩合成酮体。但胰岛素严重不足时草酰乙酸减少，故大量乙酰辅酶A不能充分进入三羧酸循环氧化而生成大量酮体，如超过其氧化利用能力，便可积聚为高酮血症和酮尿，严重时可发生酮症酸中毒，甚至昏迷。

糖尿病患者容易并发哪些感染

糖尿病是全身性疾病，可使患者体质下降，对感染的抵抗力减弱；如果糖尿病控制不佳，长期高血糖使得白细胞的杀菌力减弱，且高血糖环境有利于细菌生长繁殖；此外，由于胰岛素不足，蛋白质合成减少分解增多，体内的抗菌物质（如抗体、补体等）减少，组织损伤后亦不易修复；再加上糖尿病的血管病变和神经病变，甚至脱水、到中毒等并发症，致使糖尿病极易发生各种感染。

糖尿病患者容易并发以下感染：

皮肤感染：糖尿病患者皮肤易遭到细菌和真菌感染。细菌感染常表现为毛囊炎、疖痈、蜂窝组织炎等，需及时使用抗菌素治疗，必要时进行外科手术。糖尿病患者真菌感染常表现为足癣、手癣、妇女外阴部白色念珠菌感染等等。良好控制糖尿病，保持皮肤清洁卫生，避免损伤，及时治疗任何轻微皮损都是预防皮肤感染的要点。

下肢坏疽：由于长期的代谢紊乱，糖尿病患者下肢多有神经病变和血管病变，尤其是足部容易发生感染，而且感染不易控制，容易扩散，甚至造成下肢坏死，导致截肢等严重后果。故应注意避免因趾甲修剪过短，足部受伤，以及穿鞋不合脚等而致的感染。

呼吸系统感染：糖尿病患者很容易得急性或慢性的支气管炎、肺炎、肺气肿、肺结核等。糖尿病合并肺炎一般较严重，特别是老年人容易并发中毒性休克，死亡率高，控制不良的糖尿病比控制良好的糖尿病又高3倍。糖尿病患者肺结核的发生率比非糖尿病者高2～4倍，糖尿病与肺结核二者都是消耗性疾病，对身体健康影响很大，因此在治疗中二者必须兼顾，既要有效地控制糖尿病，又要尽快地控制好肺结核。糖尿病患者一旦稍有呼吸道症状，应及时主动地进行胸部X光检查及痰培养加药敏检查，以便明确诊断及时治疗。每年对糖尿病患者进行1～2次胸部X光检查，有助于早期发现和防治呼吸系统疾病。

泌尿系统感染：这是糖尿病患者较常见的感染。其发生率仅次于呼吸道感染，尤其以女性及老年人较为多见，反复的泌尿道感染是导致肾功能衰竭的重要促发因素。常见症状有尿频、尿痛、尿急、发热、全身不适等。尿常规检查时可发现白细胞增多，尿培养有细菌生长等。有时患者明明有泌尿系统感染，却完全没有症状，这种情况值得警惕。糖尿病患者应注意定期检查尿常规，以便及时诊断治疗，出现泌尿系统感染时应及时用抗生素治疗。治疗不满意者应注意有无尿路梗阻情况的存在。

其他感染：糖尿病患者还可能出现牙周病、恶性外耳道炎、肝胆系统感染等等。此外，糖尿病患者在接受手术后感染的危险性比较高，糖尿病患者发生败血症的机会也比一般人高。

糖尿病为何易并发感染的机理

糖尿病易并发感染的机理尚未阐明，可能与下列因素有关：

机体防御机制减弱：由于糖尿病患者对入侵微生物反应的各阶段被抑制，包括白细胞趋化功能、吞噬功能及细胞内杀菌作用减弱，中和化学毒素、血清调理素和细胞免疫作用降低，故使控制差的糖尿病患者易患感染。

糖尿病的并发症：

神经源性膀胱致大量尿潴留，经常导尿易并发泌尿系感染。

周围神经病变，感觉障碍，皮肤易受损伤且不易早期发现而易造成感染。

由于糖尿病血管病变使周围组织血流减少、缺氧，有利于厌氧菌的生长，也改变了白细胞依赖氧的杀菌作用。

高血糖有利于某些细菌生长。

糖尿病时糖、蛋白质、脂肪代谢紊乱，血糖控制不稳定，使机体抵抗力减弱，加之营养不良及脱水使患者更易感染。

糖尿病并发感染时如何防治

积极治疗糖尿病，严格控制血糖，使体内代谢正常或接近正常是治疗感染的最主要的措施。

适当的体育锻炼，能增强体质，提高抗病能力。

注意个人卫生，保持口腔、皮肤、足的卫生，勤刷牙、勤洗澡、勤更衣，饭前便后洗手；及时治疗甲沟炎、鸡眼、胼胝、脚癣、甲癣等感染；妇女应经常保持外阴部清洁；合并末梢神经病变者，避免热水袋引起的烫伤，以减少感染的机会。

合理使用抗菌素，抗菌素使用应以药敏为指导，根据足量、足够疗程，严重感染者静脉给药、联合用药为原则。不宜长期用药或预防性用药。

必要时配合外科治疗。某些感染如肾脓肿、痈、蜂窝织炎及某些少见感染应配合外科手术治疗。

怎样防治糖尿病大血管病变

及早发现并有效控制糖尿病。

有效控制高血压。

选用保护血管、溶解血栓的药物，如常期服用小剂量阿司匹林、潘生丁及活血化瘀的中药等。

一旦发生脑血管意外或心脏病的临床表现，要及时就诊，对症治疗。

糖尿病肢端坏疽的临床特点及类型有哪些

糖尿病肢端坏疽大多发生于中老年人；男多于女，男女之比为3：2；糖尿病病程平均约10年，坏疽部位下肢多见，占92.5%，上肢少见，约占7.5%；单侧发病约占80%，双侧同时发病约占20%；足趾和足底同时坏疽的多见，占77.5%；足趾和小腿同时坏疽占5%，仅小腿坏疽占5%；足趾或手指发病占12.5%。

临床类型有干性坏疽、湿性坏疽、混合型坏疽三种。

湿性坏疽：肢端体表局部软组织糜烂或者浅溃疡，继之溃烂深入肌层，甚则烂断肌腱，骨质受破坏，大量组织坏死，形成大脓腔，排出较多分泌物。此型坏疽多见，占72.5%，主要病理基础是微血管基底膜增厚所致微循环障碍。

干性坏疽：受累肢端末梢缺血坏死，干枯变黑，病变界线清楚，发展至一定阶段不经处理会自行脱落。此型坏疽约占7.5%，其主要病理基础是中小动脉闭塞所致缺血性坏死。

混合型坏疽：约占20%。微循环障碍和小动脉阻塞两类病变并存，既有肢端的缺血干性坏死，又有足和（或）小腿的湿性坏疽。

糖尿病肢端坏疽临床是如何分级的

0级：无开放性病变，明显供血不足。
Ⅰ级：浅表溃疡。可由水疱或其他损伤所致，或自发产生。
Ⅱ级：溃疡深达肌腱、韧带、骨关节。
Ⅲ级：深部溃烂感染，并有骨髓炎和脓疡窦道形成。
Ⅳ级：有趾及和（或）部分足坏疽。
Ⅴ级：全足坏疽，一般需截肢。

糖尿病患者为什么有"老烂脚"

糖尿病患者的脚部因血管病变造成供血不足，感染后常常引起严重的损伤、溃疡、坏疽，这就是糖尿病足，俗称"老烂脚"。实际上类似病变也可以发生在上肢、面部、身体的其他部位，但糖尿病足的发生率明显高于其他的部位。

43

糖尿病足的主要症状是下肢疼痛及皮肤溃疡。病变早期时表现为抬高下肢时足部皮肤苍白，足背发凉，足背动脉搏动减弱以至消失；间歇性跛行，进而干脆不能行走，行走时疼痛难忍，以后又出现休息时也疼痛，严重时患者可因疼痛难忍而彻夜难眠。病情再进一步发展，下肢特别是脚上可出现坏疽，创口经久不愈，坏疽可分为湿性、干性和混合性三种，坏疽严重者不得不接受截肢而致残。

糖尿病足应该早期预防治疗，采取积极的措施控制血糖；注意足部的卫生，经常以温水泡脚，使足部的血液循环畅通，同时又要保持足部的干燥保暖，鞋子应通风透气合脚，趾甲也要经常修剪；对于脚部出现的创伤，更要及时治疗处理。

何谓糖尿病性肾病

糖尿病性肾脏并发症是糖尿病的重要并发症之一，肾脏亦是糖尿病微血管病变最常受累的器官之一，病变可累及肾血管、肾小球、肾小管和间质。常见的肾脏损害包括糖尿病性肾小球硬化症、小动脉性肾硬化、肾盂肾炎和肾乳头坏死。其中糖尿病性肾小球硬化症是糖尿病特有的肾脏并发症，临床通常谓之糖尿病性肾病。糖尿病性肾病常与糖尿病性视网膜病变、神经病变并存，又被称为糖尿病"三联病变"。

糖尿病肾病与糖尿病性心脏病、糖尿病性脑血管病是糖尿病死亡的三大主因。在美国每年约有 4000 名糖尿病患者死于本病，在有些透析中心糖尿病患者进行血液或腹膜透析者占总透析人数的 1/4。

糖尿病性肾病是怎样发生的

糖尿病可以引起全身微血管病变，肾脏是糖尿病微血管病变最常受累的器官之一。其特点是肾小球毛细血管基底膜增厚，糖、蛋白过多，并有透明详物质沉积，引起毛细血管通透性增加，肾脏微血管的病理改变可以导致弥漫性或结节性肾小球硬化，这是糖尿病性肾病的基本发病原理。

糖尿病微血管病变导致肾组织缺血、缺氧，使血液黏度增加，红细胞变形能力减弱，出现肾小球毛细血管内压力增高，肾小球动脉阻力增大，入球动脉搏阻力增高，超滤压升高。肾小球毛细血管和小动脉损害形成蛋白尿、水肿（浮肿）、肾功能衰竭和高血压等临床表现。

目前认为，糖尿病性肾病的发生因素是多方面的，包括多种代谢紊乱、内分泌异常、血流动力学改变和微血管损害。有人认为，本病的发生与遗传和胰岛素、胰高血糖素、生长激素分泌异常及肾脏增大等因素有关。其中支持者较多的观点是：代谢紊乱因素影响肾小球毛细血管基底膜，使其组成成分发生改变，出现基底膜增厚及毛细血管通透性改变，从而发生糖尿病性肾病。

糖尿病性肾病有哪些临床表现

早期糖尿病性肾病患者平时无临床蛋白尿，仅在并发酮症酸中毒对糖尿病控制不佳时出现，尿微量蛋白排泄一般可在正常范围或增高，做激发试验时尿微量蛋白排泄常增多，这种情况可以持续多年。其中30%～40%的患者发展为临床糖尿病性肾病。典型的糖尿病性肾病表现为：

蛋白尿：糖尿病性肾病可存在多年而患者无自觉症状，轻微糖尿病患者，尿蛋白可为阴性或呈间歇性的微量蛋白尿。随着糖尿病性肾病的发展，尿蛋白逐渐变为持续重度蛋白尿，肾脏损害比较严重，预后不良。

水肿：早期糖尿病性肾病患者一般没有水肿，少数患者在血浆蛋白降低前，可有轻度水肿；当24小时尿蛋白超过3克时，水肿就会出现。明显的全身水肿，仅见于糖尿病性肾病病情迅速发展者。

肾功能异常：从蛋白尿出现到肾功能恶化的时间差异很大。从发病到终末期肾功能衰竭可能经历25～30年，不少患者有蛋白尿多年，但肾功能一直正常，若糖尿病长期控制不佳，就会出现氮质血症，肾小球损害以至肾功能不全。

贫血：有明显氮质血症的糖尿病患者，可有轻度至中度的贫血，用铁剂治疗无效。贫血为红细胞生成障碍所致，可能与长期限制蛋白饮食、氮质血症有关。

高血压：高血压不是糖尿病性肾病的早期表现。在长期有蛋白尿的糖尿病患者中，高血压者较多，但严重的高血压并不多见。高血压可加重糖尿病性肾病，故有效控制高血压是十分重要的。

其他症状：一般说来，肾病越严重，其他并发症的发病率就越高。进展性糖尿病性肾病100%合并视网膜病变；严重的糖尿病性肾病患者常同时有周围神经病变。

糖尿病肾病如何进行分期

Ⅰ期：肾小球高滤过期。以肾小球滤过率（GFR）增高和肾体积增大为特征，新诊断的胰岛素依赖型糖尿病患者就已有这种改变，与此同时肾血流量和肾小球毛细血管灌注及内压均增高。这种糖尿病肾脏受累的初期改变与高血糖水平一致，是可逆的，经过胰岛素治疗可以恢复，但不一定能完全恢复正常。这一期没有病理组织学的损害。

Ⅱ期：正常白蛋白尿期。这期尿白蛋白排出率（UAE）正常（<20微克/分或<30毫克/24小时），运动后UAE增高组休息后可恢复。这一期肾小球已出现结构改变，肾小球毛细血管基底膜（GBM）增厚和系膜基质增加，GFR多高于正常并与血糖水平一致，GFR>150毫升/分患者的糖化血红蛋白常>9.5%。GFR>150毫升/分和UAE>30微克/分的患者以后更易发展为临床糖尿病肾病。糖尿病肾损害Ⅰ、Ⅱ期患者的血压多正常。Ⅰ、Ⅱ期患者GFR增高，UAE正常，故此二期不能称为糖尿病肾病。

Ⅲ期：早期糖尿病肾病期。主要表现为UAE持续高于20～200微克/分（相当于30～300毫克/24小时），初期UAE20～70微克/分时GFR开始下降到接近正常（130毫升/分）。高滤过可能是患者持续微量白蛋白尿的原因之一，当然还有长期代谢控制不良的因素。这一期患者血压轻度升高，降低血压可部分减少尿微量白蛋白的排出。患者的GBM增厚和系膜基质增加更明显，已有肾小球结带型和弥漫型病变以及小动脉玻璃样病变，并已开始出现肾小球荒废。据一组长期随诊的结果，此期的发病率为16%，多发生在病程>5年的糖尿病患者，并随病程而上升。

Ⅳ期：临床糖尿病肾病期或显性糖尿病肾病期。这一期的特点是大量白蛋白尿，UAE>200微克/分或持续尿蛋白每日>0.5克，为非选择性蛋白尿。血压增高。患者的GBM明显增厚，系膜基质增宽，荒废的肾小球增加（平均占36%），残余肾小球代偿性肥大。弥漫型损害患者的尿蛋白与肾小球病理损害程度一致，严重者每日尿蛋白量 >2.0克，往往同时伴有轻度镜下血尿和少量管型，而结节型患者尿蛋白量与其病理损害程度之间没有关系。临床糖尿病肾病期尿蛋白的特点，不像其他肾脏疾病的尿蛋白，不因 GFR 下降而减少。随着大量尿蛋白丢失可出现低蛋白血症和水肿，但典型的糖尿病肾病"三联征"——大量尿蛋白（>3.0 克/24 小时）、水肿和高血压，只见于约 30% 的糖尿病肾病患者。糖尿病肾病性水肿多比较严重，对利尿药反应差，其原因除血浆蛋白低外，至少部分是由于糖尿病肾病的钠潴留比其他原因的肾病综合征严重。这是因为胰岛素改变了组织中 Na^+、K^+ 的运转，无论是 1 型患者注射的胰岛素或 Ⅱ 期患者本身的高胰岛素血症，长期高胰岛素水平即能改变 Na^+ 代谢，使糖尿病患者潴 Na^+，尤其是在高 Na^+ 饮食情况下。这一期患者 GFR 下降，平均每月约下降 1 毫升/分，但大多数患者血肌酐水平尚不高。

Ⅴ期：肾功能衰竭期。糖尿病患者一旦出现持续性尿蛋白发展为临床糖尿病肾病，由于肾小球基底膜广泛增厚，肾小球毛细血管腔进行性狭窄和更多的肾小球荒废，肾脏滤过功能进行性下降，导致肾功能衰竭，最后患者的 GFR 多 <10 毫升/分，血肌酐和尿素氮增高，伴严重的高血压、低蛋白血症和水肿。患者普遍有氮质血症引起的胃肠反应，如食欲减退、恶心呕吐，并可继发贫血和严重的高血钾、代谢性酸中毒和低钙搐搦，还可继发尿毒症性神经病变和心肌病变。这些严重的合并症常是糖尿病肾病尿毒症患者致死的原因。

糖尿病肾病的诊断依据是什么

糖尿病患者出现蛋白尿、高血压、浮肿、肾功能减退等临床症状，组织学上伴有糖尿病性肾小球硬化时，可诊断为糖尿病性肾病。临床上常规检查出现蛋白尿，此时病期已由早期进入临床期阶段。

早期糖尿病性肾病的诊断：主要根据尿微量白蛋白排泄率的增加（正常 <20 微克/分，<30 毫克/24 小时）。诊断要求 6 个月内连续尿检查有 2 次微量白蛋白排泄率 >20 微克/分，但 <200 微克/分（即在 30～300毫克/24 小时之间），同时应排除其他可能引起其增加的原因，如泌尿系感染、运动、原发性高血压、心衰及水负荷增加等。糖尿病控

制很差时也可引起微量白蛋白尿，尿白蛋白的排出可以 > 20 微克/分，这样的尿白蛋白排出量不能诊为早期糖尿病性肾病。但若糖尿病得到有效控制时，尿白蛋白排出量仍是 20～200 微克/分，则可以认为有早期糖尿病性肾病。

临床期糖尿病肾病的诊断依据有：有糖尿病病史；除外其他原因的间歇性或持续性临床蛋白尿（尿蛋白阳性），此为临床 DN 诊断的关键；可伴有肾功能不全；伴发视网膜病变，此为一有力佐证；肾活检证实，一般只有当诊断确有疑问时方宜进行。

糖尿病肾病早期如何诊断

目前国内外广泛应用放射免疫法检测尿中白蛋白排出量，有利于发现早期糖尿病肾病。一般认为：6 个月内连续尿检有 3 次尿白蛋白排出量在 20～200 微克/分（30～300 毫克/24 小时），且排除其他可能引起尿白蛋白排泄量增加的原因，如泌尿系感染、心力衰竭、运动、原发性高血压、酮症酸中毒等，即诊断为早期糖尿病肾病。此类患者无临床蛋白尿（因常规方法检查不出尿中蛋白含量）及其他临床表现，仅表现为肾体积增大，伴有肾小球滤过率增加。近年研究，应用胰岛素泵使血糖较长时期控制到正常水平，可使尿微量白蛋白排泄减少，肾体积及肾小球滤过率恢复正常。

治疗糖尿病性肾病的原则

控制血糖：糖尿病性肾病本身无特殊治疗，有效地控制血糖能使尿蛋白的排出率减少，部分患者的尿蛋白可转为阴性。

控制蛋白质的摄入，纠正低蛋白血症：低蛋白饮食能降低肾小球滤过率，减轻蛋白尿，改善糖尿病患者肾功能和肾脏病理改变。对有低蛋白血症和水肿的患者，限制钠盐摄入。在患者肾功能许可时，酌情增加蛋白质饮食，必要时予以输血或血浆以纠正低蛋白血症，但在肾功能不全或氮质血症时，应控制蛋白质的摄入。

控制高血压：糖尿病性肾病常合并高血压，有效地控制高血压可减轻蛋白尿，延缓肾功能的恶化和视力减退。

对症治疗：视病情变化或病情需要，予以对症治疗，如利尿、止呕、解痉等。

糖尿病肾病的自然发展过程是怎样的

临床蛋白尿一旦发生以后，糖尿病肾病将持续不断地进一步发展，使肾功能呈进行性的减低，血尿素氮及肌酐显著增高，导致死亡。临床蛋白尿一旦发生，肾脏功能将随着时间的延长呈直线式地持续下降，降低速度因人而异，从开始有持续蛋白尿到晚期肾衰所需时间，短者2~3年，长者可达数年或更长时间，肾功能逐渐降低的速度是受什么因素控制，目前还不清楚。但已有一些措施可使肾功能降低的速度减慢，这就是有效地控制伴随的高血压及保持低蛋白饮食。有效控制伴随的高血压可使患者寿命延长10~15年，且低蛋白饮食可以进一步延长患者的寿命。

在什么情况下应怀疑糖尿病

在下列情况下应考虑到糖尿病发生的可能，应立即到医院进行检查。

有糖尿病家族史且40岁以上者。

特别肥胖或消瘦者。

体重减轻而找不到原因，特别是原来肥胖，近来体重减轻者。

有多饮、多尿者。

易患疖痈，尤其发生在疖痈发病率较低季节如冬季。

反复尿路、胆道、肺部或其他感染者。

妇女外阴瘙痒而非滴虫感染。

有感觉障碍、疼、麻等周围神经炎症状。

较早出现白内障或视力减弱者。

间歇性跛行、下肢疼。

下肢溃疡久不愈合者。

浮肿、蛋白尿，类似肾病综合征。

尿潴留、顽固性便秘或腹泻。

早期出现动脉硬化症状，如心绞痛、心肌梗死、脑血管病变（口眼歪斜、半身不遂等）。

出现酮中毒症状。厌食、恶心、呕吐等，甚至一开始即出现昏迷。

有分娩巨大婴儿（体重大于 4 千克）史者。

有妊娠并发症，如多次流产、妊娠中毒症、羊水过多、胎死宫内、死产者。

有反应性低血糖者。

如何确定血糖自我监测时间表

糖尿病患者需要每天测几次血糖或尿糖，应根据每个患者病情而定，例如在饭后 1 或 2 小时测定血糖，可了解所食食物种类或量对血糖的影响；而测定夜间 2 点或 3 点，及早餐前的血糖可了解夜间血糖控制情况，以下原则可供参考。

在下述情况下，测定血糖的次数应在每天 4 次以上：

每天注射胰岛素 2 次以上或使用胰岛素泵者，尤其是在调整胰岛素剂量、调换胰岛素种类、改变胰岛素注射时间等情况下。

改变饮食计划、运动方案或药物时。

血糖控制不稳定者。

糖尿病妊娠或妊娠期糖尿病患者。

患其他疾病如感染、心肌梗死、中风等。

手术前后。

老年患者或其他无法察觉低血糖的患者，如严重的神经病变者。

通常，每天测定血糖时间定在早、中、晚三餐前和晚上睡觉前。

有时为能更准确地了解血糖波动情况，在三餐后 2 小时和凌晨 2 点到 4 点之间也应各测血糖一次。

当出现血糖过高或低血糖症状者，应随时测定。

如果血糖较为稳定、不用胰岛素即可控制血糖者，不必每天测定血糖，可按上述方法每月抽查 2~3 天即可。

如果无血糖仪，应该测定尿糖，监测时间表与血糖相似。

糖尿病患者怎样测试尿酮体

测试尿酮体可用酮体粉检查，但目前多用酮体试纸测试，其测定方法如下：将尿酮体试纸浸入尿液中，约 1 秒钟后取出，2 分钟后观察试纸颜色变化，并与标准色板对照，即可得出检测结果。若呈淡黄色，则尿酮体阴性；呈深黄色，则尿酮体（＋）；呈淡紫色，则尿酮体（＋＋）；呈紫色，则尿酮体（＋＋＋）；呈深紫色，则尿酮体（＋＋＋＋）。

使用酮体试纸时应注意是否过期，必要时与酮体粉检测结果对比。使用酮体试纸时应一次性取出所需试纸，迅速盖紧瓶盖，保存在阴凉干燥处。

糖尿病患者当出现下述情况时，要自测尿酮体：血糖超过 13．9 毫摩尔/升。因各种原因停止治疗时。伤风感冒或身体不适。患感染性疾病。手术前后。呕吐或胃部不适。妊娠。极度紧张。若尿酮体在"＋＋"以上，应迅速到医院就诊。

如何自测尿糖

测定尿糖的方法主要有两种：班氏试液法和尿糖试纸法

班氏试液法：用滴管取班氏定性试剂 1 毫升（约 20 滴），放入试管中，再滴入 2 滴受检查的尿，混合后加热煮沸，观察其颜色的变化。试剂不变色为（－），表示尿糖阴性，绿色（＋），黄绿色（＋＋），土黄色（＋＋＋），砖红色（＋＋＋＋），加号越多，表示尿含糖量越大。

试纸测试法：将尿糖试纸浸入尿液中湿透，拿出来，在规定时间内观察试纸的颜色变化，并按说明书上的比色对照，接近哪种颜色，判断尿糖加号。

尿糖试纸法具有方便、快速的优点，使用时应注意试纸的失效期，及试纸的保存条件，以免影响测定效果。

如何使用班氏定性法测尿糖

将一天 24 小时的尿收集混匀，取出少量送医院进行分析，临床上有很大意义。

因为它可以更准确地反映患者的病情，正常人尿中含糖量很低，用一般定性试验是不能测出的，而糖尿病患者的 24 小时尿糖量很高，临床上常用班氏定性法进行测定。

具体留尿方法是这样做：

留尿当天选择某一时间为界，如 7 点，那么 7 点之前应主动排尿，因这次尿是 7 点钟之前的，弃之不能要。

7 点以后到第二天 7 点，24 小时内每一次排尿都应收集在一个特定的容器内。

第二天 7 点也应主动排尿，这次尿是 7 点钟之前产生的。将混合尿液取出少量对其进行定性分析，对检查糖尿病患者的病情很有价值。

糖尿病患者应该定期做哪些检查

糖尿病患者的定期检查是很重要的，这有助于监控病情的发展，为药物的使用提供依据，增加药物的疗效，减少不良反应（低血糖等）。如果检查发现并发症就可及时治疗。血压、脉搏、体重及腰臀围情况，应至少每周测定 1 次。血糖及尿常规，尿常规中尤其应注意尿糖、尿蛋白、尿酮体的情况，应至少每个月检查 1 次。

糖化血红蛋白情况，每 2~3 个月检查 1 次。尿微量白蛋白，每半年至 1 年检查 1 次。眼部情况（应包括眼底检查），每半年至 1 年检查 1 次。肝功能、肾功能、血脂情况，每半年检查 1 次。患者可将上述检查结果做记录，并注明检查日期，同时记录下自觉症状，每餐的进食量和热量，工作活动情况，有无低血糖反应的发生。这些都会为医生制订进一步的治疗方案提供重要的参考资料。

血糖监测的意义

目前糖尿病诊断、疗效观察及预后判断均依靠血糖的测定，故血糖的监测显得格外重要。

糖尿病为多种原因导致的综合征

糖尿病以血糖升高为特征，糖尿病（DM）及糖耐量减低（IGT）的诊断均依靠血糖的测定，故监测血糖可诊断 DM 及 IGT，尚可观察 IGT 向 DM 的演变过程。

糖尿病一旦诊断，往往已属不可逆改变

糖尿病需长期应用降糖药物，疗效观察主要靠血糖监测，根据血糖改变而调整药物及治疗方案，故监测血糖对 DM 患者来说是一生中不可缺少的。

长期高血糖对机体损害主要是眼、肾、神经、心脏及血管等慢性并发症，DCTT 及 UKPDS 的研究表明，严格控制血糖可大大减少慢性并发症发生及发展并可部分逆转，减少致残及死亡率，故血糖监测显得十分重要。

糖尿病与遗传有一定联系，是遗传和环境因素共同作用的结果，故对糖尿病发病的高危人群应定时监测血糖，以便尽早发现、及时处理。

对患有高血压、高血脂、冠心病及肥胖患者，由于其患 DM 的机会大大增加，因此应定期监测血糖。

10 种人需定期做糖尿病检查

有以下情形者要及时到医院求诊，进行检查，以了解自己是否患有糖尿病：

体重减轻，找不到原因，而食欲正常者。

妇女分娩巨大儿（体重 >4000 克）者。

有过妊娠并发症，如多次流产、妊娠中毒症、羊水过多、胎死宫内、死产者（特别有先天性畸形及尸检发现有胰岛细胞增生者）。

年龄超过 50 岁。

肢体溃疡持久不愈。

40 岁以上有糖尿病家庭史者。

肥胖或超重，特别是腹部肥胖者。

有高血压、高血脂者。

有反应性低血糖者。

会阴部瘙痒、视力减退、重复皮肤感染及下肢疼痛或感觉异常而找不到原因者，长期使用尿剂治疗或使用糖果皮质类固醇治疗可以使糖尿病得到显露。

秘方验方篇

方 1

【组方】

元参 90 克，苍术 30 克，麦冬 60 克，杜仲 60 克，茯苓 60 克，生黄芪 120 克，枸杞子 90 克，五味子 30 克，葛根 30 克，二仙胶 60 克，熟地黄 60 克，山药 120 克，山萸肉 60 克，丹皮 30 克，人参 60 克，玉竹 90 克，冬青子 30 克。

【主治】

成年人糖尿病，血糖尿糖控制不理想者。

【用法】

研为细末，另用黑大豆 1000 克，煎成浓汁去渣，共合为小丸，每次 6 克，每日 3 次。

方 2

【组方】

葛根 30 克，花粉 90 克，石斛 60 克，玄参 90 克，生地黄 90 克，天冬 30 克，麦冬 30 克，莲须 30 克，人参 30 克，银杏 60 克，五味子 30 克，桑螵蛸 60 克，菟丝子 60 克，补骨脂 60 克，山萸肉 60 克，西洋参 30 克，何首乌 60 克，生黄芪 120 克，山药 90 克，女贞子 60 克。

【主治】

糖尿病中医辨证为上消下消者。

【用法】

研为细末，金樱子膏 1000 克合为小丸，每服 6 克，每日 3 次。

方 3

【组方】

莲子肉 60 克，芡实 60 克，党参 60 克，熟地黄 60 克，红参 60 克，天竺子 60 克，桑椹子 60 克，肉苁蓉 60 克，阿胶 60 克，黄精 60 克，西洋参 30 克，白芍 60 克，黄柏 30 克，生黄芪 90 克。

【主治】

糖尿病中医辨证为中消者。

【用法】

共研细末，雄猪肚 1 具，煮烂如泥，合为小丸，每服 6 克，每日 3 次。

方 4

【组方】

生地黄 30 克，熟地黄 30 克，天冬 12 克，麦冬 12 克，党参 30 克，当归 9 克，山萸肉 12 克，菟丝子 30 克，元参 12 克，黄芪 30 克，泽泻 15 克。

【加减】

阳明热甚口渴者，加白虎汤、黄连；

阳虚，加金匮肾气丸，桂枝、附子可用至 10 克；

腹胀，加大腹皮；

腹泻，加茯苓、泽泻，去生地黄，熟地黄减量；

兼有高血压者，加杜仲、牛膝；

兼有冠心病者，加瓜蒌、薤白、半夏。

【主治】

糖尿病。

【用法】

每日 1 剂，水煎 2 次，药液混合后分 2～3 次服。

方 5

【配方】

生地黄 120 克，天冬 60 克，红参 60 克，首乌 180 克，胎盘 1 具或河车粉 60 克。

【主治】

老年糖尿病，热证不明显，气阴两虚者。

【用法】

诸药共研为细末，炼蜜为丸，每日 2 次，每次 1 丸。

方 6

【组方】

黄精 30 克，生地黄 30 克，元参 30 克，丹参 30 克，葛根 15 克，知母 15 克，枳壳 10 克，黄连 10 克，生大黄 10 克，甘草 6 克。

【加减】

口渴甚，加生石膏 30 克，寒水石 30 克。

【主治】

2 型糖尿病阴虚化热型。

【用法】

水煎 2 次，药液混合，早晚分服，每日 1 剂。

方 7

【配方】

生黄芪 1000 克，黄精 1000 克，紫河车 1000 克，丹参 1000 克，猪苓 1000 克，肉苁蓉 1000 克，山楂 1000 克，芡实 1000 克，木瓜 1000 克，葛根 500 克，秦艽 500 克，当归 500 克，狗脊 500 克，牛膝 500 克。

【主治】

2 型糖尿病，形体消瘦，气虚为主，络脉瘀阻，气短乏力，手足麻痛，面足微肿。

【用法】

诸药共研细末，制成水丸，每次 6 克，每日 3 次。

方 8

【组方】

黄芪 15 克，山药 10 克，黄精 10 克，石斛 10 克，天花粉 10 克，生地黄 10 克，熟地黄 10 克，地骨皮 10 克，竹叶 10 克，僵蚕粉（分次冲服）3 克。

【加减】

烦渴引饮，消谷善饥者，加生石膏、知母；

心烦易怒者，加栀子、丹皮；

失眠多梦者，加炒枣仁、丹参；

遗精者，加金樱子、菟丝子；

阳痿不举者，加巴戟天、阳起石；

腰膝酸软者，加桑寄生、牛膝；

皮肤疮疖者，加黄连、连翘。

【主治】

2 型糖尿病属气阴两伤，肺胃蕴热者，烦渴多饮，夜间多尿，四肢乏力，心悸，腰膝酸软，舌淡苔白，脉细滑。

【用法】

先用水将各药浸泡半小时，再煎煮半小时，每剂煎 2 次，将 2 次煎出的药液混合，分 2 次温服，每日 1 剂。

方 9

【组方】

鹿角霜 25 克，黄连 10 克，苦参 10 克，牡蛎（先煎）20 克，鸡内金 15 克，知母 20 克，浮萍 15 克，槐花 25 克，茯苓 15 克，桑螵蛸 15 克，覆盆子 15 克，漏芦 15 克。

【主治】

糖尿病，口渴，多饮，多尿，善饥多食，属于非胰岛素依赖型效果更佳。

【用法】

水煎 2 次，将 2 次药液混合，分 2 次温服，每日 1 剂，连服30~50剂。

方 10

【组方】

太子参 50 克，乌梅 30 克，黄芪 15 克，熟地黄 15 克，麦冬 10 克，白芍 10 克，天花粉 10 克，百合 10 克，橘红 10 克。

【加减】

阴虚热浮，五心烦热，咽干舌燥，尿赤便秘，舌红苔黄，脉弦数，加地骨皮、石膏、麻子仁、生地黄、丹皮、木通；

阴阳俱虚，面色苍白，咽干尿频，形寒肢冷，腰膝酸软，舌淡苔白，脉沉细，加附子、肉桂、山药、桑寄生、怀牛膝。

【主治】

2 型糖尿病。

【用法】

每日 1 剂，水煎服，1 个月为 1 个疗程。

方 11

【组方】

人参（另煎）9 克或党参 27 克，陈皮 9 克，黄芪 30 克，山药 30 克，茯苓 30 克，白术 15 克，甘草 12 克。

【加减】

并发血管病变，加丹参 30 克，桃仁 12 克；

并发皮肤感染，加苦参 18 克，黄柏 12 克。

【主治】

糖尿病。

【用法】

水煎服，每日 1 剂，也可制成散剂服用。

方 12

【组方】

西洋参（研末冲服）3 克，麦冬 15 克，鲜天花粉 100 克，鲜葛根 60 克，鲜茅根 60 克，鲜藕 60 克，鲜梨 1 个，鲜橘 1 个，生地黄 30 克，生山药 30 克，乌梅 15 克，知母 10 克，鸡内金（研末冲服）10 克。

【加减】

病至后期加肉桂 0.5 克。

【主治】

糖尿病。

【用法】

水煎 2 次，药液混合，分 3 次服，每日 1 剂。

方 13

【组方】

黄芪 30 克，山药 20 克，生地黄 20 克，丹参 20 克，玄参 25 克，苍术 15 克，熟地黄 15 克，葛根 15 克。

【加减】

口干多饮明显者，加生石膏、知母、天花粉；

消谷善饥明显者，加石斛、玉竹，重用熟地黄；

皮肤瘙痒者，加白蒺藜、地肤子、当归；

少气乏力者，加生晒参、党参、太子参；

血脂高者，加山楂、何首乌、虎杖；

血压高者，加夏枯草、牛膝、地龙；

眼底有改变者，加草决明、石决明、菊花；

感染者，加金银花、连翘、蒲公英；

神经病变者，加鸡血藤、伸筋草；

有肾脏病变者，加土茯苓、白花蛇舌草；

血糖持续不降者，加地骨皮、枸杞子、乌梅；

尿有酮体者，加黄连、黄芩、茯苓。

【主治】

糖尿病。

【用法】

水煎，分 2 次服，每日 1 剂。

方 14

【组方】

山药 50 克，生地黄 25 克，知母 20 克，玉竹 15 克，石斛 20 克，红花 10 克，制附子（先煎）5 克，肉桂 5 克，沙苑子 20 克，猪胰1 具。

【加减】

偏上消，加麦冬 25 克，天冬 25 克，沙参 15 克；

偏中消，加生石膏 50 克，天花粉 15 克；

中气不足，加人参（另煎）10 克，黄芪 30 克；

偏下消，加山萸肉 15 克，枸杞子 15 克，五味子 15 克。

【主治】

阴虚燥热型糖尿病，口渴多饮，多食，多尿，形体消瘦。

【用法】

各药共煎 3 次，将煎出的药液和匀，早晚各服 1 次，猪胰分 3 次生吞。

方 15

【组方】

黄芪 20 克，山药 20 克，生地黄 15 克，熟地黄 15 克，苍术 10 克，麦冬 10 克，五味子 8 克，五倍子 8 克，生牡蛎（先煎）20 克，茯苓 10 克，天花粉 10 克，葛根 10 克，山萸肉 10 克。

【加减】

口渴甚者，加石斛、乌梅；

小便多者，加桑螵蛸。

【主治】

糖尿病，口渴，多饮，多尿，善食而消瘦，舌红，苔薄黄，脉弦细数。

【用法】

水煎，分 2 次服，每日 1 剂。

方 16

【组方】

人参（另煎）10 克，麦冬 25 克，黄柏 25 克，龟板 20 克，生地黄 30～50 克，五味子 10 克，玉竹 25 克，枸杞子 25 克，黄连 10 克。

【加减】

大便干燥者，加当归 20 克；

便溏者，加莲子肉、山药；

肢痛酸麻，加红花、细辛；

阴痒，尿道灼热者，加龙胆草、蒲公英；

皮肤瘙痒者，加何首乌、夜交藤；

腹胀者，加川楝子、大腹皮；

疖肿者，加菊花、蒲公英；

目昏不明者，加红花、牛膝；

呃逆者，加芦根；

渴甚者，加生石膏。

【主治】

非胰岛素依赖型糖尿病，属于气阴两虚、燥热内结型。

【用法】

水煎 2 次，药液混合后分 2 次服，每日 1 剂。

方 17

【组方】

石膏 20 克，知母 10 克，甘草 5 克，北沙参 15 克，麦冬 12 克，石斛 12 克，地黄 15 克，丹皮 6 克，茯苓 12 克，泽泻 12 克，山药 15 克，天花粉 12 克，鸡内金 6 克。

【加减】

胃热盛者，加黄连 3 克；

便秘者，加大黄 6 克。

【主治】

糖尿病属于热燥阴虚型，烦渴多饮，口干舌燥，善食，尿频，舌红少苔，脉洪数。

【用法】

将上药煎煮 2 次，药液混合均匀，分 2 次服，每日 1 剂。

方 18

【组方】

生黄芪 30 克，党参 15 克，麦冬 25 克，天花粉 20 克，葛根 15 克，地黄 25 克，炙杷叶 15 克，石斛 15 克，乌梅肉 10 克，芦根 20 克。

【加减】

烦渴欲饮冷水者，去党参、黄芪，加生石膏 30 克，西洋参 15 克；

津伤而大便秘结者，加玄参 10 ~ 20 克，黑芝麻 20 ~ 30 克；

心烦，胃脘灼热感者，去党参、黄芪，加栀子 10 ~ 15 克，竹茹 15 ~ 25 克。

【主治】

糖尿病，周身倦怠乏力，形体日渐消瘦，肌肤燥涩失荣，口干舌燥，虽渴而不多饮，胃纳日减，食后燥涩难下，或大便秘结，舌质红干，苔薄乏津，脉细数或细弱。

【用法】

水煎 2 次，药液对匀，分 2 次服，每日 1 剂。

方 19

【组方】

党参（或人参、太子参）30 克，黄芪 50 克，熟地黄 30 克，山萸肉 20 克，生山药 50 克，天花粉 50 克，玉竹 25 克，沙参 25 克，石斛 25 克，麦冬 25 克，玄参 25 克，知母 20 克。

【加减】

肢体倦痛，加白术、楮实、蚕沙；

头晕目眩，加菊花、天麻；

五心烦热，加地骨皮、鳖甲、龟板；

渴甚而善饥，加生石膏、生地黄；

便秘，加生何首乌、肉苁蓉；

病久纳差，减熟地黄、玄参、知母，加陈皮、砂仁、鸡内金、炒三仙；

目昏不清，加菊花、枸杞子、五味子。

【主治】

糖尿病属于阴虚内热、津液耗损型，口渴多饮，尿频，能食善饥，肌肉渐瘦，肢体倦怠乏力，头晕目涩，大便干燥，五心烦热。

【用法】

水煎 2 次，混合后早晚分服，每日 1 剂。

方 20

【组方】

玉竹 15 克，黄精 15 克，枸杞子 15 克，山药 24 克，党参 15 克，玉米须 24 克，金丝草 15 克，桑寄生 15 克，天花粉 15 克，莲须 15 克，麦芽 30 克，谷芽 30 克，陈皮 6 克，甘草 5 克。

【加减】

阴虚甚者，加生地黄 15 克，熟地黄 15 克；

阳虚甚者，加菟丝子 15 克，肉苁蓉 15 克；

口渴难忍者，天花粉用至 24 克，另加麦冬 15 克，沙参 15 克；

大便干结者，加火麻仁 15 克，郁李仁 9 克；

夜寐失眠者，加熟枣仁 15 克，夜交藤 15 克；

眩晕剧烈者，加珍珠母 60 克，钩藤 9 克；

合并有疮疡者，加蒲公英 15 克，金银花 15 克，连翘 9 克。

【主治】

糖尿病燥热偏盛、阴津亏损者。

【用法】

水煎服，每日 1 剂。

方 21

【组方】

生地黄 15 克，麦冬 12 克，天花粉 15 克，葛根 15 克，五味子 6 克，甘草 6 克，党参 15 克，黄芪 15 克，山药 30 克，枸杞子 12 克，糯米 1 匙。

【加减】

合并高血压，加海蛤壳 30 克，怀牛膝 15 克；

血脂增高，加何首乌 20 克，桑寄生 15 克，山楂 15 克；

肾功能差，出现蛋白尿，加重党参、黄芪用量；

兼皮肤瘙痒，加金银花 15 克，白蒺藜 12 克；

兼月经不调，加何首乌 20 克，当归 10 克，白芍 15 克；

兼视力障碍，加玉竹 12 克，菊花 10 克，枸杞子加至 15～18 克；

口渴明显，加石膏 15 克，知母 12 克。

【主治】

糖尿病。

【用法】

水煎 2 次，药液混合，早晚分服，每日 1 剂。

方 22

【组方】

黄芪 30 克，生地黄 30 克，山萸肉 15 克，山药 30 克，枸杞子 15

克，地骨皮 30 克。

【加减】

烦渴，多饮，多食明显，加人参叶 30 克，天花粉 30 克，黄连 5 克；

尿频数而量多，加桑螵蛸 15 克，覆盆子 15 克。

【主治】

糖尿病，精神倦怠，少气懒言，腰酸，心悸失眠，形体消瘦。

【用法】

将诸药煎煮 2 次，药液对匀，分 2 次服，每日 1 剂。

方 23

【组方】

党参 50 克，生地黄 25 克，熟地黄 25 克，地骨皮 20 克，泽泻 20 克，丹参 20 克，枸杞子 20 克。

【加减】

偏于热盛口渴者，加天花粉 20 克，知母 15 克；

偏气虚者，加黄芪 25 克，白术 20 克；

兼有阳虚者，加熟附子（先煎）5 克，肉桂 5 克。

【主治】

非胰岛素依赖型糖尿病。

【用法】

水煎 2 次，药液混合，早晚分服，每日 1 剂。

【说明】

本方降低血糖、尿糖起效时间较慢，需 20～30 天，便改善“三多”症状起效时间较快，仅 2～7 天，无副作用。

方 24

【组方】

黄芪 30～40 克，太子参 20 克，沙参 20 克，山药 18 克，麦冬 18 克，山茱萸 15 克，党参 12 克，白芍 12 克，五味子 12 克，乌梅 12 克，苍术 10 克。

【加减】

口渴甚者，加玉竹、芦根；

舌质红明显者，加知母、丹皮；

舌苔白厚腻者，加薏苡仁；

腹泻者，加补骨脂、益智仁。

【主治】

糖尿病。

【用法】

每日 1 剂，水煎 2 次，药液混合后分 2 次服，15 天为 1 个疗程。

方 25

【组方】

红参 12 克，沙参 12 克，丹参 30 克，生地黄 30 克，黄芪 30 克，玄参 15 克，黄精 20 克，蚂蚁粉（冲服）4 克，僵蚕粉（冲服）4 克。

【加减】

血糖不降者，重用红参，并加石膏 50 克，乌梅 15 克，天花粉 15 克；

便秘者，加大黄 15 克；

肾病浮肿者，加茯苓 30 克，黄柏 15 克；

尿路感染者，加猪苓 15 克，泽泻 15 克，黄柏 15 克；

视网膜病变，视物不清者，加旱莲草 15 克，密蒙花 15 克，石斛 15 克；

周围神经病变，重用丹参，加泽兰 15 克；

瘀血明显者，加赤芍 15 克，丹皮 15 克，白芍 15 克。

【主治】

糖尿病。

【用法】

每日 1 剂，头煎以清水 1200 毫升煎取药液 350～400 毫升，二煎加水 500 毫升文火煎取药液 150 毫升，两次药液混合，分早、晚服。

【说明】

同时口服盐酸黄连素片，每次 0.5 克，每日 3 次，治疗 20～

30 天。

注意合理运动、摄入糖尿病饮食。

合并高血压、冠心病者，加用复方降压片、卡托普利、地奥心血康等；合并感染者，加用抗生素；合并周围神经炎者，加用维生素等。

方 26

【组方】

党参 30 克，黄芪 30 克，苍术 15 克，知母 15 克，五味子 15 克，生地黄 20 克，枸杞子 20 克，山茱萸 20 克，僵蚕 20 克。

【加减】

口干口渴明显者，加葛根、天花粉、玉米须；

小便频数者，加益智仁、桑螵蛸；

合并末梢神经炎者，加当归、鸡血藤、海风藤；

合并皮肤感染者，加赤芍、紫花地丁、蒲公英。

【主治】

糖尿病。血糖、尿糖异常，倦怠乏力，心悸气短，口渴欲饮，头晕耳鸣，自汗盗汗，小便量多，舌质嫩红，苔薄，脉细。

【用法】

每日 1 剂，水煎，分早、午、晚服，1 个月为 1 个疗程。

【说明】

严格控制饮食。

方 27

【组方】

熟地黄 24 克，山药 12 克，山茱萸 12 克，丹皮 9 克，茯苓 9 克，泽泻 9 克，熟附子（先煎）6 克，肉桂 3 克，黄芪 20 克，党参 20 克，葛根 20 克，白术 15 克。

【加减】

伴阴虚火旺者，加知母 20 克，玄参 15 克；

有气滞血瘀者，加丹参 30 克，生地黄 30 克，山楂 15 克，何首乌 15 克。

【主治】

糖尿病，小便频数，浑浊如膏，形寒肢冷，神倦乏力，足膝酸痛。

【用法】

每日 1 剂，水煎，分 2 次服，1 个月为 1 个疗程，治疗 3 个疗程。

【说明】

配合服用降糖西药。控制饮食，总热量按每日 25 卡/千克体重，并限制钠摄入。

方 28

【组方】

黄芪 20 克，茯苓 20 克，天花粉 20 克，苍术 20 克，山茱萸 15 克，威灵仙 15 克，山药 15 克，丹参 25 克，黄连 10 克，鸡内金 10 克。

【加减】

早期以阴虚燥热为主，去苍术、茯苓、威灵仙、鸡内金，加生地黄 25 克，麦冬 10 克，枸杞子 15 克；

伴湿热内蕴者，加黄柏 10 克，知母 10 克；

病久而见瘀血证者，加地龙 10 克，王不留行 10 克。

【主治】

糖尿病。

【用法】

每日 1 剂，水煎，分 2 次服，病情稳定后改为丸剂以巩固疗效。

【说明】

注意饮食控制。

方 29

【组方】

天花粉 30 克，石斛 30 克，山药 30 克，熟地黄 20 克，麦冬 20 克，女贞子 20 克，旱莲草 20 克，桑寄生 20 克，黄芪 20 克，白芍 20 克，知母 15 克，牛膝 10 克，甘草 8 克。

【加减】

消谷善饥者，加石膏 15 克；

四肢麻木者，加当归 20 克，何首乌 15 克；

腰痛甚者，加续断 20 克，狗脊 20 克。

【主治】

糖尿病。

【用法】

每日 1 剂，水煎服，1 个月为 1 个疗程，连续服用 2～3 个疗程。

【说明】

服药期间控制饮食，定期检查血糖，血糖正常后可间断服本方以巩固疗效。

方 30

【组方】

柴胡 10 克，葛根 10 克，玄参 10 克，赤芍 30 克，白芍 30 克，丹参 30 克，枳壳 8 克，枳实 8 克，黄连 8 克，天花粉 20 克，厚朴 6 克。

【加减】

口渴喜冷饮，苔黄者，加石膏 30 克，寒水石 30 克；

大便秘结者，加大黄 10 克，或番泻叶 10 克；

心悸气短者，加太子参 20 克，麦冬 10 克，五味子 10 克；

尿少浮肿者，加石韦 30 克，猪苓 30 克，泽兰 15 克，泽泻 15 克；

血压偏高者，加天麻 10 克，三棱 10 克，莪术 10 克，牛膝 12 克；

夜寐不安者，加炙远志 10 克，酸枣仁 20 克；

合并眼病者，早期加服石斛夜光丸，或方中加枸杞子、石斛，中期加何首乌、青葙子；

合并肾病者，早期加芡实、金樱子、山茱萸、黄精、猪苓，中期加熟大黄，晚期加番泻叶；

合并心病者，早期加紫苏梗、佛手、香橼、川芎，中期加太子参、麦冬、五味子，晚期加葶苈子、大枣、桑白皮、车前子，有早搏加丹皮、赤芍；

周围神经病变者，早期加狗脊、木瓜、续断、牛膝、秦艽，中期加威灵仙、羌活、独活、地鳖虫、蜈蚣、巴戟天、刺猬皮，晚期加蕲蛇、乌蛇、熟附子、肉桂；

以便秘为主者，加通便止泻丸；

有夜间腹泻者，用参苓白术散或炒车前子、炒山药，甚者加罂粟壳；

皮肤病变者，早期加地肤子、白鲜皮，中期加苦参、蛇床子。

【主治】

糖尿病肝郁气滞者，胸闷太息，脘腹胀满，两胁不舒，急躁易怒或情志抑郁，口苦咽干，舌暗红，苔薄黄，脉弦。

【用法】

水煎，分 2 次服，每日 1 剂，3 周为 1 个疗程。

【说明】

配合糖尿病基础治疗，包括控制饮食、口服降糖药物，有合并症对症处理。

方 31

【组方】

珠儿参 30 克，天花粉 30 克，桃树胶 30 克，知母 30 克，黄柏 10 克，枸杞子 15 克。

【加减】

口干甚者，加麦冬 15 克，生地黄 15 克；

消谷善饥者，加黄连 3 克，石膏 30 克；

小便频数者，加覆盆子 30 克；

神疲倦怠者，加黄芪 15 克，山药 30 克。

【主治】

老年糖尿病属气阴两虚型。

【用法】

水煎，分 2 次服，1 个月为 1 个疗程。

方 32

【组方】

生地黄 30 克，太子参 30 克，山药 30 克，丹参 30 克，枸杞子 20 克，覆盆子 15 克。

【加减】

以多食为主者，加石膏 15 ~ 30 克；

以口渴多饮为主者，加鲜石斛 30 克，麦冬 15 克，知母 15 克；

肾虚明显者，加山茱萸 15 克，桑螵蛸 15 克；

气虚甚者，加黄芪 30 ~ 50 克；

皮肤瘙痒或生疮者，加蝉蜕 10 克，黄连 6 ~ 10 克，七叶一枝花 15 克。

【主治】

2 型糖尿病。

【用法】

每日 1 剂，水煎，分 2 次服，1 个月为 1 个疗程，连服 2 个疗程。

【说明】

服药期间忌食辛辣之品及饮酒，饮食以清淡为宜，每天控制米、面食品不得超过 400 克，配以蔬菜、豆制品、精肉、鸡蛋等。

方 33

【组方】

生地黄 25 克，熟地黄 25 克，山茱萸 15 克，枸杞子 15 克，玉竹 15 克，黄芪 15 克，党参 15 克，三七 15 克，山药 15 克，女贞子 15 克，肉苁蓉 15 克，丹参 20 克，水蛭 10 克。

【加减】

渴甚者，加麦冬、天花粉、五味子；

小便多者，加益智仁；

气虚神疲者，党参用至 30 克，或改用人参（另煎）7 克；

大便秘结者，加何首乌；

皮肤生疮疖者，加蒲公英、金银花。

【主治】

2 型糖尿病。

【用法】

水煎服，每日 1 剂，3 个月为 1 个疗程。

方 34

【组方】

太子参 30 克，鸡血藤 30 克，黄芪 30 克，山药 30 克，玄参 20 克，丹参 20 克，天花粉 20 克，益母草 15 克，苍术 15 克，山茱萸 15 克，熟地黄 15 克，乌梅 12 克。

【加减】

阴虚燥热甚者，去苍术，加白毛藤、麦冬；

气虚甚者，加党参、白术；

肾虚甚者，加二至丸；

痰浊甚者，加法半夏、川贝母；

湿甚者，加薏苡仁。

【主治】

2 型糖尿病。

【用法】

每日 1 剂，先用清水浸泡半小时，煮沸后文火煎半小时，复煎，取两次药液混合后分早、中、晚温服，3 个月为 1 个疗程。

方 35

【组方】

黄芪 40 克，山药 30 克，葛根 30 克，天花粉 30 克，丹参 30 克，炒白术 12 克，党参 12 克，生地黄 15 克，黄连 6 克，玄参 9 克，鸡内金 9 克。

【加减】

口渴多食者，加石膏、知母；

胸闷胁痛者，加元胡、郁金；

心悸气短者，加酸枣仁、远志；

眩晕者，加天麻、钩藤、夏枯草；

71

视物昏花者，加菊花、石决明；

双下肢浮肿者，加苍术、防己、牛膝；

肢体麻木或不遂者，加地龙、全蝎、蜈蚣；

肥胖者，加草决明、泽泻。

【主治】

2 型糖尿病。

【用法】

每日 1 剂，水煎，分 2 次服，3 个月为 1 个疗程。

方 36

【组方】

五味子 9 克，金樱子 9 克，乌梅 9 克，白术 9 克，山茱萸 12 克，白芍 12 克，山药 12 克，山楂 15 克，黄芪 15 克，木瓜 6 克，五倍子 6 克，甘草 6 克。

【加减】

气虚显著者，重用黄芪，加党参；

阴虚显著者，加玄参、天冬、麦冬；

肝肾亏虚者，加枸杞子、巴戟天；

热偏重者，加黄芩、知母；

口渴引饮者，加天花粉、芦根；

多食善饥者，加生地黄、黄精；

视物模糊者，加枸杞子、菊花；

手足麻木者，加川芎、当归。

【主治】

2 型糖尿病。

【用法】

水煎，分 2 次服，每日 1 剂，2 个月为 1 个疗程。

方 37

【组方】

黄柏 10 克，知母 10 克，丹皮 10 克，赤芍 10 克，生地黄 20 克，沙参

72

15 克，石斛 15 克，枸杞子 15 克，石膏 30 克，红花 6 克，绞股蓝 50 克。

【主治】

2 型糖尿病。

【用法】

每日 1 剂，水煎 2 次，分早、中、晚空腹服，1 个月为 1 个疗程。

【说明】

严格控制饮食。

方 38

【组方】

熟地黄 12 克，山药 12 克，枸杞子 12 克，黄精 12 克，牡蛎（先煎）12 克，山萸肉 9 克，覆盆子 9 克，五味子 6 克，丹皮 6 克，茯苓 4．5 克。

【加减】

阴虚火旺，五心烦热者，加黄柏 6 克，龟板 15 克；

阴损及阳，尿清足冷，脉细迟，去黄精，加制附子（先煎）9 克，肉苁蓉 9 克，肉桂（后下）5 克。

【主治】

糖尿病属肾虚精亏，固摄无权者。

【用法】

每日 1 剂，水煎，分 2 次服。

方 39

【组方】

黄芪 20 克，葛根 20 克，党参 15 克，麦冬 15 克，天花粉 15 克，知母 15 克，山药 12 克，山茱萸 12 克，丹皮 12 克，红花 6 克。

【加减】

阴虚内热明显，加黄连、玄参；

阴阳两虚者，加龟板、附子、牛膝、枸杞子；

烦渴多饮者，加鲜石斛；

多食善饥者，加黄连、丹皮、南沙参、北沙参；

多饮多尿，加菟丝子、覆盆子、五味子；

有眼疾者，加潼蒺藜、青葙子；

肝阳上亢，加菊花、天麻、钩藤、珍珠母、白蒺藜、豨莶草；

皮肤有蚁行感或手足发麻者，加僵蚕、当归、红花、豨莶草；

慢性湿疹，外阴瘙痒者，加蛇床子、地肤子、苍术、土茯苓；

伴肺结核，加百部、十大功劳叶；

血脂高者，加山楂、荷叶、决明子、丹参；

痰多形体肥胖者，加竹茹、浙贝母、白芥子。

【主治】

糖尿病。

【用法】

水煎，分2次服，每日1剂，20天为1个疗程。

【说明】

服上方时尽量停服他药，如血糖高于20毫摩尔/升，则适量加用甲苯磺丁脲及格列本脲等药。

方40

【组方】

天花粉30克，牡蛎（先煎）30克，丹参30克，西洋参30克，玄参15克，沙参18克，黄连8克，赤芍12克，山茱萸10克，熟地黄10克。

【加减】

肺胃热盛型，加石膏30克，生地黄30克，知母12克；

气阴两虚型，加黄芪30克，山药30克，黄精12克，白术10克；

阴阳两虚型，加熟附子（先煎）9克，肉桂3克，黄芪30克，党参30克，菟丝子12克，枸杞子12克，泽泻10克，茯苓15克；

夹瘀型，加三七末（冲服）3克，水蛭末（冲服）1克，红花10克，桃仁10克，鸡血藤12克。

【主治】

2型糖尿病。

【用法】

每日1剂，水煎2次，共取药液500毫升，分早、晚温服，4周为

1 个疗程，连用 2 ~ 3 个疗程。

方 41

【组方】

沙参 30 克，党参 20 克，山药 20 克，黄精 15 克，五味子 15 克，黄连 15 克，黄芪 30 ~ 60 克，苍术 10 克，玄参 10 克，三七 10 克，知母 12 克，丹参 20 ~ 40 克。

【加减】

舌苔黄，脉洪数有力者，加石膏、黄芩；

肾阴亏虚，饮一溲一者，加玉竹、山茱萸、肉苁蓉、枸杞子；

肾阳虚衰者，加巴戟天、补骨脂、熟附子、肉桂；

有瘀血者，加红花、赤芍、血竭；

视物模糊者，加青葙子、谷精草、枸杞子；

视野中有黑点（眼底出血）者，加茜草炭、血竭；

手足麻木者，加桑枝、皂角刺、地鳖虫；

并发痈疮者，加金银花、连翘、蒲公英、赤芍；

并发尿路感染者，加黄柏、知母、苦参；

并发高血压者，加石决明、钩藤；

并发冠心病者，加薤白、红花、瓜蒌皮；

有浮肿蛋白尿者，加益母草、仙灵脾、车前子、金樱子；

尿中带血者，加旱莲草、车前子、小蓟。

【主治】

2 型糖尿病。

【用法】

每日 1 剂，水煎 2 次，药液混合，分 2 次服。

方 42

【组方】

柴胡 15 克，当归 15 克，茯苓 15 克，香附 15 克，薄荷 10 克，合欢花 10 克，白芍 12 克，白术 9 克，郁金 20 克，炒酸枣仁 30 克，甘草 6 克。

【加减】

兼有脾虚湿困者，加苍术 12 克，砂仁 10 克；

烦渴多饮者，加石膏 30 克，地骨皮 30 克，知母 12 克；

水肿者，加车前子（包）30 克，泽泻 20 克；

血瘀者，加丹参 30～60 克，红花 9 克。

【主治】

2 型糖尿病。

【用法】

水煎，分 2 次服，每日 1 剂，15 天为 1 个疗程，治疗 3 个疗程。

【说明】

配合口服降糖西药。

方 43

【组方】

西洋参 20 克，山药 20 克，丹参 20 克，天花粉 20 克，麦冬 20 克，黄芩 30 克，珍珠母 30 克，生地黄 30 克，绿豆衣 30 克，白术 15 克，沙参 15 克，葛根 15 克，知母 15 克，石斛 15 克，黄芩 10 克，当归 10 克，五味子 10 克，黄连 5 克。

【主治】

2 型糖尿病。

【用法】

将上药研成细末，装胶囊，每次 2～5 粒，每日 3 次，饭前 30 分钟服用，4 个月为 1 个疗程。

【说明】

控制饮食，应用体育疗法。

方 44

【组方】

熟附子（先煎）20 克，白芍 20 克，当归 20 克，茯苓 30 克，黄芪 30 克，桂枝 15 克，木通 15 克，白术 15 克，知母 15 克，干姜 10 克，细辛 5 克，甘草 10 克。

【加减】

气虚甚者，加人参（另煎）10 克；

小便频数量多者，加桑螵蛸 15 克，益智仁 15 克；

心悸失眠者，加酸枣仁 20 克，夜交藤 15 克；

腰酸疼痛者，加女贞子 15 克，山茱萸 15 克；

伴冠心病心绞痛者，加瓜蒌 40 克，三七 5 克；

视力障碍者，加枸杞子 15 克，菊花 10 克；

消谷善饥者，加熟地黄 30 克。

【主治】

2 型糖尿病。

【用法】

每日 1 剂，水煎 2 次，混合后分 2 次服，1 个月为 1 个疗程。

方 45

【组方】

黄芪 20 克，太子参 20 克，玄参 20 克，山药 20 克，葛根 20 克，天花粉 20 克，麦冬 20 克，泽泻 10 克，牛蒡子 10 克，三七 10 克，丹参 30 克。

【加减】

口干甚者，加知母 15 克，生地黄 20 克；

热象明显者，加石膏 30 克，地骨皮 15 克；

肥胖，血脂较高者，加何首乌 20 克，山楂 10 克；

夜尿多者，加山茱萸 12 克，桑螵蛸 10 克；

高血压者，加石决明（先煎）30 克，牛膝 15 克。

【主治】

2 型糖尿病。

【用法】

每日 1 剂，水煎服，1 个月为 1 个疗程，连续服用 3 ~ 4 个疗程。

【说明】

原用降糖西药者逐渐减少其用量，2 个月后停用西药。严格控制饮食。

方 46

【组方】

黄芪 40 克，白芍 30 克，仙灵脾 20 克，乌梅 20 克，葛根 20 克，枸杞子 20 克，山药 20 克，鬼箭羽 25 克，玉竹 15 克，丹参 15 克，甘草 15 克。

【加减】

神疲乏力，自汗者，加白术 15 克，茯苓 20 克；

胸胁胀满，急躁易怒者，加柴胡 15 克，枳壳 12 克；

肺热伤阴者，加石膏 50 克，天花粉 15 克，麦冬 15 克；

夜尿频数者，加五味子 15 克，芡实 15 克；

气血虚者，加党参 15 克，当归 20 克；

五心烦热，腰膝酸软者，加山茱萸 15 克，黄柏 15 克；

口干咽燥，便秘者，加大黄 10 克，火麻仁 15 克；

皮肤瘙痒者，加川椒 10 克，苦参 20 克；

失眠健忘、心悸者，加远志 10 克，炒酸枣仁 20 克；

视力障碍者，加菊花 15 克，草决明 15 克；

高血压者，加夏枯草 20 克，钩藤 15 克；

冠心病者，加瓜蒌 40 克，三七 5 克。

【主治】

2 型糖尿病。

【用法】

每日 1 剂，水煎服，1 个月为 1 个疗程，一般治疗 1~4 个疗程。

方 47

【组方】

熟地黄 30 克，山药 30 克，丹参 30 克，鬼箭羽 30 克，生地黄 20 克，茯苓 20 克，山茱萸 15 克，莲子 15 克，人参（另煎）10 克，熟附子（先煎）5 克，蚕茧 5 枚。

【加减】

胸胁胀满者，加柴胡、川楝子；

夜尿频数者，加五味子、桑螵蛸；

皮肤瘙痒者，加苦参、川椒；

浮肿明显者，加车前子、怀牛膝；

五更泄泻者，加补骨脂、肉豆蔻；

耳鸣耳聋者，加枸杞子、菊花；

失眠健忘、心悸者，加远志、炒酸枣仁、龙骨；

高血压病者，加夏枯草、钩藤；

冠心病者，加瓜蒌、三七；

血糖高难降者，加川芎、当归；

四肢麻木刺痛者，加鸡血藤、赤芍。

【主治】

2 型糖尿病。

【用法】

每日 1 剂，水煎服，1 个月为 1 个疗程。

方 48

【组方】

黄芪 60 克，山药 30 克，太子参 30 克，白术 15 克，茯苓 15 克，葛根 15 克，苍术 10 克，鸡内金 10 克，金樱子 10 克。

【加减】

阴虚者，加生地黄、玄参、麦冬；

胃热者，加石膏、知母、天花粉；

血瘀者，加丹参、红花、蜈蚣；

湿热者，加黄连、白豆蔻、紫苏叶。

【主治】

2 型糖尿病。

【用法】

每日 1 剂，水煎服，4 周为 1 个疗程。

【说明】

继续服用原降糖药物，同时配合饮食治疗与运动疗法。

方 49

【组方】

黄连 6 克，黄芩 6 克，三七 6 克，阿胶（烊化）10 克，白芍 15 克，丹参 15 克，天花粉 12 克，知母 12 克，炙甘草 5 克。

【加减】

气虚者，加黄芪 20 克，山药 12 克；

血瘀甚者，加桃仁 10 克，红花 6 克；

阳虚者，加肉桂 2 克，熟附子（先煎）10 克；

手足麻木者，加桑枝 20 克；

视物模糊者，加菊花 10 克，枸杞子 12 克；

皮肤溃疡、久治不愈者，加黄芪 20 克，皂角刺 10 克，炮穿山甲 6 克。

【主治】

2 型糖尿病。

【用法】

每日 1 剂，水煎服，1 个月为 1 个疗程，连服 2 个疗程。

【说明】

服药期间严格执行糖尿病饮食。

方 50

【组方】

党参 20 克，葛根 20 克，天花粉 20 克，白术 15 克，茯苓 15 克，黄芪 30 克，山药 30 克，五味子 9 克，甘草 3 克。

【加减】

气虚明显者，重用黄芪、山药，党参易人参；

渴不甚饮，饥不欲食，手足心热，小便频且短黄者，加沙参、莲子、玉竹；

形寒肢冷，小便清长，便稀不实，或肢体浮肿者，加仙灵脾、干姜、桂枝；

四肢麻木者，加鸡血藤、丹参、川芎、益母草；

口渴喜饮、口臭、便秘、小便黄者，加芦根、石膏、玄参、生地黄；

视物模糊者，加枸杞子、青葙子、水蛭；

胸闷脘痞、舌苔黄浊者，加藿香、佩兰、苍术、薏苡仁；

两胁胀闷、腹胀不舒者，加黄连、吴茱萸、乌梅、白芍。

【主治】

2 型糖尿病。

【用法】

每日 1 剂，水煎 2 次，共煎取药液 500 毫升，分早、晚空腹服，1个月为 1 个疗程，服用 2~3 个疗程。

方 51

【组方】

柴胡 6 克，山药 30 克，郁金 30 克，丹参 30 克，赤芍 30 克，白芍 30 克，佛手 10 克，三棱 10 克，白术 10 克，枳壳 10 克，黄精 15 克。

【加减】

阴虚明显者，加山茱萸 15 克，煅龙骨（先煎）30 克，煅牡蛎（先煎）30 克，五味子 10 克；

口渴甚者，加天花粉 15 克；

尿多者，加益智仁 10 克，覆盆子 10 克，金樱子 10 克。

【主治】

2 型糖尿病。

【用法】

每日 1 剂，水煎 2 次，药液混合后分早、晚服，20 天为 1 个疗程。

【说明】

服用上方时，其他降糖西药逐渐减量直至停用。

方 52

【组方】

黄连 10 克，黄芩 10 克，麦冬 10 克，大黄 10 克，丹皮 10 克，生地黄 15 克，葛根 15 克，天花粉 15 克，栀子 12 克，知母 12 克。

【加减】

口渴甚者，加石斛 15 克，玄参 15 克；

饥饿明显者，加石膏 30 克；

多尿者，加金樱子 15 克，覆盆子 15 克；

大便秘结者，加芒硝 10 克，玄参 15 克；

血瘀者，加丹参 30 克，赤芍 15 克；

肝肾阴虚者，加山茱萸 15 克，熟地黄 15 克。

【主治】

2 型糖尿病。

【用法】

每日 1 剂，水煎取液 200 毫升，分早晚温服，1 个月为 1 个疗程，治疗 2 个疗程。

方 53

【组方】

生地黄 15 克，熟地黄 15 克，山药 15 克，葛根 15 克，天花粉 15 克，太子参 15 克，山茱萸 10 克，枸杞子 10 克，菟丝子 10 克，黄芪 30 克，丹参 30 克，水蛭粉（冲服）3 克。

【加减】

肾阳虚者，加肉桂、熟附子；

阴虚火旺者，加黄柏、知母；

胃火盛者，加石膏、黄连；

胃阴虚者，加玉竹；

肝阴虚而眼睛干涩、视物模糊者，加青葙子、决明子、菊花；

肢体麻木者，加丝瓜络、鸡血藤；

心悸、胸闷、脉结代者，加全瓜蒌、薤白。

【主治】

2 型糖尿病。

【用法】

每日 1 剂，水煎服。

【说明】

配合优降糖治疗，每日 7.5~15 毫克，分 3 次口服，1 个月为 1 个疗程，治疗 1~2 个疗程。

方 54

【组方】

生地黄 20 克，丹参 20 克，熟地黄 15 克，葛根 15 克，天花粉 15 克，黄芪 30 克，白芍 12 克，山药 12 克，五味子 9 克，丹皮 9 克，赤芍 10 克，地骨皮 10 克，茯苓 10 克，山茱萸 10 克，菟丝子 10 克，玄参 6 克。

【加减】

气虚甚者，加人参或党参；

阴虚甚者，重用生地黄，加知母；

偏阳虚者，减玄参，加补骨脂、炮附子；

胃热甚者，加石膏，重用黄连；

偏痰湿者，加苍术、白术。

【主治】

2 型糖尿病。

【用法】

每日 1 剂，水煎服，15 天为 1 个疗程。

方 55

【组方】

太子参 30 克，生地黄 30 克，黄芪 30 克，山药 30 克，玄参 15 克，天花粉 15 克，丹皮 15 克，丹参 15 克，苍术 10 克，泽泻 10 克，山茱萸 10 克，枸杞子 10 克，五味子 10 克，黄连 6 克。

【加减】

脾气虚甚者，重用黄芪；

阴虚甚者，重用生地黄、玄参；

邪热甚者，重用黄连；

湿重者，重用苍术、泽泻；

血瘀甚者，重用丹参。

【主治】

2 型糖尿病。

【用法】

每日 1 剂，水煎 2 次，分早、晚饭前服，1 个月为 1 个疗程。

【说明】

严格执行糖尿病饮食。

方 56

【组方】

柴胡 9 克，当归 9 克，白芍 9 克，川芎 9 克，白术 9 克，葛根 9 克，茯苓 12 克，马齿苋 12 克，鬼箭羽 12 克，荔枝核 20 克，荷叶 6 克，黄芪 15 克。

【加减】

肝郁脾虚、乏力明显者，加人参（另煎）6 克，黄芪加至 30 克；

肝郁化火者，加栀子 6 克，丹皮 9 克；

郁热伤阴者，加地骨皮 15 克，加服六味地黄丸；

渴甚者，加芦根 12 克；

瘀血者，加丹参 15 克，桃仁 12 克；

阳虚浮肿或尿蛋白阳性者，加服桂附八味丸；

手足麻木疼痛者，加桑枝 30 克；

视力模糊者，加石决明（先煎）12 克，白蒺藜 15 克，菊花 9 克；

皮肤瘙痒者，加地肤子 10 克，苦参 10 克；

皮肉溃烂者，用金黄散外敷。

【主治】

2 型糖尿病。

【用法】

每日 1 剂，水煎，分 2 次服，1 个月为 1 个疗程，连服 4 个疗程。

【说明】

忌食辛辣刺激性食物。

方 57

【组方】

黄芪 30 克，生地黄 30 克，山药 30 克，天花粉 20 克，丹参 20 克，葛根 10 克，玄参 10 克，山茱萸 10 克，牛膝 10 克。

【加减】

阴虚热盛者，加生石膏 20 克，知母 20 克，黄连 6 克；

气阴两虚者，加太子参 20 克，麦冬 10 克，五味子 10 克；

阴阳两虚者，加枸杞子 15 克，覆盆子 10 克，五味子 10 克，肉桂 6 克。

【主治】

2 型糖尿病。

【用法】

水煎服，每日 1 剂。

【说明】

继续服用降糖药。

方 58

【组方】

柴胡 10 克，枳壳 10 克，赤芍 30 克，白芍 10 克，怀牛膝 30 克，薏苡仁 30 克，黄柏 12 克，知母 12 克，当归 12 克，木香 12 克，黄芪 20 克，砂仁 6 克，甘草 6 克。

【加减】

乏力者，加太子参 30 克；

眩晕、血压高者，加石决明（先煎）30 克，葛根 30 克；

夜尿多者，加芡实 15 克，金樱子 15 克；

胸闷憋气者，加丹参 30 克，降香 15 克；

大便干燥者，加大黄 6～12 克；

口干多饮者，加天花粉 30 克，玉竹 12 克；

腰酸膝软者，加桑寄生 30 克，狗脊 15 克；

多汗者，加防风 12 克，白术 12 克。

【主治】

2 型糖尿病。

【用法】

每日 1 剂，水煎 2 次，分 2 次服。

【说明】

同时服用消渴丸，每日 3 次，每次 5～15 粒，严格控制饮食。

方 59

【组方】

陈皮 10 克，佛手 10 克，法半夏 10 克，茯苓 10 克，全瓜蒌 10 克，扁豆衣 10 克，苍术 10 克，白术 10 克，薏苡仁 10 克，莱菔子 10 克，紫苏子 10 克，桃仁 10 克。

【加减】

口渴欲饮，加枸杞子代茶饮；

便秘者，加决明子代茶饮；

有头晕现象及高血压患者，加天麻；

伴有高血脂者，加丹参。

【主治】

2 型糖尿病。

【用法】

水煎服，每日 1 剂，连服 3 个月。

方 60

【组方】

生地黄 30 克，黄芪 30 克，知母 20 克，天花粉 20 克，山药 20 克，小麦麸皮 20 克，鸡内金 10 克，牛蒡子 10 克，葛根 10 克，五味子 10 克，水蛭 10 克，山茱萸 15 克，生猪胰脏 1 只。

【加减】

胸闷心悸、舌质有瘀斑者，重用五味子，加人参、桃仁、川芎；

尿量多而混浊者，加益智仁、乌药、蚕茧；

视物不清，目涩干痛者，加决明子、谷精草；

肺胃燥热、烦渴多饮者，加石膏；

兼肝郁气滞者，加柴胡、枳壳；

兼见肢体麻木者，加威灵仙、木瓜；

并发疮疡者，加蒲公英、紫花地丁。

【主治】

2 型糖尿病。

【用法】

每日 1 剂，水煎服，1 个月为 1 个疗程。将猪胰脏阴干研末，装入胶囊，每粒含生药 0.5 克，每次服 3 克，每日服 2 次，用上药汤送服。

【说明】

同时配合降糖西药治疗。

方 61

【组方】

山茱萸 15 克，麦冬 15 克，天花粉 15 克，山药 15 克，生地黄 15 克，知母 15 克，桃仁 15 克，赤芍 15 克，丹皮 15 克，红花 15 克，玉竹 15 克。

【加减】

口干口渴甚者，加石膏 20 克，淡竹叶 15 克；

尿频量多者，加芡实 15 克，益智仁 10 克；

下肢坏疽者，加白花蛇舌草 20 克，金银花 15 克；

肢体灼痛者，加地龙 15 克，络石藤 15 克；

腹痛腹泻者，加元胡 10 克，肉豆蔻 10 克。

【主治】

2 型糖尿病。

【用法】

水煎，分 2 次服，每日 1 剂。

方 62

【组方】

太子参 30 克，黄芪 30 克，山药 20 克，山楂 20 克，茯苓 20 克，苍术 15 克，生地黄 15 克，莱菔子 10 克，枳实 10 克，丹参 10 克。

【加减】

合并冠心病者，加川芎、桂枝；

合并高血压者，加钩藤、牛膝；

合并肾病者，加益母草、菟丝子；

合并视网膜病变者，加丹皮、三七粉；

合并周围神经病变者，加当归、忍冬藤。

【主治】

2 型糖尿病。

【用法】

每日 1 剂，水煎 3 次，药液混匀，分 2 次服，1 个月为 1 个疗程。

方 63

【组方】

黄芪 50 克，山药 50 克，生地黄 20 克，麦冬 15 克，天花粉 15 克，丹参 15 克，枸杞子 15 克，五味子 15 克。

【加减】

燥热伤阴者，加石膏、知母、青蒿、栀子、芦根；

瘀血阻结者，加三七、赤芍、桃仁、益母草；

脾虚痰浊者，加法半夏、薤白、瓜蒌皮、白术、陈皮、山楂；

肝肾亏虚者，加山茱萸、楮实、菊花、茺蔚子；

阳虚者，加附子、鹿角胶；

肝气郁结者，加郁金、白芍、柴胡、佛手。

【主治】

2 型糖尿病。

【用法】

每日 1 剂，水煎 2 次，分早、午、晚服，每次服 200 毫升，1 个月为 1 个疗程。

【说明】

治疗期间忌食高糖、高脂饮食，血糖降至正常后改汤剂为丸剂长期服用。

方 64

【组方】

黄芪 50 克，山药 30 克，地骨皮 30 克，生地黄 15 克，麦冬 15 克，天花粉 15 克，葛根 15 克，黄精 15 克，丹参 15 克，赤芍 10 克，五味子 5 克。

【加减】

失眠心悸者，加酸枣仁 12 克，龙骨（先煎）15 克；

视物不清者，加枸杞子 12 克，菊花 12 克，谷精草 15 克；

心烦易怒、口干唇燥者，加黄连 6 克，知母 10 克；

大便干结者，加玄参 10 克，火麻仁 10 克；

血压偏高者，加石决明（先煎）30 克，夏枯草 15 克。

【主治】

2 型糖尿病。

【用法】

每日 1 剂，水煎 2 次，药液对匀后分 2 次服，每日 1 剂。

【说明】

同时服用达美康每日 80～160 毫克，每日 1 次或分 2 次服，1 个月为 1 个疗程。

方 65

【组方】

生地黄 30 克，天花粉 30 克，山药 30 克，桑叶 30 克，黄芪 30 克，泽泻 15 克，麦冬 15 克，丹参 20 克，红花 12 克。

【加减】

高血压头晕者，加夏枯草 30 克，天麻 15 克，钩藤 15 克；

合并高脂血症者，加山楂 30 克，何首乌 30 克，决明子 12 克；

合并皮肤瘙痒者，加地肤子 15 克，苦参 15 克；

胸闷、胸痛者，加瓜蒌 12 克，元胡 12 克，薤白 15 克。

【主治】

2 型糖尿病。

【用法】

水煎2次，药液对匀，早晚分服，每日1剂，1个月为1个疗程，治疗2个疗程。

方66

【组方】

苍术10克，葛根10克，白术30克，太子参30克，茯苓20克，砂仁6克，木香6克。

【加减】

胸闷心悸者，加石菖蒲6克，郁金10克，丹参10克；

腹泻便溏者，加白扁豆10克，薏苡仁30克，干姜3克；

口渴甚、舌红少苔者，去木香，加沙参10克，麦冬10克，天花粉30克；

下肢麻木、跛行者，加独活10克，牛膝10克；

皮肤瘙痒者，加苦参10克，地肤子10克。

【主治】

2型糖尿病。

【用法】

每日1剂，水煎，分2次服。

方67

【组方】

黄芪30克，党参30克，山药30克，天花粉30克，玄参15克，泽泻15克，苍术10克，山茱萸10克，枸杞子10克，五味子10克，制大黄6克。

【加减】

脾气虚者，重用党参、黄芪；

肝旺者，重用枸杞子，加菊花、牡蛎、龙骨；

阴虚者，重用山茱萸、玄参；

邪热甚者，重用制大黄，或加黄连；

湿重者，重用苍术、泽泻；

血瘀者，重用丹参、桃仁、水蛭；

气阴两虚者，加西洋参、麦冬、天冬；

眼病者，加服石斛夜光丸。

【主治】

2型糖尿病。

【用法】

每日1剂，水煎服，1个月为1个疗程。

【说明】

严格执行糖尿病饮食，并配合西药美吡达每次10毫克，每日2次，观察血糖控制后减量维持。并发高血压者，可服用开博通每次25毫克，每日2次，按血压情况调整剂量。

方68

【组方】

黄芪10～30克，玄参10～30克，生地黄15～30克，丹参15～30克，黄精10～20克，麦冬10～20克，赤芍10～20克。

【加减】

口渴甚者，加石膏、天花粉；

消谷善饥者，加黄连；

视力下降者，加川芎、当归、白芷、菊花、谷精草、女贞子、决明子；

眼底出血或失明者，加大蓟、小蓟、茜草、三七、紫草；

腹泻者，去玄参、生地黄，加苍术、白芷、薏苡仁、芡实、诃子。

【主治】

2型糖尿病。

【用法】

每日1剂，水煎，分2次服。

方69

【组方】

香附10克，旋覆花（包）12克，紫苏子12克，杏仁12克，制半夏 12 克，陈皮 12 克，薏苡仁 30 克，茯苓 20 克，乌梅 20 克，山楂 20 克，天花粉 20 克。

【加减】

头晕、目眩、耳鸣甚者，加菊花 12 克，石决明（先煎）15 克，枸杞子 30 克；

肢体麻木、头晕者，加夏枯草 20 克，川牛膝 12 克，地龙 12 克，天麻 12 克；

恶心、呕吐痰涎、脘腹胀闷者，加白术 12 克，枳实 12 克，竹茹 12 克；

口干不欲饮、心烦、血脂、血糖增高者，加桃仁 10 克，红花 10 克；

四肢软弱无力者，加黄芪 15 克，山茱萸 15 克，人参（另煎）6 克，山药 30 克；

心悸失眠者，加炒酸枣仁 30 克，龙骨（先煎）30 克，牡蛎（先煎）30 克；

口干不欲饮兼大便干者，加石膏 20 克，大黄 6 克，葶苈子 12 克；

肢体浮肿尿少者，加猪苓 15 克，泽泻 12 克，车前子（包）30 克。

【主治】

2 型糖尿病。口渴多饮，多食，多尿而甜，或初病口渴多饮、多食、多尿不显著，或形体肥胖，逐渐消瘦无力，头昏沉重，困倦嗜睡，烦躁失眠，纳呆口腻，自汗盗汗，肢麻，偏瘫，面色晦暗，视物昏花，舌体肥胖，苔白厚或黄腻，脉弦或滑。检查空腹血糖超过 7.8 毫摩尔/升，或无明显糖尿病症状，但 2 次空腹血糖超过 7.8 毫摩尔/升。

【用法】

水煎服，每日 1 剂，20 天为 1 个疗程，治疗 3 个疗程。

方 70

【组方】

黄芪 25 克，党参 25 克，太子参 30 克，山药 30 克，地骨皮 30 克，山茱萸 30 克，生地黄 15 克，玉竹 15 克，麦冬 15 克，天花粉 15 克，葛根 15 克。

【加减】

失眠心悸者，加酸枣仁 12 克，茯神 15 克；

视物不清者，加女贞子 15 克，枸杞子 15 克；

心烦易怒，口干唇燥者，加黄连 5 克，知母 12 克；

大便干结者，加火麻仁 15 克；

头晕者，加石决明（先煎）30 克，天麻 15 克。

【主治】

2 型糖尿病。口渴多饮，多食易饥，尿频量多或尿甜，形体渐见消瘦，气短懒言，自汗盗汗，五心烦热，心悸失眠，舌红少津，脉细数。

【用法】

水煎服，每日 1 剂，1 个月为 1 个疗程，连续服 3 个疗程。

【说明】

同时口服美吡达每次 10 毫克，每日 3 次。

方 71

【组方】

黄芪 30 克，生地黄 30 克，玄参 30 克，丹参 30 克，益母草 30 克，葛根 15 克，苍术 15 克，赤芍 15 克，木香 10 克，当归 10 克，川芎 10 克。

【加减】

口渴甚者，加乌梅 15 克，天花粉 30 克；

多食易饥者，加玉竹 30 克，熟地黄 30 克；

心悸、胸闷气短者，加党参 10 克，麦冬 10 克，五味子 10 克，石菖蒲 10 克，郁金 10 克；

烘热汗出者，加黄芩 10 克，黄连 5 克；

夜尿频数者，加枸杞子 10 克，续断 10 克，益智仁 10 克，白果 10 克；

大便稀溏者，加肉豆蔻 10 克，诃子 10 克，芡实 10 克，薏苡仁 30 克；

大便秘结者，加白芍 30 克，当归加至 15 克；

腰膝酸痛者，加续断 10 克，桑寄生 20 克；

视物不清者，加菊花 10 克，青葙子 10 克，木贼 10 克；

阳痿者，加鹿角霜 10 克，蜈蚣 3 条。

【主治】

2 型糖尿病。口干喜饮，多食易饥，乏力，小便频数，或口干不欲饮，肢体刺痛，痛处不移，心区憋闷，下肢麻木而凉，易汗出，舌质暗，脉细弦。空腹血糖超过 7.8 毫摩尔/升，或餐后 2 小时血糖超过 11.1 毫摩尔/升。

【用法】

水煎，分 2 次服，每日 1 剂，8 周为 1 个疗程。

方 72

【组方】

黄芪 30 克，生地黄 20 克，黄连 6 克，大黄 6 克，山茱萸 12 克，枸杞子 12 克，桃仁 12 克，肉苁蓉 15 克，黄精 15 克，玉米须 10 克。

【加减】

腰膝酸软甚者，加菟丝子 12 克，补骨脂 12 克，桑寄生 12 克；

夜尿频多、遗精、或白带者，加金樱子 12 克，芡实 12 克，牡蛎（先煎）30 克。

【主治】

2 型糖尿病。口干多饮，多食善饥，多尿，夜尿频多，腰膝酸软，头晕，健忘失眠，手足心灼热，或耳聋耳鸣，性功能低下，遗精，月经不调。

【用法】

水煎服，每日 1 剂，2 个月为 1 个疗程。

【说明】

一直服西药降糖药者，维持原药量。

方 73

【组方】

黄芪 30 克，山药 15 克，葛根 15 克，虎杖 15 克，桃仁 15 克，天冬 15 克，玄参 15 克，生地黄 15 克，丹皮 15 克，山茱萸 10 克，五味子 10 克，桑叶 10 克。

【加减】

燥热偏盛便秘者，加黄连、大黄、玄明粉；

气虚甚者，重用黄芪、山药，加西洋参；

脾虚者，加白术、黄精；

肾阳虚者，加肉桂、熟附子，或加服金匮肾气丸；

尿多者，加乌梅、桑螵蛸、金樱子；

兼有高血压者，加石决明、天麻、钩藤、白芍；

有冠心病者，加丹参、瓜蒌；

并发痈疽者，加紫花地丁、蒲公英、金银花；

并发周围神经炎、下肢冷麻者，加牛膝、桂枝、细辛；

下肢疼痛者，加元胡、制没药、制乳香、水蛭、蜈蚣。

【主治】

老年性糖尿病。

【用法】

水煎 2 次，药液混合，分 2 次服，每日 1 剂。

方 74

【组方】

生石膏 50 克，知母 20 克，党参 30 克，麦冬 30 克，生地黄 30 克，玉竹 30 克，天花粉 15 克，甘草 10 克，粳米 15 克。

【加减】

气虚者，加黄芪；

饥饿难忍者，加熟地黄；

血糖不降者，加人参；

尿糖不降者，加乌梅；

尿中有酮体者，加黄连。

【主治】

2 型糖尿病属阴虚燥热型，口渴多饮，多食多尿，形体消瘦，口干舌燥而少津，苔黄腻，脉滑数。

【用法】

水煎服，每日1剂。

方75

【组方】

生石膏80克，知母12克，西洋参5克，麦冬15克，五味子10克，枸杞子10克，肉苁蓉10克，甘草6克。

【加减】

渴甚者，加天花粉15克，诃子10克；

全身肌肉酸痛者，加黄芪15克，防风10克；

面目及四肢浮肿者，加山药30克，莲子肉30克，白术10克，防己10克；

舌苔白腻者，加草蔻仁10克；

目赤昏涩者，加菊花15克；

小便黄赤者，加栀子10克；

大便秘结者，加当归15克，柏子仁15克。

【主治】

糖尿病及其并发症出现口渴多饮，多尿多食，神倦乏力，心悸，面目浮肿，肌肉酸痛，舌红而干苔白，脉数。

【用法】

水煎服，每日1剂。

方76

【组方】

麻子仁18克，白芍12克，杏仁10克，枳实10克，厚朴10克，黄精20克，生地黄20克，天花粉30克，山药30克，生大黄（后下）10克。

【加减】

肺燥明显者，加生石膏、知母；

胃热甚者，加黄连、葛根；

肾阴虚者，加山萸肉、五味子。

【主治】

糖尿病证属阴虚内热者。

【用法】

水煎 2 次，药液混合，分 2 次服，每日 1 剂。

【说明】

畏寒肢冷、腰膝酸软、饮一溲二者，忌用本方。

方 77

【组方】

黄芪 15 克，党参 15 克，茯苓 15 克，半夏 9 克，枳实 9 克，陈皮 9 克，苍术 12 克，竹茹 12 克，麦冬 20 克，生山药 20 克，鸡血藤 30 克，丹参 30 克，天花粉 30 克。

【主治】

老年糖尿病及合并症属气虚痰瘀阻络者，形体肥胖，头晕，全身乏力，自汗，阳痿，小便频多，舌体胖，舌质暗，苔薄白，脉弦无力。

【用法】

水煎服，每日 1 剂。

方 78

【组方】

黄连 3 ~ 9 克，生地黄 9 ~ 15 克，人参（另煎）5 ~ 12 克，麦冬 12 ~ 30 克，天花粉 12 ~ 30 克，茯苓 9 ~ 15 克，当归 15 ~ 20 克，葛根 20 ~ 30 克，五味子 6 ~ 9 克，生姜 10 ~ 15 克，大枣 2 ~ 4 枚，竹叶 3 ~ 6 克，甘草 3 ~ 5 克。

【加减】

气虚重者，加黄芪、白术；

血瘀明显者，加桃仁、红花、川芎、赤芍；

肝肾虚者，加枸杞子、沙参；

燥热甚者，加石膏、知母；

痰瘀阻于胸中者，加瓜蒌、半夏、桃仁、红花、赤芍、川芎；

阴虚毒盛流于足者，加金银花、玄参、紫花地丁、蒲公英；

热毒蕴结泛于肌肤者，加黄芩、黄柏、栀子、金银花、白芷、赤芍；

阴虚风阳上扰者，加菊花、山茱萸；

兼气虚血瘀者，加黄芪、桂枝、赤芍、白芍；

气血两虚、瘀血阻于脑络者，加黄芪、赤芍、川芎、地龙。

【主治】

2 型糖尿病之气阴两虚、燥热、瘀血型者。

【用法】

水煎服，每日 1 剂，1 个月为 1 个疗程，治疗 2 个疗程。

方 79

【组方】

生地黄 75 克，知母 75 克，黄芪 50 克，山药 30 克，鸡内金 30 克，三棱 15 克，莪术 15 克，肉桂 5 克，红花 5 克，黄连 25 克。

【主治】

2 型糖尿病无严重心、脑、肾并发症及酮症者。

【用法】

将生地黄、知母、黄芪、山药水煎浓缩提取，将浸膏烘干，并将三棱、莪术、肉桂、经花、鸡内金等研粉，与浸膏混匀，过 100 目筛，装 2 号胶囊，每粒重 0.3 克，每次 6~8 粒，每日 3 次口服，1 个月为 1 个疗程。

方 80

【组方】

黄芪 40 克，山药 30 克，丹参 30 克，党参 15 克，茯苓 15 克，知母 15 克，山茱萸 15 克，苍术 15 克，枸杞子 10 克，干地黄 10 克，丹皮 10 克，僵蚕 10 克。

【加减】

燥热口渴、消谷善饥者，加天花粉 30 克，玉米须 30 克，生石膏 100 克；

畏寒神疲者，加熟附子（先煎）10 克，肉桂 10 克，仙灵脾 15 克；

合并高血压、冠心病者，加葛根 20 克，赤芍 20 克，瓜蒌 15 克，川芎 15 克。

【主治】

2 型糖尿病。

【用法】

每日 1 剂，水煎，早晚 2 次空腹服下，15 天为 1 个疗程，连用 2～3 个疗程。

方 81

【组方】

山药 30 克，天花粉 30 克，丹参 30 克，生地黄 20 克，吴茱萸 15 克，丹皮 15 克，泽泻 15 克，麦冬 15 克，乌梅 10 克，桃仁 10 克，红花 10 克。

【加减】

头晕、合并高血压者，加夏枯草 30 克，钩藤 30 克；

合并血脂高者，加生山楂 30 克；

伴有皮肤瘙痒者，加地肤子 30 克；

合并胸痛、胸闷者，加瓜蒌 15 克，薤白 15 克。

【主治】

糖尿病。

【用法】

水煎，分 2 次服，每日 1 剂，1 个月为 1 个疗程。

方 82

【组方】

黄芪 20 克，生地黄 20 克，泽泻 20 克，枸杞子 20 克，何首乌 15 克，太子参 15 克，玄参 15 克，山药 30 克，天花粉 30 克，葛根 30 克，苍术 10 克，丹参 18 克。

【加减】

合并冠心病者，加瓜蒌 20 克，当归 15 克；

合并高血压者，加菊花 15 克，钩藤 30 克；

肢体麻木者，加白芍 12 克，鸡血藤 30 克。

【主治】

2 型糖尿病属气阴两伤者，口干欲饮，形体肥胖，胸闷气短，神疲乏力，头晕，面色无华或晦暗，舌体胖，边有齿痕，舌质红或暗红，苔花剥或少苔，脉弦细无力。

【用法】

水煎，分 2 次服，每日 1 剂，1 个月为 1 个疗程。

方 83

【组方】

白参 10 克，千里光 10 克，黄芪 15 克，生地黄 15 克，熟地黄 15 克，麦冬 20 克，沙参 20 克，天冬 20 克，枸杞子 20 克，五味子 5 克，天花粉 30 克，黄连 4 克。

【主治】

气阴两虚型糖尿病，倦怠无力，自汗盗汗，气短懒言，口渴喜饮，五心烦热，心悸失眠，尿赤便秘，舌红少津，舌体胖大，苔薄或花剥，脉弦细或细数无力。

【用法】

水煎服，每日 1 剂，3 周为 1 个疗程，连续治疗 2 个疗程。

方 84

【组方】

人参（另煎）9 克，黄芪 30 克，黄精 30 克，生地黄 20 克，熟地黄 20 克，山药 20 克，玄参 20 克，知母 10 克，山茱萸 10 克，黄连 10 克，丹参 10 克，五味子 10。

【加减】

多食善饥者，加丹皮、生石膏、薏苡仁；

口渴甚者，加天花粉、乌梅；

便溏、浮肿者，加茯苓、泽泻；

头晕目眩者，加菊花、白蒺藜；

瘀血阻络者，加赤芍、红花、水蛭。

【主治】

糖尿病。

【用法】

每日 1 剂，水煎服，20 天为 1 个疗程，一般治疗 2 个疗程。

方 85

【组方】

天花粉 30 克，生地黄 30 克，生山药 30 克，党参 10 克，麦冬 10 克，知母 20 克，丹皮 20 克，泽泻 20 克，茯苓 10 克。

【加减】

阴虚型者，加玄参，重用天花粉、麦冬；

气阴两虚型者，加黄芪、白术；

阳虚型者，加人参、枸杞子、桑螵蛸。

【主治】

2 型糖尿病。

【用法】

水煎，分 2 次服，每日 1 剂。

方 86

【组方】

生黄芪 30 克，山药 15 克，苍术 15 克，玄参 30 克，当归 10 克，赤芍 10 克，川芎 10 克，益母草 30 克，丹参 30 克，葛根 15 克，生地黄 15 克，熟地黄 15 克，木香 10 克。

【加减】

肺胃火盛、烦渴、饥饿感明显者，加天花粉 30 克，玉竹 30 克，石膏 30 克，知母 10 克；

肾阳虚者，加肉桂 10 克，制附子（先煎）10 克，或用金匮肾气丸加上方活血药；

头晕头痛、血压高者，加夏枯草 30 克，菊花 10 克，槐花 15 克，钩藤 15 克，石决明（先煎）30 克；

伴有眼底视网膜病变、视物不清者，加青葙子 15 克，枸杞子 15

克，女贞子 12 克，草决明 15 克，菊花 15 克，谷精草 15 克；

伴有疮疡痈疽者、加金银花 30 克，蒲公英 30 克，紫花地丁 30 克，黄芩 10 克。

【主治】

2 型糖尿病之阴虚燥热、气血阴阳俱虚、气滞血瘀者。

【用法】

水煎 2 次，药液混合后分 2 次服，每日 1 剂。

方 87

【组方】

山药 30 克，生黄芪 15 克，知母 18 克，鸡内金 6 克，葛根 5 克，五味子 9 克，天花粉 9 克。

【主治】

糖尿病。

【用法】

加水 800 毫升，煎至 200 毫升，分 2 次服，每日 1 剂。

【说明】

同时服用消渴丸。

方 88

【组方】

瓜蒌根 30 克，生牡蛎（先煎）30 克，西洋参 30 克，丹参 30 克，玄参 15 克，沙参 18 克，黄连 6 克，赤芍 12 克，山茱萸 10 克，熟地黄 10 克。

【加减】

肺胃热盛型者，加生石膏 30 克，生地黄 30 克，知母 12 克；

气阴两虚型者，加黄芪 30 克，山药 30 克，黄精 12 克，白术 10 克；

阴阳俱虚型者，加制附子（先煎）9 克，肉桂 3 克，黄芪 30 克，党参 30 克，菟丝子 12 克，枸杞子 12 克，泽泻 10 克，茯苓 15 克；

夹瘀型者，加三七（研末冲服）3 克，水蛭（研末冲服）1 克，鸡血藤 12 克，桃仁 10 克，红花 10 克。

【主治】

2 型糖尿病。

【用法】

水煎 2 次，取药液 500 毫升，分早、晚 2 次温服，每日 1 剂，4 周为 1 个疗程。

方 89

【组方】

柴胡 6 克，白芍 20 克，香附 20 克，益母草 20 克，黄芪 20 克，丹参 15 克，丹皮 15 克，生地黄 12 克，知母 12 克，玉竹 12 克，薏苡仁 30 克，山药 30 克，甘草 6 克。

【加减】

兼见脾肺气虚者，加黄精、党参；

阴虚燥热者，加地骨皮、胡黄连。

【主治】

糖尿病。

【用法】

每日 1 剂，水煎服，20 天为 1 个疗程。

方 90

【组方】

丹参 15 克，黄芪 15 克，泽兰 15 克，桃仁 10 克，菟丝子 10 克。

【加减】

气阴两虚型，加西洋参 10 克，女贞子 10 克；

阴虚血燥型，加龟板 15 克，三七（研末冲服）3 克。

【主治】

2 型糖尿病。

【用法】

水煎，分 2 次服，每日 1 剂。

【说明】

根据血糖、尿糖情况服用美吡达片。

方 91

【组方】

西洋参 6 克，黄连 6 克，黄芪 30 克，黄精 30 克，山药 15 克，黄芩 15 克，沙参 15 克，麦冬 15 克，桑螵蛸 15 克，天花粉 15 克，生石膏 20 克，田七 3 克。

【主治】

糖尿病。

【用法】

水煎，分 2 次服，每日 1 剂。

方 92

【组方】

天花粉 50 克，生山药 15 克，麦冬 15 克，沙参 20 克，知母 10 克，五味子 15 克，生地黄 15 克，牡蛎（先煎）15 克。

【加减】

阴阳两虚者，加桂附八味丸；

肾阳虚者，加菟丝子、制附子、肉桂、仙茅；

肾阴虚者，加玄参、枸杞子、龟板；

胃热者，加生石膏、黄连；

胃阴虚者，加石斛；

偏血瘀者，加鸡血藤、益母草、桃仁、赤芍、川芎；

并发疮疖、痈疽者，加丹皮、蒲公英、金银花；

眼底出血者，加大蓟、小蓟、三七。

【主治】

糖尿病。

【用法】

水煎 2 次，药液混合，分 3 次服，每日 1 剂。

方 93

【组方】

白芍 30 克，熟地黄 30 克，黄芪 30 克，龙骨（先煎）30 克，牡蛎（先煎）克，玄参 20 克，玉竹 20 克，山药 20 克，麦冬 15 克，旱莲草 15 克。

【加减】

阴虚燥热型，加地骨皮 20 克，天花粉 20 克，知母 15 克；

气阴两虚型，加太子参 15 克，五味子 10 克，黄芪加至 50 克；

肾阴亏虚型，加山萸肉 10 克，枸杞子 10 克；

阴阳两虚型，加山萸肉 10 克，制附子（先煎）10 克，巴戟天 10 克，菟丝子 15 克。

【主治】

糖尿病。

【用法】

水煎，分 2 次服，每日 1 剂。

方 94

【组方】

玄参 15 克，枸杞子 15 克，桃仁 15 克，麦冬 12 克，红花 12 克，知母 12 克，生石膏 30 克，丹参 30 克，石斛 10 克，当归 10 克，牛膝 20 克。

【加减】

伴有疼痛者，加元胡 15 克，白芍 30 克；

乏力者，加黄芪 30 克，黄精 15 克。

【主治】

老年性 2 型糖尿病。

【用法】

水煎 2 次混合，分 2 次服，每日 1 剂，连服 6 剂停服 1 天，1 个月为 1 个疗程。

方 95

【组方】

玄参 15 克，生地黄 15 克，茯苓 15 克，白术 15 克，川芎 9 克，赤芍 12 克，当归 20 克，炙甘草 9 克。

【加减】

阴虚型，加麦冬 15 克，天冬 15 克；

阴虚热盛型，去白术，加天花粉 15 克，玉竹 15 克；

气阴两虚型，加黄芪 30 克，山药 30 克；

阴阳两虚型，加制附子（先煎）10 克，菟丝子 15 克。

【主治】

糖尿病。

【用法】

每日 1 剂，水煎 2 次，药液混合后分 2 次服，4 周为 1 个疗程。

【说明】

根据血糖情况，配合西药优降糖及降糖灵口服治疗。

方 96

【组方】

山药 12～20 克，熟地黄 12～24 克，续断 9～12 克，当归 6～12 克，党参 9～15 克，薏苡仁 9～24 克，甘草 3～6 克。

【加减】

阴虚内热者，加鳖甲、丹皮；

阳虚外寒者，加桂枝或肉桂、补骨脂；

气虚者，加黄芪、白术；

津伤口渴者，加麦冬、五味子；

夹暑湿者，加葛根、扁豆；

夹痰者，加陈皮、生姜、半夏。

【主治】

2 型糖尿病之后期，其症多变，或多食而不多饮，或多饮而不多食，甚至有不饥不渴等复杂症状。

【用法】

水煎服，每日1剂。

方97

【组方】

山萸肉15～30克，山药15～30克，生地黄15克，五味子10～20克，五倍子10～20克，苍术10～20克，玄参15～30克，生黄芪30～60克，乌梅10～20克，桑螵蛸10克，天花粉15克。

【加减】

体衰较甚、血糖或尿糖高者，加人参；

口渴多饮者，加麦冬、石斛；

尿多者，加益智仁、覆盆子；

多发疖肿者，加金银花、生何首乌。

【主治】

各型糖尿病。

【用法】

水煎服，每日1剂，1个月为1个疗程。

方98

【组方】

生山药60克，生白术12克，生鸡内金12克，玄参10克，牛蒡子10克。

【加减】

脾肺气虚者，加黄精20克，黄芪20克；

气阴两虚者，加西洋参6克，麦冬10克；

阴虚燥热者，加地骨皮10克，生地黄10克，知母10克。

【主治】

糖尿病气阴两虚兼热型。

【用法】

每日1剂，水煎，分2次服，1个月为1个疗程。

方 99

【组方】

柴胡 10 克，白芍 10 克，蒺藜 10 克，山药 10 克，苍术 10 克，地龙 10 克，川楝子 6 克，玄参 15 克，麦芽 15 克，丹参 15 克，益母草 30 克。

【主治】

2 型糖尿病。

【用法】

水煎，分 2 次服，每日 1 剂。

【说明】

治疗期间配合达美康口服治疗。

方 100

【组方】

天花粉 10 克，红花 10 克，金银花 10 克，丹参 10 克，太子参 10 克，沙参 10 克，玄参 10 克，知母 10 克，石斛 10 克，仙灵脾 10 克，益母草 10 克，玉米须 5 克，黄芪 20 克。

【加减】

渴甚者，加生石膏、黄芩；

善饥者，加炒白术、黄连；

气虚者，加西洋参；

湿重者，加泽泻、茯苓；

腰痛者，加桑寄生、桑椹子；

伴瘙痒者，加地肤子、蛇床子。

【主治】

2 型糖尿病。

【用法】

每日 1 剂，文火久煎，早、晚各服 1 次，1 个月为 1 个疗程。

方 101

【组方】

生黄芪 30 克，西洋参或太子参 10 克，山药 30 克，白术 15 克，天花粉 30 克，生地黄 15 克，玄参 15 克，麦冬 15 克，五味子 15 克，山萸肉 20 克。

【加减】

烦渴多食多尿、舌红苔薄、脉数、有明显热象者，加石膏、知母、川楝子；

善饥多食，再加熟地黄；

小便清长而频属虚寒者，加肉桂、附了、巴戟天、桑螵蛸，剂量宜轻；

汗多者，加龙骨、牡蛎；

伴有冠心病心绞痛者，加瓜蒌、三七、丹参之类。

【主治】

糖尿病之阴虚燥热型。

【用法】

水煎，早晚空腹服，每日 1 剂，20 日为 1 个疗程。

方 102

【组方】

黄连 5 克，石膏 30 克，知母 10 克，天花粉 10 克，芦根 10 克，参须 10 克，五味子 6 克，甘草 3 克。

【加减】

神疲乏力，五心烦热，出汗，气阴两虚较明显者，加黄芪 10～20 克，黄精 10～20 克。

【主治】

糖尿病之肺胃热盛型，口渴多饮，消谷善饥，咽干舌燥，心烦易怒，尿白或黄，大便秘结，舌红苔黄，脉弦数或滑数。

【用法】

水煎服，每日 1 剂。

方 103

【组方】

沙参 20 克，麦冬 20 克，枸杞子 20 克，葛根 20 克，益智仁 20 克，黄精 15 克，丹参 15 克，知母 15 克，玄参 15 克，山茱萸 15 克，地骨皮 18 克。

【加减】

体胖脘闷、口腔黏腻、舌体胖大、苔白腻者，加佩兰 15 克，苍术 15 克；

体倦乏力、自汗体瘦者，加人参（另煎）15 克，黄芪 25 克。

【主治】

2 型糖尿病。

【用法】

水煎 2 次，药液混合，分 2 次服，每日 1 剂。

方 104

【组方】

白术 12 克，当归 10 克，白芍 10 克，生地黄 10 克，枸杞子 10 克，柴胡 9 克，茯苓 9 克，香附 9 克，川芎 9 克，知母 30 克。

【加减】

渴饮无度者，加生石膏、天花粉；

易饥多食者，加黄连；

小便频数者，加桑螵蛸、覆盆子、菟丝子；

便秘者，加瓜蒌仁；

便溏者，加苍术、地榆、秦皮；

颜面及下肢浮肿者，加猪苓、泽泻；

手足麻木者，加鸡血藤、丹参；

阳痿、腰酸者，加胡芦巴、仙灵脾；

视物模糊者，加青葙子、草决明、茺蔚子；

头晕头痛者，加夏枯草、钩藤、生龙骨、菊花。

【主治】

糖尿病。

【用法】

水煎 2 次，药液混合均匀，分 2 次服，每日 1 剂。

方 105

【组方】

绞股蓝 15 克，天花粉 15 克，葛根 15 克，焦山楂 15 克，玄参 15 克，丹参 20 克，黄芪 30 克，白茅根 30 克，苍术 10 克。

【主治】

糖尿病。

【用法】

每日 1 剂，水煎服。

【说明】

控制饮食，适当进行体育活动。

方 106

【组方】

黄芩 15 克，猪苓 15 克，玄参 15 克，茵陈 20 克，滑石 20 克，茯苓 20 克，大腹皮 20 克。

【加减】

湿重于热者，加苍术、石菖蒲、陈皮、制半夏、厚朴；

热重于湿者，加黄连、栀子、丹皮；

兼有表证者，加藿香、佩兰。

【主治】

糖尿病。

【用法】

每日 1 剂，水煎取药液 400～500 毫升，分 2 次服，每月服药 28 天，休息 2 天，服药期间不服用任何降糖药物。

方 107

【组方】

葛根 60 克，黄芪 100 克，当归 10 克，红花 10 克，川芎 10 克，赤芍 15 克，地龙 15 克，天花粉 50 克，丹参 30 克，生地黄 30 克。

【主治】

糖尿病。

【用法】

每日 1 剂，加水煎至 200 毫升，分 2 次温服，1 个月为 1 个疗程。

方 108

【组方】

黄芪 50 克，黄精 50 克，黄连 10 克，生地黄 50 克，天花粉 50 克，生石膏 30 克，丹参 20 克，益母草 30 克。

【加减】

阴虚火旺者，加知母；

气阴两虚者，加玄参、麦冬、太子参；

阴阳两虚者，去生石膏，加制附子、肉桂、枸杞子；

血瘀者，加当归、赤芍；

血糖下降慢者，加苍术、玄参。

【主治】

糖尿病之阴虚燥热型。

【用法】

水煎服，每日 1 剂，1 个月为 1 个疗程，一般治疗 2~3 个疗程。

方 109

【组方】

天花粉 30 克，葛根 15 克，苍术 10 克，山萸肉 6 克，五味子 10 克，川楝子 4 克，丹参 10 克，鲜芦根 30 克。

【加减】

烦渴引饮、舌苔黄燥、脉洪大者、加石膏；

多食易饥、形体消瘦、大便秘结、苔黄脉滑实者，加生地黄、牛膝、玄参；

虚烦失眠、遗精、舌红、脉细数者，加龙骨、牡蛎、黄柏、知母、桑螵蛸；

病程日久、小便频数、混浊如膏、饮一溲一、腰膝酸软、阳事不举、舌淡脉细者，加制附子、肉桂、鹿茸、覆盆子。

【主治】

糖尿病之阴虚燥热型。

【用法】

水煎服，每日 1 剂。

方 110

【组方】

生石膏 30 克，生山药 30 克，麦冬 20 克，天花粉 20 克，熟地黄 20 克，石斛 15 克，萆薢 15 克，芡实 15 克，覆盆子 15 克，菟丝子 15 克，桑螵蛸 15 克，益智仁 10 克，五倍子 6 克。

【加减】

久病体虚者，加党参 15 克，黄芪 30 克，枸杞子 15 克；

口干渴重者，加天花粉 20 克，麦冬 20 克，山萸肉 20 克；

饥饿感明显者，熟地黄用至 60 克；

并发疖肿者，加金银花 10 克，紫花地丁 10 克，蒲公英 10 克，连翘 10 克；

兼泌尿系感染者，加扁蓄 30 克，连翘 30 克，黄柏 10 克。

【主治】

糖尿病阴虚热盛者。

【用法】

水煎，分 2 次服，每日 1 剂。

方 111

【组方】

熟地黄 15 克，山药 15 克，茯苓 15 克，泽泻 15 克，生地黄 15 克，葛根 15 克，天花粉 15 克，藕节 15 克，山萸肉 10 克，丹皮 10 克，知母 10 克，石斛 10 克，石膏 30 克。

【加减】

胸闷心悸者，加丹参 15 克，川芎 10 克；

气短汗出者，加黄芪 15 克，太子参 15 克；

目赤羞明者，加谷精草 15 克，青葙子 10 克；

双目干涩，视物昏花者，加黑豆 25 克，女贞子 15 克，旱莲草 15 克；

头晕头胀者，加钩藤 15 克，白芍 12 克；

肢体麻木者，加僵蚕 10 克，牛膝 10 克；

耳鸣者，加菟丝子 15 克，枸杞子 15 克；

苔腻者，加藿香 10 克，竹叶 10 克。

【主治】

2 型糖尿病肝肾阴虚，肺胃燥热型，多食易饥，烦渴引饮，尿频量多，腰膝酸软，头昏耳鸣，舌红少津，苔少或薄白，脉细或细数。

【用法】

水煎 2 次，药液混合，分 2 次服，每日 1 剂。

方 112

【组方】

生地黄 20 克，天花粉 30 克，玄参 20 克，丹皮 20 克，枸杞子 18 克，山茱萸 15 克，黄芪 30 克，龙骨（先煎）30 克，牡蛎（先煎）30 克，莲须 20 克，五味子 10 克。

【加减】

多食易饥、形体消瘦、大便干结、苔黄、脉滑实者，去黄芪、牡蛎、龙骨，加黄连 6 克，知母 15 克，麻仁 15 克；

尿液混浊如膏脂者，加益智仁 15 克，桑螵蛸 20 克；

服药后血糖不降者，加红参 8 克。

【主治】

糖尿病之阴虚火盛型，烦渴多饮，口干舌燥，尿频量多，舌边尖红，苔薄黄，脉洪数。

【用法】

水煎，早晚分服，每日 1 剂。

方 113

【组方】

生地黄 20 克，山药 30 克，天花粉 30 克，葛根 20 克，僵蚕 12 克，丹参 20 克，参三七 10 克。

【加减】

口渴引饮属肺热伤津者，加乌梅、黄芩；

消谷善饥属胃火灼津者，加石膏、川楝子；

尿多如膏属肾虚相火亢盛者，加黄柏、知母；

肾虚不固者，加桑螵蛸、五味子。

【主治】

糖尿病之气阴两虚、热盛者。

【用法】

每日 1 剂，水煎，分 2 次服，1 个月为 1 个疗程。血糖正常后将上药研末，装胶囊，每次 4~6 粒，每日服 3 次。

方 114

【组方】

天花粉 50 克，葛根 30 克，生地黄 15 克，麦冬 15 克，五味子 6 克，甘草 6 克。

【加减】

口渴多饮、咽干灼热者，加沙参 15 克，地骨皮 15 克，石斛 15 克；

多食善饥、大便秘结者，加知母 15 克，玉竹 15 克，火麻仁 15 克，制大黄 10 克；

口渴喜饮、尿频量多者，加枸杞子 15 克，何首乌 20 克，山药 20 克；

阴虚过甚者，加麦冬 15 克，玄参 20 克；

气虚者，加人参（另煎）10 克，黄芪 15 克。

【主治】

老年性糖尿病之气阴两虚型。

【用法】

水煎服，每日 1 剂，20 天为 1 个疗程。

方 115

【组方】

西洋参 10 克，生黄芪 30 克，丹参 15 克，生地黄 20 克，山药 20 克，苍术 20 克，知母 20 克，天花粉 20 克，黄连 20 克，五倍子粉（冲服）6 克。

【加减】

多饮者，加天冬、麦冬；

多食者，加生石膏，重用黄连；

多尿者，加覆盆子、仙灵脾；

尿酮者，重用生地黄、黄连、黄芪，加黄芩、竹叶；

伴高血压者，加夏枯草、钩藤；

冠心病，重用丹参者，加红花、川芎；

伴视力下降者，加青葙子、谷精草；

水肿、蛋白尿者，加泽泻、白花蛇舌草；

末梢神经炎者，加鸡血藤、僵蚕；

皮肤感染者，加紫花地丁、连翘。

【主治】

2 型糖尿病属气阴两虚者。

【用法】

水煎，分 2 次服，每日 1 剂，3 个月为 1 个疗程。

方 116

【组方】

生地黄 15～30 克，生山药 20～60 克，山萸肉 10～20 克，枸杞子 12～30 克，黄精 12～30 克，沙参 12～30 克，麦冬 10～20 克，天花粉 12～30 克，黄芪 15～30 克，太子参 20～30 克。

【加减】

燥热渴饮者，加知母 12 克，生石膏 30 克；

多食者，加熟地黄 30 克；

食少者，加鸡内金 12 克；

湿困脾胃、舌苔白腻者，加苍术 10 克，白术 12 克；

湿蕴化热、舌苔黄腻者，加薏苡仁 30 克，泽泻 12 克；

大便秘结者，加玄参 12 克；

眼目昏花者，加谷精草 15 克，菊花 12 克；

腰腿痛者，加桑寄生 20 克，杜仲 12 克；

阳痿者，去天花粉，加仙灵脾 12 克；

皮肤瘙痒者，加白蒺藜 12 克，地肤子 15 克；

并发高血压者，加夏枯草 15 克，天麻 10 克，牡蛎（先煎）24 克；

兼有冠心病者，加丹参 15 克，郁金 12 克；

血脂高者，加草决明 15 克，制首乌 30 克；

并发脑梗死者，加地龙 15 克，豨莶草 15 克。

【主治】

糖尿病之气阴两虚型。

【用法】

水煎 2 次，药液混合均匀，早晚分服，每日 1 剂。

方 117

【组方】

麦饭石（先煎）30～60 克，生石膏 30～60 克，乌梅 20 克，天冬 15～30 克，玄参 15～30 克，枸杞子 20 克，苍术 10～20 克，僵蚕 15～30 克，地骨皮 15～30 克，羊带归 10～20 克，鸡内金 15 克，金刚刺 15～30 克，玉竹 20～50 克。

【加减】

疲乏易汗者，加黄芪、黄精；

大便干结者，加肉苁蓉或紫菀；

咳嗽咽干者，加桑叶、桑白皮；

尿多频数者，加桑螵蛸、山萸肉；

大便溏薄者，加薏苡仁、白术、芡实；

多食易饥者，加熟地黄、黄连；

并发肺结核者，加百部、白芨；

生疮疖者，加金银花、蒲公英；

皮肤瘙痒者，加白鲜皮、地肤子；

血压偏高者，加葛根、夏枯草；

眼底出血者，加紫草、生地黄；

并发白内障者，加木贼、谷精草；

眼底出血者，加山楂、丹参；

尿糖不稳定者，加黄精、生地黄、黄芪；

尿糖不降者，重用乌梅，加生地黄、五味子；

血酮偏高者，加生地黄、黄连；

尿中出现酮体者，加生地黄、白术、茯苓。

【主治】

老年糖尿病之气阴两虚型。

【用法】

水煎，分2次服，每日1剂。

方118

【组方】

黄芪50克，山药50克，苍术20克，桑螵蛸20克，玄参20克，五味子20克，山茱萸20克，生地黄25克，丹皮25克，益母草25克，丹参30克，泽兰15克。

【加减】

燥热偏盛者，加石膏30克，黄连15克；

胸痹者，加桃仁15克，红花15克，柴胡15克，桔梗15克；

视物模糊者，加石斛30克，菊花15克，谷精草15克，枸杞子20克；

眩晕者，加钩藤35克，石决明（先煎）25克，天麻15克，牛膝15克，杜仲20克；

肢麻疼痛者，加全蝎10克，水蛭10克；

痈疽者，加蒲公英30克，紫花地丁30克，金银花30克；

偏阳虚者，酌加制附子、肉桂。

【主治】

老年性糖尿病，口干口渴欲饮，尿频量多，以夜尿多尤甚，小便浑浊如脂膏，腰膝酸软，气短神疲，乏力，或日渐消瘦。

【用法】

水煎 2 次，药液混合，分 2 次服，每日 1 剂。

方 119

【组方】

太子参 30 克，黄芪 30 克，生地黄 30 克，熟地黄 30 克，山药 30 克，丹参 30 克，葛根 30 克，枸杞子 30 克，山茱萸 15 克，仙灵脾 15 克，菟丝子 15 克，当归 15 克，炙甘草 6 克。

【加减】

舌红、脉细数者，加麦冬、玉竹、黄柏、知母；

形寒肢冷、舌淡、脉弱者，加桂枝、制附子、鹿角胶；

肢麻、舌紫、脉沉者，加桃仁、红花、水蛭。

【主治】

老年 2 型糖尿病。

【用法】

每日 1 剂，水煎取液 300 毫升，分 2 次服，4 周为 1 个疗程。

方 120

【组方】

制大黄 10 克，泽兰 10 克，黄芩 10 克，地龙 10 克，黄连 3 克，血竭（研末冲服）1 克，桑白皮 15 克，桑寄生 15 克。

【加减】

渴重者，加沙参、天花粉；

饥重者，加生地黄；

尿多者，加桑螵蛸；

湿聚水肿者，加茯苓、泽泻、党参；

气滞血瘀肝脏肿大者，加桃仁、炙鳖甲、丹参；

血脂过高者，加葛根、山楂、何首乌；

心悸失眠者，加酸枣仁、阿胶；

视力减退、眼底出血者，加夜明砂、谷精草、枸杞子、女贞子、旱莲草、太子参；

冠心病者，加瓜蒌、薤白、法半夏；

高血压者，加杜仲、牛膝、石决明；

血糖不降者，加苍术、玄参；

尿糖不降者，加黄芪、草薢；

气短、纳差、便溏者，加白术、葛根、木香。

【主治】

老年 2 型糖尿病。

【用法】

每日 1 剂，水煎 2 次，分早、晚服。

方 121

【组方】

熟地黄 25 克，黄精 25 克，山茱萸 15 克，山药 15 克，泽泻 10 克，桃仁 10 克，茯苓 12 克，丹皮 12 克，人参（另煎）12 克，大黄 7. 5 克，桂枝 7. 5 克，制附子（先煎）7. 5 克，甘草 10 克。

【加减】

口渴者，加天花粉、知母；

阴虚甚者，加天冬、麦冬、玄参；

肝肾阴虚者，加女贞子，改熟地黄为生地黄；

燥热苔黄者，去制附子。

【主治】

老年糖尿病证属肾虚者。

【用法】

水煎 2 次，分 2 次服，每日 1 剂，2 个月为 1 个疗程。

方 122

【组方】

生山药 30 克，党参 15 克，黄芪 15 克，知母 15 克，麦冬 10 克，天花粉 10 克，鸡内金 10 克，葛根 5 克，五味子 5 克。

【加减】

并发疮疖者，加鱼腥草；

伴夜盲者，加苍术、玄参；

兼肺结核者，加冬虫夏草、女贞子、旱莲草。

【主治】

糖尿病。

【用法】

水煎服，每日1剂。

方 123

【组方】

天花粉30克，生地黄30克，麦冬15克，五味子15克，葛根15克，甘草3克，粳米少许。

【加减】

肺胃阴虚燥热型，加乌梅15克，玄参15克，知母12克，汉防己10克，生石膏（先煎）30克；

肺肾阴虚型，加鳖甲10克，生龟板10克，黄柏10克，知母10克，天冬15克，待诸症缓解后早、晚服用六味地黄丸；

肺胃燥热兼湿热型，去五味子、甘草，加黄芩9克，栀子9克，木通6克，柴胡9克，滑石15克，茵陈10克；

阴阳虚衰型，加覆盆子10克，鹿角霜10克，沙苑子10克，杜仲10克，菟丝子10克，党参12克，黄芪15克，配合桂附地黄丸早、晚服用。

【主治】

糖尿病。

【用法】

水煎2次，药液混合，分2次服，每日1剂。

方 124

【组方】

党参15克，黄芪15克，天花粉15克，山药15克，生地黄15克，茯苓10克，玄参10克，葛根10克，麦冬10克。

【加减】

血瘀者，加丹参、桃仁、红花；

燥热者，加生石膏、知母；

尿酮体者，加黄芩、黄连、竹叶；

合并末神经炎者，加地龙、僵蚕；

血压偏高、头晕、视物昏花者，加天麻、菊花、枸杞子。

【主治】

糖尿病。

【用法】

水煎，分 2 次服，每日 1 剂。

方 125

【组方】

黄芪 30 克，葛根 25 克，天花粉 25 克，生地黄 20 克，太子参 20 克，山药 20 克，玄参 15 克，丹参 15 克。

【加减】

津伤口渴者，用乌梅 10 克炖猪胰脏，或马齿苋 50 克水煎代茶；

气虚者，用贡芪、鸡内金各 15 克炖猪胰脏；

阴虚者，用白蜗牛肉炖猪瘦肉；

气阴不足者，用黄芪、山萸肉各 15 克，山药、生地黄各 30 克炖猪胰脏，或西洋参 3 克炖猪瘦肉；

肾精亏虚者，用黄芪、枸杞子、山萸肉各 15 克炖甲鱼，或冬虫夏草 6 克炖母鸡。

【主治】

2 型糖尿病。

【用法】

水煎 2 次，药液混合，早晚分服，每日 1 剂。

方 126

【组方】

生石膏 24 克，知母 12 克，黄连 3 克，山药 30 克，天花粉 30 克，沙参 15 克，生地黄 15 克，金银花 15 克，黄芪 15 克，黄精 15 克，枸杞子 15 克，麦冬 15 克，蒲公英 10 克。

【主治】

糖尿病。

【用法】

每日 1 剂，水煎服。

【说明】

尿酮体阳性者加服消渴丸，每次 10 粒，每日 3 次。主食控制在每日 300～350 克，动物蛋白适量，禁食含糖、含淀粉多的食物。

方 127

【组方】

丹参 30 克，红花 6 克，山楂 15 克，玄参 15 克，山药 20 克，牡蛎（先煎）20 克，龙骨（先煎）20 克，党参 10 克，麦冬 10 克，知母 10 克，天花粉 12 克。

【主治】

2 型糖尿病。

【用法】

水煎服，每日 1 剂，4 周为 1 个疗程。

【说明】

实行每日五餐制，主食控制在每日 250～300 克。

方 128

【组方】

黄芪 30 克，山药 30 克，丹参 30 克，天花粉 15 克，知母 15 克，红花 10 克，川芎 10 克，仙灵脾 10 克，三七粉（冲服）10 克，苦瓜仁（研末冲服）10 克，人参（另煎）6 克，全蝎（研末冲服）6 克。

【主治】

糖尿病。

【用法】

水煎服，每日 1 剂，1 个月为 1 个疗程。

方 129

【组方】

黄芪 20~30 克，党参 15 克，山萸肉 15 克，山药 12 克，何首乌 12 克，枸杞子 12 克，当归 12 克，赤芍 12 克，泽泻 12 克，丹皮 12 克，天花粉 30 克，丹参 30 克，麦冬 9 克，红花 9 克。

【主治】

糖尿病。

【用法】

每日 1 剂，水煎服，15 日为 1 个疗程，一般治疗 3 个疗程。

方 130

【组方】

鹿角霜 30~50 克，生地黄 20 克，熟地黄 20 克，生黄芪 30 克，丹参 30 克，枸杞子 15 克，鳖甲（先煎）15 克，苍术 10 克，川芎 10 克，桃仁 10 克。

【主治】

糖尿病。

【用法】

水煎 2 次，药液混合，分 2 次服，每日 1 剂。

方 131

【组方】

黄芪 30~60 克，生山药 20 克，生地黄 20 克，熟地黄 20 克，天花粉 20 克，玄参 20 克，苍术 15 克，丹皮 15 克，丹参 30 克，黄连 9~15 克。

【加减】

口干渴明显者，加沙参 15 克，麦冬 15 克；

舌苔黄腻、大便干燥者，加生石膏 30 克，知母 12 克；

尿频明显或尿浊者，加益智仁 15 克，桑螵蛸 15 克；

纳差、乏力、多梦、易汗者，加五味子 15 克，黄精 15 克，麦芽 30

克。

【主治】

2 型糖尿病。

【用法】

水煎服，每日 1 剂，1 个月为 1 个疗程。

【说明】

控制饮食，服用降糖药。

方 132

【组方】

黄精 60 克，西洋参 7 克，党参 7 克，山萸肉 15 克，枸杞子 30 克，麦冬 30 克，黄连 5 克，牛膝 10 克，沙参 20 克，山药 40 克。

【主治】

2 型糖尿病。口渴多饮，多食多尿，形体消瘦，尿浊有味，皮肤瘙痒，神疲乏力。

【用法】

水煎，分 2 次服，每日 1 剂。

方 133

【组方】

黄芪 20 克，党参 15 克，茯苓 15 克，麦冬 15 克，地骨皮 10 克，石莲肉 15 克，黄芩 15 克，车前子（包）20 克，天花粉 25 ～ 50 克，石斛 15 克，丹参 25 克，甘草 6 克。

【加减】

烦渴甚者，减车前子，天花粉、麦冬、石斛用量加倍；

头晕头胀者，减黄芪、党参，加石决明（先煎）15 克，钩藤 15 克，白菊花 15 克；

心悸少寐者，加酸枣仁 15 克，柏子仁 15 克，生龙骨（先煎）50 克，生牡蛎（先煎）50 克；

大便稀溏者，加炒山药 20 克，薏苡仁 20 克；

便秘者，减车前子、黄芩，加黑芝麻 15 克，玄参 15 克，当归 15 克；

腰膝酸软者，加寄生 15 克，续断 15 克；

夜热盗汗者，减黄芪、党参，加胡黄连 15 克，丹皮 15 克，青蒿 15 克；

肌肤甲错、舌暗有瘀斑者，加桃仁 15 克，红花 15 克，赤芍 15 克；

合并肾病蛋白尿者，加芡实 25 克，山萸肉 15 克；

浮肿不消者，加益母草 30 ~ 50 克，大腹皮 15 克，泽兰 15 克；

合并目花干涩、雀盲者，加茺蔚子 15 克，枸杞子 15 克，决明子 15 克；

视网膜出血久不吸收者，加三七粉 5 克；

合并尿路感染者，加大黄 10 克，白花蛇舌草 30 ~ 50 克。

【主治】

2 型糖尿病属气阴两虚者。

【用法】

水煎 2 次，药液混合，分 2 次服用，每日 1 剂。

方 134

【组方】

乌梅 10 克，天花粉 12 克，黄芪 30 克，黄精 15 克，黄连 3 克。

【加减】

头晕者，加石决明、天麻；

心悸者，加麦冬、五味子；

胸闷者，加瓜蒌皮、枳壳；

高血脂者，加山楂、丹参；

皮肤感染者，加蒲公英、金银花；

皮肤瘙痒者，加白鲜皮、紫草；

视力减退者，加菊花、蚕沙；

性功能减退者，加杜仲、桑螵蛸；

便秘者，加麦冬、生大黄；

恶心呕吐者，加苍术、半夏；

尿黄浊有臭味者，加萆薢、车前草。

【主治】

糖尿病之气阴两虚者。

【用法】

水煎 2 次，药液混合，分 2 次服，每日 1 剂。

方 135

【组方】

生黄芪 15 克，太子参 15 克，山药 15 克，鲜生地黄 15 克，熟地黄 15 克，五味子 10 克，五倍子 10 克，生龙骨 30 克，生牡蛎 30 克。

【加减】

根据并发症不同，可将原方改汤剂加减：

烦渴多饮者，加生石膏、知母、石斛、天花粉；

多食易饥者，加黄连、丹皮、南沙参、北沙参；

多饮多尿者，加菟丝子、覆盆子、五味子；

阴虚者，加党参、麦冬；

阴虚火旺者，合用知柏地黄丸；

阳虚者，加肉桂、制附子；

有痰者，加潼蒺藜、青葙子；

肝阳上亢者，加菊花、珍珠母、白蒺藜、豨莶草；

瘀血阻滞者，加丹参、赤芍、生山楂；

肺结核者，加百部、功劳叶；

皮肤有蚊行感或手足发麻者，加僵蚕、当归、红花、豨莶草；

慢性湿疹者、外阴瘙痒者，加蛇床子、地肤子、苍术、土茯苓。

【主治】

糖尿病。烦渴多饮，神疲乏力，腰酸腿软，口干咽燥，消谷善饥，小便频数，舌红苔薄黄，脉滑细数。

【用法】

以上为 1 日量，制成冲剂备用，每次服 20 克，每日 2 次，治疗 1 个月为 1 个疗程。

方 136

【组方】

生黄芪 25 克，麦冬 12 克，天花粉 15 克，沙参 15 克，五味子 10

克，益智仁 10 克，黄连 5 克，菝葜 15 克。

【加减】

口渴多饮者，加鲜石斛；

多食善饥者，加生石膏；

多尿为主者，加山茱萸、枸杞子；

心悸者，加龙骨、牡蛎；

眼底动脉硬化者，加菊花、枸杞子；

冠心病者，加瓜蒌、丹参、川芎；

身发疮疖者，加银花藤、紫花地丁；

高血压者，加石决明。

【主治】

糖尿病之气阴两虚型。

【用法】

水煎，分 2 次服，每日 1 剂。

方 137

【组方】

人参（另煎）10 克，山药 20 克，玉竹 20 克，玄参 20 克，天花粉 25 克，山萸肉 20 克，知母 20 克，苍术 20 克，川芎 20 克，石膏 30 克，生地黄 20 克，葛根 20 克。

【加减】

燥热重者，加黄连、栀子；

血瘀重者，加水蛭、赤芍；

阴阳俱虚者，加制附子、熟地黄；

尿糖不降者，重用天花粉、生地黄，加乌梅；

饥饿明显者，加玉竹、生地黄、熟地黄；

尿中有酮体者，加黄芩、黄连、栀子。

【主治】

2 型糖尿病之气阴两虚型。

【用法】

水煎 2 次，药液混合，分 2 次服，每日 1 剂。

方 138

【组方】

当归 10 克，白芍 10 克，西洋参粉（冲服）6 克，麦冬 10 克，五味子 6 克。

【加减】

阴虚燥热者，加天花粉、沙参、栀子；

胃热甚者，加石膏、知母；

胸闷痛者，加元胡、郁金、丹参、枳壳；

心悸气短者，加酸枣仁、远志、柏子仁；

眩晕者，加天麻、钩藤、夏枯草；

视物昏花者，加菊花、石决明、枸杞子；

肥胖者，加草决明、泽泻、山楂；

双下肢浮肿者，加苍术、防己、牛膝；

肢体麻木者，加地龙、全蝎、蛤蚧、鸡血藤。

【主治】

老年糖尿病之气阴两虚兼燥热伤阴型，口干渴，多饮，神疲乏力，腰酸肢软，尿频数，舌红或暗红，脉沉细。

【用法】

每日 1 剂，水煎 2 次，药液混合，分 2 次服，1 个月为 1 个疗程。

方 139

【组方】

制附子（先煎）9 克，肉桂 5 克，生地黄 15 克，丹皮 15 克，丹参 15 克，生龙骨（先煎）30 克，山药 30 克，丹皮 10 克，黄芪 20 克，茯苓 12 克，泽泻 12 克，五倍子 12 克。

【加减】

燥热口干苦、消谷善饥者，制附子减至 5 克，肉桂减至 3 克，加天花粉 30 克，生石膏粉 50 克；

畏寒神疲、小便清长者，加桑螵蛸 15 克，巴戟天 15 克，制附子增至 15 克，肉桂增至 10 克；

并发高血压者，加葛根 20 克，茺蔚子 15 克，槐米 10 克；

并发冠心病者，加生牡蛎（先煎）30 克，赤芍 20 克，全瓜蒌 13 克；

伴发心绞痛者，含服速效救心丸；

并发视网膜病变者，加菟丝子或枸杞子 15 克，青葙子 12 克；

并发周围神经炎者，加丝瓜络 15 克，鸡血藤 15 克，忍冬藤 15 克，威灵仙 30 克。

【主治】

2 型糖尿病之肾虚型。

【用法】

将上药水煎 2 次成 500 毫升药汁，分早晚 2 次空腹服下，每日 1 剂，30 天为 1 个疗程，连用 2~3 个疗程。

【说明】

治疗期间，不用降糖西药，少数患者血糖较高，长期依赖降糖药者，在 1 个月内逐渐减少原降糖药用量，直至全部撤除。

方 140

【组方】

山茱萸 20 克，沙参 18 克，熟地黄 18 克，天花粉 18 克，石斛 18 克，麦冬 15 克，五味子 15 克，山药 30 克，乌梅 10 克，黄连 10 克，知母 12 克。

【加减】

多食易饥较甚者，加生石膏 30 克，黄连增至 15 克；

大便燥结者，加大黄 10~15 克，火麻仁 18 克；

尿混浊如脂膏者，加桑螵蛸 18 克，金樱子 12 克，龙骨（先煎）30 克；

气短、倦怠、消瘦明显者，加太子参 30 克，黄芪 20 克；

有形寒畏冷等阳虚现象者，去黄连、知母，加菟丝子 15 克，仙灵脾 10 克，甚者再加肉桂 10 克；

腰膝酸软者，加杜仲 20 克，怀牛膝 18 克。

【主治】

糖尿病之肾阴亏虚型。

【用法】

每日 1 剂，水煎，早晚分服，2 周为 1 个疗程，连服 3～4 个疗程，疗程间可停服 1～2 日。

方 141

【组方】

人参（另煎）10 克，黄芪 30 克，白术 15 克，浮萍 30 克，茯苓 15 克，山药 30 克，生地黄 30 克，天花粉 30 克，枸杞子 15 克，山萸肉 15 克。

【加减】

尿糖下降缓慢者，加黄精、玄参；

血糖下降缓慢者，重用黄芪；

尿中出现酮体者，加黄连、白芍；

有高血压者，加钩藤、生龙骨、夏枯草；

皮肤瘙痒者，加白蒺藜、蝉蜕、僵蚕；

口渴症状明显者，加生石膏。

【主治】

2 型糖尿病之气阴两虚兼脾肾虚者。

【用法】

每日 1 剂，水煎，分 3 次饭前半小时服，1 个月为 1 个疗程，连服 2 个疗程，待尿糖阴性、血糖基本正常后改为 2～3 天服 1 剂的方法递减，服 1 个月停药，以巩固疗效。

方 142

【组方】

黄芪 30 克，熟地黄 30 克，干姜 10 克，制附子（先煎）10 克，白术 10 克，厚朴 6 克，白芍 15 克，山萸肉 15 克，葛根 15 克，升麻 6 克。

【主治】

2 型糖尿病或并发高血压、冠心病、脑血管病、眼底病、周围神经病变等证属脾肾两虚者，多饮、多食、多尿，形体消瘦，腰酸肢冷，少气乏力，大便溏或先干后溏。

【用法】

每日 1 剂，水煎，分 2 次服，1 个月为 1 个疗程。

【说明】

治疗期间逐渐停服其他降糖药。

按摩篇

方法一

患者俯卧。医者施一指禅推法在背部两侧膀胱经第一侧线上进行治疗，自膈俞至肾俞，往返操作约 10 分钟。然后用拇指按揉胰俞、肝俞、胆俞、脾俞、胃俞、命门和局部阿是穴，以胰俞和局部阿是穴为重点，每处约 2~3 分钟，其余穴位 1 分钟。接着用轻柔而快速的滚法在背部脊柱两侧进行治疗，重点在胰俞穴，时间约 5 分钟。然后直擦督脉和膀胱经第一侧线，横擦腰部肾俞区和骶部八髎区，均以透热为度；最后施振法于大椎穴约 1 分钟。

患者仰卧。医者先以一指禅推法推中脘、气海、关元，每穴约 2 分钟。然后用掌平推法平推二胁肋、上腹及少腹部，约 6 分钟；接着在脐部用振法，操作约 1 分钟；用拇指指端按揉双侧曲池穴，每侧 1 分钟；捏揉掌心第四掌骨与掌中纹相交处（手部胰反射区）5 分钟；然后再用拇指指端按揉生殖腺测量穴（位于大腿内侧股三角下部，内收肌与缝匠肌之间）1~2 分钟；按揉双三阴交穴各 2 分钟；捏揉足底内缘，第一跖骨小头下方区域（足部胰反射区）5 分钟，最后擦涌泉，以透热为度。

方法二

姿势采用松静站立，病重患者可坐或卧式。

起势：平行站立，两脚分开与肩同宽，松静自然，舌抵上腭，两眼平行，轻轻闭合，安静 3 分钟。做中丹田开合，即双掌从身体两侧向中合拢按于中丹田（脐下 1 寸 3 分），做 3 个长嘘吸，深长、细柔、均匀，然后双手相对外分开约 60 厘米，再反转掌心相对，合回至丹田处，连续 3 次。

按摩承浆穴：接起势，两手以剑指相结合，中指尖轻置于承浆穴上，先正（左转）后反（右转），各按摩 18 ~ 36 次，然后三按三呼吸（呼时轻轻按下，吸时微抬起）。后两手自然松开放下。

按摩中脘穴：两手相叠（男左手在里，右手在外，女则相反），置中脘穴上，先正（左转）后反（右转），各按摩 18 ~ 36 次，然后三按三呼吸。

按摩关元穴：方法同上。

按摩期门穴：两手分开置胁下，以手心抚于期门穴，先正（两手同时由外向内转）后反（两手由内向外转），各按摩 18 ~ 36 次，然后三按三呼吸。

按摩肾俞穴：两手内劳宫穴置背后腰侧肾俞穴上，先反（由内向外转）后正（由外向里转），各按摩 18 ~ 36 次，然后三按三呼吸。

收式：中丹田开合 3 次，三嘘息。

以上为 1 遍，连续做 3 遍，最后收功可加做浴面动作。强调松静自然呼吸即可，但以腹式呼吸最佳。按摩不要太过，呼吸 1 次按摩 1 周，圆圈不要太大，手指或掌心不脱离该穴。

每日早晚各练 1 次，每次 1 小时左右。

方法三

按穴位：取肾俞、肺俞、脾俞、胰俞、合谷、曲池、足三里、三阴交等穴，用拇指在上述穴位上揉按，每穴按摩 1 分钟，力量由轻渐重，先躯干后四肢，以有酸胀感为度。

拿四肢：端坐位，四指与拇指相对应放于大腿上，由上而下，轻轻拿捏，一般从腹股沟拿到踝关节部。前面可拿捏 5 ~ 10 遍，后面再拿捏 5 ~ 10 遍，然后右手拿捏左上肢，从肩部拿至腕部，左手拿捏右上肢，从肩拿至腕部，10 ~ 20 遍为宜，每日 2 ~ 3 次。

揉廉泉：端坐位，头稍向后仰，将拇指指腹放在廉泉穴处，食指放于承浆穴，做顺时针方向揉按，力量由轻渐重，局部酸胀为宜，每日 2 ~ 3 次。

方法四

摩腹：仰卧，两手掌根交替着力，以肚脐为中心，做顺时针方向或逆时针方向环转摩动 100 圈。

推腹：两掌着力，分别置于两侧腹部，自上而下直推腹部约 2 分钟。

擦腰骶：坐位，两手掌根着力，紧贴腰部，用力向下擦到骶部，如此反复操作 1 分钟。

按摩穴位：坐位，两手拇指端着力，分别按摩承浆、百会、攒竹、太阳、劳宫、内关、合谷、足三里、三阴交、公孙穴，共操作 3 分钟。

按揉膀胱经：患者俯卧，医者立于一侧，两手掌根交替着力，边推边揉，沿脊柱两侧膀胱经，从上至下反复操作 3 分钟，将胰俞、膈俞、肝俞、脾俞、肾俞穴作为重点治疗部位。

捏脊：患者俯卧，裸露脊背，全身肌肉放松，医者两手自然屈曲成虚拳状，拇指伸张在拳眼上面，食指和中指横抵在患者尾骨上，两手交替沿脊背正中向颈部方向推进，随捏随推，如此反复 3 遍。在推捏过程中每捏 3 下就向后上方提一下，可听到清脆的"得啦"响声，脊背皮肤微红、灼热感，这都是正常现象。

方法五

开天法：四指并拢，从印堂往后推过百会穴，每次推 200 次，频率为 70 ~ 100 次/分。

分顺法：四指并拢，从攒竹穴往颞部方向推，然后从耳上、耳后绕过风池穴，连续推 200 次，频率为 60 ~ 100 次/分。

展翅法：大拇指尖部压在风池穴上，其他四指自然摆动，犹如仙鹤展翅，微微用力，连续做 200 次，频率 100 次/分以上。

振顶法：双手的手指紧紧按着头的顶部，微微颤动用力，连续做 300 次，频率 100 次/分以上，速度要快而有力。

回推上肢：一只手放在另一臂的内侧，从手腕部起往里推到腋部，每次 3 分钟，频率 70 ~ 100 次/分。

回推下肢：双手从大腿内侧的根部往下推到脚踝部，然后再从足后跟部往上回推，每次 5 分钟，频率 50～80 次/分。

摩腹：取仰卧位，两手掌指重叠着力，置于上腹部，从左向右自上而下，反复摩动约 7 分钟，操作时手法要轻柔，深度适宜，以腹部温热舒适为度。

按足三里穴：用双手的拇指尖部按在足三里穴位，徐徐用力。

捏揉掌心：拇指与四指相对，捏揉另一手掌心的第 4 掌骨与掌中横纹相交界处约 5 分钟。

捏揉足底：用手捏揉足底内缘第一跖、趾关节下方区域约 5 分钟。

方法六

患者仰卧位。术者以双手在其腹部从上向下做拿法和揉法的治疗，反复治疗 5 遍。在操作时将腹肌拿起后，要轻轻的向上提起并颤动，然后在其双小腿内侧做揉法、拿法、振法和擦法的治疗 5 分钟左右。

患者俯卧位。术者在其腰背部两侧做揉法、振法、按法和滚法的治疗 5 分钟左右，然后在腰背部督脉和膀胱经循行的部位（脊柱正中及其两侧）做宜擦法的治疗，往返操作 5 遍。

点穴：章门、期门、中脘、下脘、建里、水分、关元、中极、肺俞、胆俞、脾俞、胰俞（第 8 胸推下旁开 1. 5 寸）、肝俞、胆俞、脾俞、胃俞、肾俞、梁门、阴陵泉、足三里、地机、三阴交、行间、涌泉。

方法七

患者俯卧位。医者先用轻快柔和的滚法在背部沿膀胱经自上而下往返治疗 5 分钟，再分别按揉肺俞、膈俞、胰俞（第 8 胸椎棘突旁开 1 寸 5 分）、肝俞、脾俞、胃俞、三阴交、血海诸穴，约 10 分钟。着重治疗胰俞、三阴交两穴，最后宜擦背部督脉经，斜擦肾俞、命门两穴，均以热透内脏为佳。诸法合用，意在养脾阴而摄精微，固肾精而清虚火。

患者取坐位，医者立于一侧，先用推法平推胸腹部，兼用中指按揉膻中、鸠尾、中脘、关元诸穴，再斜推两胁肋，并配合按揉期门、章门穴，最后平推、搓抖双上肢。诸法合用可健脾舒肝、调和气血。

随症加减：上消者，加推上胸部和三指直推两乳间，并点按中府、元门、气户、膻中诸穴，再搓抖上肢，拿曲池、手三里、少商诸穴；中消者，重推两胁部和横推脘腹部，再用拇指揉中脘、建里、血海、足三里、三阴交诸穴。下消者，重推腰骶部和斜推少腹部，再用掌揉关元、气海诸穴。

方法八

患者以双手在其腹部从上向下做拿法和揉法的治疗，然后在其双小腿内侧做揉法、拿法、振法和擦法的治疗。

点穴：章门、期门、中脘、下脘、建里、水分、关元、中极、梁门、阴陵泉、足三里、地机、三阴交、行间、涌泉。

方法九

用手掌在胸部行揉推法 20 ~ 30 次，重点在胸部左侧的心前区。

将一手放在另一手臂内侧，以手腕部至腋部行推法 20 ~ 30 次，两臂交替进行。

用手掌自剑突至脐部行直线推法 20 ~ 30 次，然后用手掌以丹田（关元）为中心行顺时针方向的环行推摩法 50 ~ 100 次，取穴：内关、中脘、期门、梁门、水分、天枢、气海、关元、中极。腹部穴位用中指按压，每穴 1 分钟。

用双拇指揉按小腿内侧，操作时需一条腿屈膝并搭在另一条腿上，痛点部位多施手法。取穴：阴陵泉、足三里、三阴交、然骨、涌泉，各 1 分钟。

第二篇　高血压健康生活指南

基础知识篇

什么是血压

所谓血压是指血液在血管内流动，对血管壁产生的侧压力，用血压计在肱动脉上测得的数值来表示，以毫米汞柱（mmHg）或千帕为单位，这就是血压。平时说的血压包含收缩压和舒张压。收缩压是指心脏在收缩时，血液对血管壁的侧压力；舒张压是指心脏在舒张时，血管壁上的侧压力。医生记录血压时，如为 120/80 毫米汞柱，则 120 毫米汞柱为收缩压，80 毫米汞柱为舒张压。

血压是怎样形成的

循环血液之所以能从心脏搏出，自大动脉依次流向小动脉、毛细血管，再由小静脉、大静脉返流入心脏，是因为血管之间存在着递减性血压差。要保持一定的血压，需要有三条基本因素。

心室收缩射血所产生的动力和血液在血管内流动所受到的阻力间的相互作用。当心室收缩射血时，血液对血管壁产生了侧压力，这是动脉压力的直接来源。如果心脏停止了跳动，也就不能形成血压。当血液在血管内流动，由于血液组成各成分之间以及血液与血管之间摩擦会产生很大阻力，血液不能全部迅速通过，部分血液潴留在血管内，充盈和压迫血管壁形成动脉血压。相反，如果不存在这种外周阻力，心脏射出的血液将迅速流向外周，致使心室收缩释放的能量，全部或大部分转为动能而形不成侧压。也就是说，只有在外周阻力的配合下，心脏射出的血液不能迅速流走，暂时存留在血管向心端的较大动脉血管内，这时心室收缩的能量才能大部分以侧压形式表现出来，形成较高的血压水平，所以，动脉血压的形成是心脏射血和外周阻力相互作用的结果。

必须有足够的循环血量：足够的循环血容量是形成血压的重要因素。如果循环血量不足，血管壁处于塌陷状态，便失去形成血压的基础。如我们通常所说的失血性休克，就是血容量不足导致的血压降低。

大血管壁的弹性：正常情况下，大动脉有弹性回缩作用。在心室收缩射血过程中，由于外周阻力的存在，大动脉内的血液不可能迅速流走，在血液压力的作用下，大动脉壁的弹力纤维被拉长，管腔扩大，心脏收缩时所释放的能量，一部分从动能转化成位能，暂时贮存在大动脉壁上。当心脏舒张时，射血停止，血压下降，于是大动脉壁被拉长的纤维发生回缩，管腔变小，位能又转化为动能，推动血液流动，维持血液对血管壁的侧压力。

由此可见，血压的形成是在足够循环血量的基础上，心脏收缩射血，血液对血管壁的侧压力，大动脉弹性将能量贮存，由动能转变成位能，又转变成动能，从而维持了血液对血管壁的一定侧压力，推动血液流动，保持正常血压。

当心室收缩时，血流迅速流入大动脉，大动脉内压力急剧上升，于心室收缩中期达最高，称为收缩压（或高压）；当心脏舒张时，血液暂停流入大动脉，以前进入大动脉的血液借助血管的弹性和张力作用继续向前流动，此时动脉内压力下降，于心室舒张末期达最低值，称为舒张压（或低压）；收缩压与舒张压之差称为脉搏压（简称脉压）。

综上所述，心室收缩力和外周阻力是形成血压的基本因素，而大动脉管壁的弹性是维持舒张压的重要因素，另外，足够的循环血量是形成血压的前提。

什么是脉压差

收缩压与舒张压之间的压差值称为脉压差。正常值为 4 ~ 5.3 千帕（30 ~ 40 毫米汞柱），脉压差大于 60 毫米汞柱称之为脉压差过大，小于 20 毫米汞柱称之为脉压差过小。

常见引起脉压差过大的疾病是主动脉瓣关闭不全、主动脉硬化等，可见于风湿性心脏病、梅毒性心脏病、部分先天性心脏病与高血压心脏病、甲状腺机能亢进、细菌性心内膜炎及重症贫血等。主动脉瓣关闭不全时，舒张期左心室一方面接受从左心房流入的血流，另一方面还要接受由主动脉逆流的血流，故左心室收缩期搏血量较正常为高，这就造成了左心室代偿性肥大与收缩后期由于部分血流倒流回左心室，使血管内血压又急速下降形成舒张压过低。

脉压差过小多见于高血压早期患者。由于患者的交感神经兴奋性增高，全身体表小血管痉挛，以致收缩压不高，舒张压相对增高，脉压差变小。脉压差过小还见于周围血管的弹性与顺应性减退。血管弹性减退主要是因血管内膜下有大量脂质与钙盐沉着及血管内膜中层平滑肌肌层增生造成的。这些过程除受调节外，还受患者年龄、性别、内分泌、脂质代谢及糖代谢等多种因素的影响。一般来说，年龄越大、肥胖、血液黏稠度高或合并糖尿病、高脂血症时，血管弹性明显减退。此外，脉压差小也有生理性因素，如体质性血压降低，多见于营养较差的年轻女性。

有关研究表明，脉压差大可以列为冠心病独立危险因素，对预测冠心病有重要意义。无论是年轻人或年长者，脉压差大于 65 毫米汞柱以上的人，与那些脉压差小于或等于 45 毫米汞柱的人相比，其心血管疾病死亡率要高出 3 倍。因此认为，脉压差的增大是全球死亡率、心血管病死亡率特别是冠心病死亡率增长的先兆，也是独立于其他危险因素及人的血压变化的一个重要因素。这样理解和重视脉压差，有助于人们的治疗决策。对心血管病高危者（特别是老年人）来说，最常见的脉压增大是收缩压过高，而不是舒张压过低。而单纯收缩期血压过高的患者，病变的早期是以左心室舒张功能受损为主。

什么是动态血压

使用动态血压记录仪测定一个人昼夜 24 小时内，每间隔一定时间内的血压值称为动态血压。动态血压包括收缩压、舒张压、平均动脉压，心率以及它们的最高值和最低值，大于或等于 21.3/12.7 千帕（160/95 毫米汞柱）或/和 18.7/12.0 千帕（140/90 毫米汞柱）百分数等项目。

什么是平均动脉压

动脉血压在心动周期中随着心室的收缩和舒张而发生周期性的变化。心室收缩期间，动脉血压上升所达到的最高值称为收缩压；心室舒张期间，动脉血压降低所达到的最低值称为舒张压，以收缩压/舒张压千帕（毫米汞柱）的记载方式表示。每一心动周期中的动脉血压平均值称为平均动脉压。由于舒张期时程长于收缩期，故平均动脉压不是收缩压与舒张压的平均数，而是更靠近于舒张压，一般大约等于舒张压加1/3 脉压。

测量血压时的注意事项

测量血压的环境应尽量安静，温度适当。被测量者在测量前 30 分钟内禁止吸烟、饮咖啡及喝酒。紧张、焦虑、疼痛、疲劳、膀胱内充满尿液等均影响准确测量血压。

上臂必须裸露或者仅着内衣。如果穿着过多或过厚衣服，例如毛线衣，测得的血压不准确或者听不清柯氏音，血压读数常偏高，因为需要更高的气囊内压力来克服衣服的阻力与弹力。

气囊的长度和宽度对准确测量血压极为重要。气囊的长/宽之比至少 2：1，气囊长度至少应包裹 80% 上臂。一般成人的臂围 25 ~ 35 厘米，可使用宽 13 ~ 15 厘米、长 30 ~ 35 厘米的气囊袖带。气囊过宽，测得的血压偏低；气囊太窄，测得的血压比实际血压高。相对来说，宽袖带比窄袖带可取些。在测量儿童、肥胖或臂围大者血压，以及测量下肢血压时要使用不同规格的袖带。

凡儿童、妊娠妇女、严重贫血、甲亢、主动脉关闭不全或压力降到零柯氏音才消失者，以柯氏音第Ⅳ时相定为舒张压。

有时在柯氏音第Ⅰ时相与第Ⅱ时相之间出现较长的听诊间歇，可能造成收缩压读数偏低，应注意充气压力必须高到足以使桡动脉搏动消失。

心律不规则时准确测量血压较困难。长心动周期使该周期的舒张压下降而使下一周期的收缩压上升。偶发早搏影响不大，但频繁早搏或心房颤动时影响较大，反复多次测量（一般 6 次）取平均值可减少误差。

测量动态血压有哪些优点

去除了诊所血压的偶然性，避免了情绪、运动、进食、吸烟、饮酒等因素影响血压，较为客观真实地反映血压情况。

动态血压可获知更多的血压数据，能实际反映血压在全天内的变化规律。

对早期无症状的轻度高血压或临界高血压患者，提高了检出率并可得到及时治疗。

动态血压可指导药物治疗。在许多情况下可用来测定药物治疗效果，帮助选择药物，调整剂量与给药时间。

判断高血压患者有无靶器官（易受高血压损害的器官）损害。有心肌肥厚、眼底动脉血管病变或肾功能改变的高血压患者，其日夜之间的差值较小。

预测一天内心脑血管疾病突然发作的时间。在凌晨血压突然升高时，最易发生心脑血管疾病。

理想的血压控制应该包括整个 24 小时内的血压，动态血压进行监测，因为无"白大衣高血压"和安慰剂反应，可正确地评价治疗过程中休息与活动状态下血压变化规律及昼夜节律以及药物作用的持续时间，可以根据血压高峰与低谷时间，选择作用长短不一的降压药物，更有效地控制血压，减少药物的不良反应。

许多血液动力学指标包括收缩压、舒张压和心率，以及心血管事件的发生如心肌梗死、心源性猝死、脑卒中等都有明显而相似的昼夜变化规律。如在清晨期间，人体的许多指标开始迅速上升接近峰值，而血管的意外事件发生率也是一天之中最高的，两者之间似乎是由于神经体液因素或血液凝固系统等介导的，这就要求临床使用的任何抗高血压药物应该提供全天的降压保护作用，尤其是在清晨，而不是降低某个时刻的血压或 24 小时内的平均动态血压值。

总之，随着动态血压测量方法的应用，使人们对血压的易变性、环境刺激对血压的影响、在诊所测得血压值相近人群中区别高危和低危患者以及降压治疗效果的观察方面提高了认识，为高血压病的临床与流行病学研究提供了新的途径。但目前动态血压监测技术本身还有不少局限性，仍不是严格意义上的动态检测，动态血压值尚无统一标准，且检查费价格较贵，因此若在临床上广泛使用这项检查方法仍需积累更多的经验。

动态血压监测（ABPM）的正常值应为多少

从开始研究动态血压监测（ABPM）到现在正常值一直是研究的焦点，至今未能解决。OBrien 等认为 ABPM 的正常值还在研究的情况下将该仪器过早的推向市场不太适宜，现在应该对这个重要问题进行补课。正常人群普查确定 ABPM 的正常值是其中的方法之一，其可靠性不及前瞻性随访研究。但后者时间长、耗资大并在研究过程中容易受混杂因素的影响。世界各地正在进行多中心、大样本、正常人群 24 小时 ABPM 的调查研究，有的已报告初步结果。由于不同的人群、不同的设计及计算方法的各异，得出结果也有差异。许多研究小组提出还应组织更大数量，包括不同种族和人群，不同性别、年龄组，不同体型和特殊情况人群（如孕妇）的普查。为了方便应用，有人提出暂定（未经公认）ABPM的正常参考值：日间平均血压 < 18.7/12.0 千帕（140/90 毫米汞柱），夜间平均血压 < 16.0/10.7 千帕（120/80 毫米汞柱）。超过此限为血压超负荷，而血压超负荷与靶器官损害密切相关。

ABPM 的检查方法尚不统一，间隔多久测压 1 次，应该测多久，所用参数也各异，哪些参数对诊断高血压和预测心血管疾病的患病率和死亡率更有意义尚有争论。

如何掌握动态血压监测（ABPM）的应用指征

目前由于 ABPM 正常值及其准确性、可重复性等问题还没有得到解决，此外监测比较复杂费时，价格高昂，不宜无选择地应用于临床诊断和治疗高血压，当然用于研究又作别论。以前认为 ABPM 在降压药物临床试验中起很大作用，可消除"白大衣高血压"，比较正确地判断疗效；能了解药物的起效时间和维持降压时间，有利于调整剂量和用药次数；可以免用安慰剂对照，减少验证人数，但因其准确性和重复性差，影响试验效果。

ABPM 可能对以下临床情况有用：

临界型高血压伴靶器官损伤者。

顽固性高血压对联合降压治疗无效者。

"白大衣高血压"，诊所血压（OBP）升高而自测血压正常者。

降压治疗出现低血压症状者。

阵发性高血压以 OBP 难以发现者，如嗜铬细胞瘤和睡眠呼吸暂停综合征。

晕厥的鉴别诊断和起搏器综合征。

夜间出现心绞痛和肺充血、肺水肿者。

自主神经功能紊乱者。

血压的正常值是多少

首先，正常值的范围是人为规定的，随着医学的发展，正常值也在不断地修改。目前我国对血压的高限做出了规定，正常成人收缩压应小于 140 毫米汞柱（18.7 千帕），舒张压小于 90 毫米汞柱（12 千帕），其中 120～139/80～89 毫米汞柱定为正常高值。现在我国对血压的正常低限尚没有统一规定，一般来讲，收缩压不低于 90 毫米汞柱，舒张压不低于 60 毫米汞柱，部分女性可再低于上述标准 10 毫米汞柱。所谓的血压正常值因着年龄、性别的不同是有差异的，部分女性绝经后血压会较年轻时升高，即使在正常的范围也应该提醒注意，改变不良的生活习惯，积极预防心脑血管疾病。

什么是高血压

在未服用抗高血压药物的情况下，收缩压≥140 毫米汞柱和/或舒张压≥90 毫米汞柱为高血压。收缩压≥140 毫米汞柱和舒张压＜90 毫米汞柱单列为单纯性收缩期高血压。患者既往有高血压史，目前正在服用抗高血压药物，血压虽然低于 140/90 毫米汞柱，亦应该诊断为高血压。

血压水平的分类

血压水平与心血管发病危险之间的关系是连续的，因此，对高血压的任何数字定义和分类均是武断的。高血压的任何数字定义必须是灵活的，应根据治疗药有效性和耐受性及危险性高低的不同而有所不同。

血压分为正常、正常高值及高血压。120～139/80～89毫米汞柱定为正常高值，是因为我国流行病学研究表明，在此水平人群10年中心血管发病危险较＜110/75毫米汞柱水平者增加1倍以上。血压120～129/80～84毫米汞柱和130～139/85～89毫米汞柱中年人群10年成为高血压患者比例分别达45%和64%。对血压正常高值人群应提倡改善生活方式，以预防高血压及心血管病的发生。

高血压根据血压水平的高低又分为三级：1级高血压（轻度）：收缩压140～159毫米汞柱和/或舒张压90～99毫米汞柱；2级高血压（中度）：收缩压160～179毫米汞柱和/或舒张压100～109毫米汞柱；3级高血压（重度）：收缩压≥180毫米汞柱和/或舒张压≥110毫米汞柱；单纯收缩期高血压：收缩压≥140毫米汞柱而舒张压＜90毫米汞柱。

若患者的收缩压与舒张压分属不同的级别时，则以较高的分级为准。单纯收缩期高血压也可按照收缩压水平分为1、2、3级。

高血压与高血压病有何区别

高血压只是一个症状，不能算是一种独立的疾病。许多疾病如急慢性肾炎、肾盂肾炎、甲状腺机能亢进、嗜铬细胞瘤、柯兴综合征、原发性醛固酮增多症等，都可能出现血压升高的现象。但由于这种高血压是继发于上述疾病之后，通常称为继发性高血压或症状性高血压。

高血压病是一种独立的疾病，又称原发性高血压，约占高血压患者的90%以上。其发病原因目前尚不完全清楚，临床上以动脉血压升高为主要特征，但随着病情加重，常常使心、脑、肾等脏器受累，发生功能性或器质性改变，如高血压性心脏病、心力衰竭、肾功能不全、脑出血等并发症。

由于病因病理不同，治疗原则也不相同。原发性高血压只有积极治疗高血压，才能有效地防止并发症；而继发性高血压首先是治疗原发病，才能有效地控制高血压发展，仅用降压药控制血压是很难见效的，所以，临床上遇到高血压患者，必须排除其他疾病所致的高血压，才能诊断为高血压病。

什么是原发性高血压

原发性高血压即高血压病，其发病机制学说很多，但真正的病因目前尚未完全阐明，其发生与基因遗传及周围环境有关，我们把这一类高血压称为原发性高血压，它是一种独立的疾病，故又称为高血压病。高血压病患者需终身服药治疗，才能有效地控制血压和防止并发症。临床上以动脉血压升高为主要表现。

什么是继发性高血压

继发性高血压又称症状性高血压，是指继发于某一种疾病或某一种原因之后发生的血压升高，应用现代医学技术能够找到其发病原因，其中大多数可通过手术等治疗技术去除病因而使其高血压得到治愈。例如继发于急慢性肾小球肾炎、肾盂肾炎、肾动脉狭窄等肾脏疾病之后的肾性高血压，继发于嗜铬细胞瘤、甲状腺功能亢进、原发性醛固酮增多症等内分泌疾病之后的内分泌性高血压，继发于脑炎、脑瘤等疾病之后的神经原性高血压，以及机械性血流障碍性高血压、妊娠高血压综合征和其他原因引起的高血压。此外，中毒、服用某些药物，如口服避孕药、长期大剂量服用泼尼松等都可引起血压增高。由于这些高血压都是继发于某种明确的疾病或某一原因之后，故称为继发性高血压或症状性高血压。

继发性高血压占所有高血压患者的 5% ～ 10%，但因其病因明确，如能注意诊断，其中部分患者可以得到根治。这与需要终身服药的高血压病不同。不少早期继发性高血压的临床症状与高血压病相似，若不到医院去进一步检查，会误诊为高血压病。

由于继发性高血压与原发性高血压（高血压病）的治疗及预后完全不同，因此，凡高血压伴有以下情况应多考虑是继发性高血压：

严重或顽固性高血压。

年轻时发病。

原来控制良好的高血压突然恶化。

突然发病。

合并周围血管病的高血压。

临床上具有高血压病所罕见的一些表现，如柯兴病、嗜铬细胞瘤、甲亢等内分泌疾病的特征表现。

高血压病分几期

1979年我国修订的高血压病临床分期标准，按临床表现，将高血压病分成三期。

Ⅰ期：血压达到确诊高血压水平，舒张压大部分时间波动在12.0~13.3千帕（90~100毫米汞柱）之间，休息后能够恢复正常，临床上无心脏、脑、肾并发症表现。

Ⅱ期：血压达到确诊高血压水平，舒张压超过13.3千帕（100毫米汞柱）以上，休息后不能降至正常，并有下列各项中的一项者：①X线、心电图或超声心动图检查，有左心室肥大的征象；②眼底检查，见有颅底动脉普遍或局部变窄；③蛋白尿和（或）血浆肌酐浓度轻度升高。

Ⅲ期：血压达到确诊高血压水平，舒张压超过14.7~16.0千帕（110~120毫米汞柱），并有下列各项中一项者：①脑血管意外或高血压脑病；②左心衰竭；③肾功能衰竭；④眼底出血或渗出，有或无视乳头水肿。

急进型恶性高血压，病情急剧发展，舒张压常持续在17.3千帕（130毫米汞柱）以上，并有眼底出血、渗出或视乳头水肿。

从上述分期可见，Ⅰ期高血压病心脑肾等脏器尚无受到损害；Ⅱ期高血压病有心脑肾轻度损害或单一靶器官损害的征象，但仍处于器官功能代偿阶段；而Ⅲ期高血压病心脑肾器官损害严重，且已丧失代偿能力。

按病因种类高血压分为几类

按病因种类，高血压可分为原发性高血压和继发性高血压。高血压患者中约90%为原发性高血压，约10%为继发性高血压。

原发性高血压：即高血压病，其发病机制学说很多，但真正的病因目前尚未完全阐明，临床上以动脉血压升高为主要表现。

继发性高血压：是指继发于某一种疾病或某一种原因之后发生的血

压升高，应用现代医学技术能够找到其发病原因，其中大多数可通过手术等治疗技术去除病因而使其高血压得到治愈。例如继发于急慢性肾小球肾炎、肾动脉狭窄等肾脏疾病之后的肾性高血压，继发于嗜铬细胞瘤等内分泌疾病之后的内分泌性高血压，继发于脑瘤等疾病之后的神经原性高血压，以及机械性血流障碍性高血压、医源性高血压、妊娠高血压综合征和其他原因引起的高血压。

原发性高血压有哪些特点

原发性高血压常表现以下特点：

早期无症状或症状轻微，不易被发现，易被漏诊。很多高血压病患者早期无症状，仅在体检或因其他疾病就医时偶然发现血压升高。也有部分患者，仅表现轻微的头痛、头胀、头晕或颈部发胀等症状，如果门诊医生稍不注意，极易漏诊。

心脑肾损害为常见的并发症。高血压患者如不能很好地治疗，常引起心、脑、肾损害。心脏早期损害表现可有心室肥厚，晚期出现心脏扩大、心力衰竭征象，如合并冠心病常有心绞痛发作。肾脏早期损害可有蛋白尿，少量红细胞和管型，晚期进一步发展为氮质血症及尿毒症、贫血、浮肿、酸中毒等一系列症状。高血压常见神经系统并发症是脑梗塞和脑出血，死亡率很高。

病情的轻重与血压高低程度不一致。有些轻型高血压，虽有左心室肥厚或其他器官损害的改变，但却没有任何自觉症状，同正常人一样。此外，脑血管意外、心衰、肾衰并不都见于重症高血压，有些轻型高血压也会发生，因此，高血压病的预后并不单纯取决于血压值的高低和一般自觉症状的程度，而应把血压的高低和靶器官损伤的程度，统一考虑，综合分析，才能做出正确判断。

患病年龄越小，预后越差。未经治疗的高血压患者自然平均生存年限为 20 年，前 15 年常无明显并发症。由于高血压病患者起病年龄不同，对预后的影响差别很大。高龄起病对预后影响小，患病年龄越小，预后越差。

需长期合理治疗。由于高血压病因尚不完全清楚，每个患者的个体差异很大，所以，治疗尚无最佳方案，必须坚持个体化原则，长期甚至终生合理治疗，对延长寿命，改善预后有很大意义。

继发性高血压的分类

继发性高血压常见有以下几种：

肾实质性高血压：肾实质性高血压是最常见的继发性高血压。以慢性肾小球肾炎最为常见，其他包括结构性肾病和梗阻性肾病等。应对所有高血压患者初诊时进行尿常规检查以筛查除外肾实质性高血压。体检时双侧上腹部如触及块状物，应疑为多囊肾，并作腹部超声检查，有助于明确诊断。测尿蛋白、红细胞和白细胞及血肌酐浓度等，有助于了解肾小球及肾小管功能。

肾血管性高血压：肾血管性高血压是继发性高血压的第二位原因。国外肾动脉狭窄患者中75%是由动脉粥样硬化所致（尤其在老年人）。我国，大动脉炎是年轻人肾动脉狭窄的重要原因之一。纤维肌性发育不良在我国较少见。肾动脉狭窄体征是脐上闻及向单侧传导的血管杂音，但不常见。实验室检查有可能发现高肾素，低血钾。肾功能进行性减退和肾脏体积缩小是晚期患者的主要表现。超声肾动脉检查、增强螺旋CT、磁共振血管造影、数字减影，有助于诊断。肾动脉彩色多普勒超声检查，是敏感和特异性很高的无创筛查手段。肾动脉造影可确诊。

嗜铬细胞瘤：嗜铬细胞瘤是一种少见的继发性高血压，尿与血儿茶酚胺检测可明确是否存在儿茶酚胺分泌亢进。超声或CT检查可做出定位诊断。

原发性醛固酮增多症：检测血钾水平作为筛查方法。停用影响肾素的药物后，血浆肾素活性显著低下，且血浆醛固酮水平明显增高提示该病。血浆醛固酮与血浆肾素活性比值大于50，高度提示原发性醛固酮增多症。CT/MRI检查有助于确定是腺瘤或增生。

柯氏综合征：柯氏综合征中的80%伴高血压。患者典型体型常提示此综合征。可靠指标是测定24小时尿氢化可的松水平，＞110纳摩尔/升高度提示本病。

药物诱发的高血压：升高血压的药物有：甘草、口服避孕药、类固醇、非甾体抗炎药、可卡因、安非他明、促红细胞生成素和环孢菌素等。

由于病因病理不同，治疗原则也不相同。原发性高血压只有积极治疗高血压，才能有效地防止并发症；而继发性高血压首先是治疗原发病，才能有效地控制高血压发展，仅用降压药控制血压是很难见效的，所以，临床上遇到高血压患者，必须排除其他疾病所致的高血压，才能诊断为高血压病。

何谓肾血管性高血压

所谓肾血管性高血压，是指各种原因引起的肾动脉或其主要分支的狭窄或闭塞性疾病，引起肾血流量减少或缺血所致的高血压。若能及时解除狭窄或闭塞，高血压可以逆转。它与原发性高血压合并肾小动脉硬化所致的广泛肾小动脉阻塞不同，这种阻塞不能解除。

肾血管性高血压常由肾动脉粥样硬化，多发性大动脉炎，肾纤维肌性结构不良，以及肾动脉周围病变的压迫所引起。肾动脉粥样硬化与动脉硬化闭塞症一样，也是全身性疾病的一部分，多见于中老年人，以男性患者较多，并常伴有血脂增高和糖尿病，病变多累及肾动脉开口处。多发性大动脉炎好发于年轻女性，临床上常表现一侧或双侧桡动脉搏动减弱或消失，颈部或上腹部闻及血管杂音。而肾动脉纤维肌性结构不良也好发于年轻女性，但一般只累及肾动脉及其分支，当然也可涉及其他动脉，可是比较少见。

肾血管性高血压的发病机理，是由于肾动脉的狭窄或闭塞，肾脏血流量不足，肾缺血，肾内血压下降，可刺激肾脏球旁细胞分泌大量肾素，引起血管紧张素Ⅱ生成增多，该物质可使全身血管收缩，血压升高；另一方面，醛固酮分泌增多，钠与水潴留，导致血压升高。肾缺血时肾内抗高血压物质，如缓激肽、前列腺素生成减少，反过来，高血压又可引起肾细小动脉病变，加重肾缺血，这样相互影响，就使血压持续升高。

肾血管性高血压占所有高血压患者的5%～10%，临床上主要表现血压持续升高，尤以舒张压增高更明显，用一般降压药物治疗很难控制，常伴有心血管病变，如冠心病等。由于血压升高，还常出现头晕头痛，胸闷心悸，恶心呕吐及视力减退等症状。此外，腰痛也是较常见症状，部分患者有血尿或蛋白尿，严重时可出现心力衰竭，肾功能不全，营养不良等肾病综合征表现。如果治疗及时，肾脏供血改善后，以上症状可以消失。

肾血管性高血压以手术治疗为主，如腹主动脉—肾动脉搭桥术、肾动脉成形术、肾动脉内膜剥脱术或介入性治疗等。可根据患者的具体情况，选以上手术方法的一种，如无法施行以上手术，或已经确定患侧的肾脏已无功能，而且对侧肾脏功能良好者，可做患肾切除术。

什么是老年高血压？有何特点

老年高血压系指年龄大于 65 岁，血压值持续或非同日 3 次以上超过标准血压诊断标准，即收缩压 ≥21.3 千帕（160 毫米汞柱）和（或）舒张压≥12.6 千帕（95 毫米汞柱）者。

近年来，对老年高血压的研究有了较大进展，认为它主要有以下特点：

收缩压与舒张压相差较大：老年人各器官都呈退行性变化，尤其是心血管系统，动脉硬化明显，几乎成了无弹性的管道。心脏射血时主动脉不能完全膨胀，动脉内骤增的血容量得不到缓冲，导致收缩期血压增高，而舒张压相对较低，导致脉压差增大。

血压波动大：表现活动时增高，安静时较低；冬季偏高，夏季偏低，而且血压越高，其季节性波动越明显。在 24 小时以内，以及在一个较长时期都有较大波动，容易发生体位性低血压。这与老年人的压力感受器官调节血压的敏感性减退有关。

并发症与合并症多：老年人由于生理机能减退，因此，患高血压后容易引起心、脑、肾的合并症，如心绞痛、心肌梗死、脑卒中、肾功能不全等，或并发支气管哮喘、糖尿病等，此时需特别注意，不要应用使同时患有的疾病加重的药物。

恶性高血压罕见：老年人的高血压以良性高血压居多，恶性高血压极少。表现为起病缓慢，进展慢，症状多不典型或无明显自觉症状，常在体检中或并发脑血管病时才被发现。

老年人测量血压可有读数过高，所谓"假性高血压"的情况，这是由于气囊压不住硬化的肱动脉所致。因此当老年人血压很高而又无明显的靶器官损伤时，应考虑"假性高血压"的可能性。这类患者不易耐受降压治疗，服用降压药可出现严重症状或并发症。

体位性低血压多见：尤其是在降压治疗过程中，体位性低血压更易出现，发生的频率随年龄与神经、代谢紊乱而增加，也与压力感受器调节血压的功能减弱有关。

低肾素型：周围血浆肾素活性随年龄增长而降低，约半数老年人高血压属低肾素型。

儿童及青少年有高血压吗?

高血压被认为是成年人的病症，实际上儿童高血压并不少见，因为有些成年人的高血压是儿童期发展而来的。因此，儿童期高血压越来越受到重视，对儿童及青少年高血压的发现和治疗是防治成人高血压的根本措施。另外，儿童高血压也是影响儿童发育、威胁儿童生命的重要原因。

什么是顽固性高血压

顽固性高血压是指执行一个完整的治疗计划，包括生活方式的改良（高血压的非药物治疗）和适当的联合用药后（指高血压病患者服用3种或3种以上的、不同作用机制的、全剂量降压药物），仍不能使典型原发性高血压患者的血压下降到18.7/12.0千帕（140/90毫米汞柱）以下，或单纯收缩期高血压患者的收缩压不能下降到18.7千帕（140毫米汞柱）以下。顽固性高血压占整个高血压人群的5%～18%。由于血压控制不好，必然会并发心脏、脑、肾脏、血管病变。因此，对这类患者需要及早找出原因并及时开始新的治疗方案，控制血压，以阻断恶性循环。

什么是直立性高血压

直立性高血压是指患者在站立或坐位时血压增高，而在平卧位时血压正常。这种高血压在国内高血压患者中占4.2%，国外报道占10%。此病的特点是一般没有高血压的特征表现，多数在体检或偶然的情况下发现，其血压多以舒张压升高为主，且波动幅度较大，少数患者可有乏力、心悸等。血液检查发现血浆肾素活性较正常人高，甚至超过一般高血压患者。我们知道，在人体心脏水平面以下有静脉和静脉窦，当受到血液重力影响时，这些静脉和静脉窦会胀大起来，医学上将这些静脉或静脉窦称为"重力血管池"。当人平卧时这些血管池不受什么影响，但在站或坐位时，由于淤滞在下垂部位静脉血管池内的血液过多，使回流心脏的血流量减少，心排出量降低，从而导致交感神经过度兴奋，全身小血管，尤其是小动脉长期处于收缩或痉挛状态，造成血压升高。有些人对这种反应特别敏感，所以可产生体位性高血压。

对于这种高血压，一般不用降压药物治疗，若使用降压药如利尿剂，不但不能降压，反而会激发血压进一步升高。因此主要治疗方法是体育锻炼，提高肌肉丰满度。个别症状明显者，可适当服用脑复康、肌苷、维生素 B_{12}、谷维素等调节神经即可。

什么是妊娠高血压综合征

妊娠 20 周后，孕妇发生高血压、蛋白尿及水肿称为妊娠高血压综合征。孕妇血压升高达 ≥140/90 毫米汞柱，或血压较孕前或孕早期血压升高 ≥25/15 毫米汞柱，至少 2 次，间隔 6 小时；单次尿蛋白检查 ≥30 毫克，至少 2 次，间隔 6 小时，或 24 小时尿蛋白定量 ≥0.3 克；体重增加 >0.5 千克/周为隐性水肿。按水肿的严重程度可分为（＋）：局限踝部及小腿；（＋＋）：水肿延及大腿；（＋＋＋）：水肿延及会阴部及腹部。

妊娠高血压：仅有高血压，伴或不伴有水肿，不伴有蛋白尿。

妊娠高血压综合征可引起先兆子痫，是多系统受累的情况，主要的是母体异常发生于肾、肝、脑及凝血系统，伴有头痛，视物不清，抽搐，恶心，呕吐，右上腹疼痛；眼底不仅有痉挛还有渗出，或出血；肝、肾功能异常，或有凝血机制的异常；伴有心衰或/及肺水肿的存在。由于胎盘血流减少，可引起胎儿生长迟缓或胎死宫内。

什么是皮质醇增多症

皮质醇增多症又叫柯兴综合征，是肾上腺皮质功能亢进中最常见的一种。主要是由于肾上腺皮质分泌过多的皮质醇类激素，引起一系列病理改变而发生的一种疾病。多见于 20～40 岁的青年人，女性多见。

本病的主要特点：

起病缓慢，是一种慢性进行性疾病。

脂肪代谢紊乱，最明显的一点是肥胖。这种肥胖与众不同，主要是躯干明显，特别是背部脂肪很多，而四肢相对显得瘦小；脸胖呈圆形，故有"水牛背""满月脸"之称。患者满面红光，体毛增多，毛发油腻。

糖代谢紊乱，使患者在临床上出现糖尿病症候群和糖尿，占本病的10%~30%，称为类固醇性糖尿病。

蛋白质代谢紊乱，临床上出现蛋白质过度消耗现象，如皮肤菲薄，毛细血管脆性增加，易发生皮下瘀点或出血点；下腹部、臂外侧、大腿内外侧，可见典型紫纹，呈对称性。全身肌肉萎缩，以四肢为甚。骨质脱钙，久病者呈广泛骨质疏松。儿童患者生长发育受抑制，以致身材瘦弱。

电解质代谢紊乱和酸碱平衡失调，大多数电解质正常，但也可有低钾，浮肿。

性功能异常。女性表现多毛，痤疮，月经紊乱，闭经，男性患者可出现阳痿等。

高血压。约90%的患者有高血压，收缩压与舒张压均有中等以上升高，一般在20.0/13.3千帕（150/100毫米汞柱），患者主诉头痛头晕，胸闷心悸，视力模糊等症状。长期高血压可并发左心室肥厚，心肌劳损，心律失常，心力衰竭，脑卒中和肾功能衰竭，有时有蛋白尿和低渗尿等。

什么是原发性醛固酮增多症

原发性醛固酮增多症是由于肾上腺皮质增生或肿瘤（多数为腺瘤，癌瘤较少见）分泌过多醛固酮所引起的一种临床综合征。醛固酮是由肾上腺皮质分泌的一种激素，对调节人体钠、钾、氯和水的代谢起重要作用。当肾上腺皮质由于增生或肿瘤分泌过多的醛固酮时，就可出现一系列病理变化。这种病症一般多发生于30~50岁，女性多于男性，是一种继发性高血压，发病率占高血压的0.1%~0.5%。

什么是嗜铬细胞瘤

嗜铬细胞瘤是发生于肾上腺髓质、交感神经节、旁交感神经节或其他部位的嗜铬组织中的肿瘤。这种肿瘤持续或间接地释放大量儿茶酚胺（去甲肾上腺素、肾上腺素、多巴胺）引起发作性高血压伴交感神经兴奋为主要临床表现的内分泌疾病。严重发作可引起心脑血管意外而危及患者生命。若能早期诊断，良性嗜铬细胞瘤经手术可以治愈。

本病是一种罕见的继发性高血压，患病率占高血压病的0.1%~1%。近年来随着医学的发展和医生警惕性的提高，本病的发现已渐渐增多，男女发病数相似，各年龄组均可发生，以20~50岁最多见，儿童患者也不少。小儿患者男女比例为2：1。本病可有家族史，称为家族性嗜铬细胞瘤，属于多发性内分泌腺瘤中的Ⅱ、Ⅲ型，良性者占80%~90%，恶性者占10%~20%。肿瘤直径12~16厘米，重量自数克至3千克，大小不等，一般均在100克左右。

什么是缓进型高血压

缓进型高血压起病隐匿，病情发展缓慢，病程较长，可达数十年，多见于40岁以上的人，早期可无任何症状，偶尔在查体时发现血压升高。个别患者可突然发生脑出血，此时才发现高血压。但多数早期高血压患者，常表现头痛，头胀，失眠，健忘，耳鸣，眼花，记忆力减退，心悸，乏力等症状，这些症状部分由于高级神经功能失调所致，其轻重与高血压程度不一致。早期高血压往往是收缩压和舒张压均高，血压波动较大，易于精神紧张，情绪波动和劳累后增高，去除病因或休息后，血压能降至正常，称为波动性或脆性高血压阶段。高血压经休息后不能转至正常，需要服用降压药物治疗。收缩压明显升高时，表明合并有主动脉硬化。后期血压持续在较高水平，伴有心、脑、肾等器官的器质性损害和功能障碍。

什么是急进型恶性高血压

急进型恶性高血压包括急进型高血压和恶性高血压。所谓急进型高血压是指病情一开始即为急剧进展，或经数年的缓慢过程后突然迅速发展。常见于40岁以下的青年人和老年人，临床上表现血压显著升高，常持续在 26.6/17.3 千帕（200/120 毫米汞柱）以上，眼底检查可见视网膜出血或渗出。恶性高血压多见于年轻人，舒张压常超过 18.7 千帕（140 毫米汞柱），出现视乳头水肿（Ⅱ极）。现在认为二者病理改变和临床表现相似，急进型高血压如不及时治疗，可迅速转为恶性高血压。也就是说，恶性高血压是急进型高血压病的最严重阶段，因此，目前统称为急进型恶性高血压。

急进型恶性高血压早期也可以没有自觉症状，或仅有头痛，以清晨为重，并常因极度疲劳、精神过度紧张、寒冷刺激、更年期内分泌失调等诱因，使血压突然升高，舒张压超过 17.3 千帕（130 毫米汞柱）以上，检查眼底可见视网膜出血、渗出或视乳头水肿，还可能出现心功能不全的表现，如心尖搏动明显，心脏扩大，但以肾功能损害最为突出。常有持续性蛋白尿、血尿、管型尿，并可合并微小动脉内溶血和弥漫性血管内凝血，有时可出现溶血性贫血，这时往往提示病情危重。

急进型高血压是临床高血压的一种紧急情况，虽然不如高血压脑病凶险，但若不及时降压治疗，常可危及生命。据统计资料显示，1 年内生存率仅为 10%～20%，多数患者在 1 年内死亡。无肾功能损害或肾功能损害较轻者预后较好，有长期生存的可能。急进型恶性高血压的预后与病因、病程、血压水平、眼底改变及心脑肾功能损害程度有关。血压水平高及心脑肾等重要脏器损害严重者预后较差。近年来由于对急进型恶性高血压研究的不断深入，治疗方法的改进和新药的出现，使其预后大为改观。

什么是高血压病急症

高血压病虽然是一种慢性渐进性疾病，但是，在某一条件下，由于血压突然急遽升高或伴有某一脏器严重受损，就可以发生高血压急症。高血压急症主要包括：

急进型恶性高血压。

高血压脑病。

急性左心衰竭。

急性冠状动脉供血不足。

颅内出血（脑出血）。

手术后高血压。

急性主动脉夹层血肿。

可乐宁停药反应。

什么是高血压危象

高血压危象是由于周围小动脉发生暂时性强烈痉挛,导致血压急骤升高而引起的,它常常由于情绪变化、过度疲劳、气候变化、停用降压药或绝经期内分泌功能失调所诱发。发作时收缩压可高达 26.7 千帕(200 毫米汞柱),同时心、肾、脑及腹部内脏由于供血不足处于缺血状态,当供给心脏营养和氧气的冠状动脉缺血时,则可发生严重的心绞痛;脑血管痉挛时可有一过性脑缺血,出现半身感觉障碍,一侧肢体活动失灵,一侧面部、唇、舌麻木,失语,流口水,说话困难,视物不清,喝水易呛等。高血压危象时,患者还会出现交感神经兴奋的症状,如剧烈头痛、头晕、恶心、心慌、面色苍白、大量出汗,同时血压继续升高。

高血压危象的症状一般持续几分钟到几小时,最长可达几天,但是发作过去后不会留下永久性的损伤,肢体活动不便、失语等症状可以消失。但是高血压发作时,必须迅速到医院急诊治疗。高血压危象往往是"中风"的先兆,所以患高血压的人,应避免精神高度紧张、情绪激动,注意劳逸结合,时时警惕,尽量不要出现高血压危象。出现过高血压危象的人,要注意坚持用药,遵从医生指导,警惕"中风"的早期信号。

什么是高血压脑病

若血压突然升高引起急性脑循环功能障碍,致使脑血管痉挛,脑水肿,颅内压增高者称高血压脑病。呈亚急性发作,从发病到症状明显需 24~48 小时,发病机制可能由于平均动脉压 >21.3 千帕(160 毫米汞柱)时引起脑血管调节功能障碍,致脑血管痉挛,脑水肿或斑点状出血。高血压脑病也可见于各种继发性高血压,以急性肾炎较多见。出现剧烈头痛、视力障碍、恶心、呕吐、抽搐、昏迷、一过性偏瘫、失语等。眼底可见小动脉痉挛、视神经乳头水肿、出血及渗出物等。脑脊液压力升高,经降压治疗 1~2 小时后,头痛与意识障碍可明显好转。

高血压流行的一般特征和规律

经过多年的流行病学研究,现在对高血压在人群中的流行特征和规律有了比较清楚的认识。高血压流行的一般规律是:

高血压患病率与年龄呈正相关。

女性更年期前患病率低于男性,更年期后高于男性。

与饮食习惯有关。人均盐和饱和脂肪摄入越高,平均血压水平越高。经常大量饮酒者血压水平高于不饮或少饮者。

与经济发展水平呈正相关。经济落后的地区很少有高血压,经济越发达,人均血压水平越高。

患病率与人群肥胖程度和精神压力呈正相关,与体力活动水平呈负相关。

同一人群有季节差异,冬季患病率高于夏季。

有地理分布差异。一般规律是高纬度(寒冷)地区高于低纬度(温暖)地区。高海拔地区高于低海拔地区。

高血压有一定的遗传基础。直系亲属(尤其是父母及亲生子女之间)血压有明显相关。不同种族和民族之间血压有一定的群体差异。

高血压病是否遗传

高血压病是不是遗传性疾病,多年来一直为人们广泛关注,许多人通过大量事例对高血压与遗传的关系,进行了深入细致的研究,结果发现:

双亲血压均正常者,子女患高血压的概率是3%;父母一方患高压病者,子女患高血压的概率是28%;而双亲均为高血压者,其子女患高血压的概率是45%。

高血压病患者的亲生子女和养子女生活环境虽一样,但亲生子女较易患高血压病。

孪生子女一方患高血压,另一方也易患高血压。

在同一地区不同种族之间的血压分布及高血压患病率不同。

高血压产妇的新生儿血压要比正常血压者为高。

动物实验研究已成功建立了遗传性高血压鼠株,繁殖几代后几乎100%发生高血压。

157

嗜盐、肥胖与高血压发病有关的因素也与遗传有关。

以上证明,遗传因素在原发性高血压病的发病中起重要作用,但是,除了遗传因素外,高血压发病还与其他因素有关,遗传因素必须与环境因素综合作用,才会导致血压升高。

哪些人易患高血压

通过流行病学调查和实验研究,目前认为下列因素与血压升高有关。

遗传因素:许多临床调查资料表明,高血压是多基因遗传,在同一家庭高血压病患者集中出现,不是因为他们有共同的生活方式,主要是因有遗传因素存在。遗传性高血压患者有两种类型的基因遗传:

具有高血压病主基因,随年龄增长必定发生高血压。

具有高血压副基因,这些人如无其他诱发高血压病的因素参与则不发病,但目前如何从形态、生化或功能方面检测出这些遗传素质还是很困难的。

体重因素:体重与血压有高度的相关性。有关资料显示,超重、肥胖者高血压患病率较体重正常者要高2~3倍。前瞻性研究也证明,在一个时期内体重增长快的个体,其血压增长也快。我国的人群研究结果无论单因素或多因素分析,均证明体重指数偏高,是血压升高的独立危险因素。

营养因素:近年来有关膳食结构与血压调节之间的关系研究较多,而比较多的研究认为,过多的钠盐、大量饮酒、膳食中过多的饱和脂肪酸或不饱和脂肪酸与脂肪酸比值过低,均可使血压升高,而膳食中有充足的钾、钙、优质蛋白质可防止血压升高。

吸烟:现已证明吸烟是冠心病的三大危险因素之一。吸烟可加速动脉粥样硬化,引起血压升高。据测:吸两支烟10分钟后由于肾上腺素和去甲肾上腺素的分泌增加,而使心跳加快,收缩压和舒张压均升高。吸烟者易患恶性高血压,且易死于蛛网膜下腔出血,而且尼古丁影响降压药的疗效,所以,在防治高血压的过程中,应大力宣传戒烟。

精神和心理因素:调查发现从事紧张度高的职业,如司机、售票员,其高血压的患病率高达11.30%,其次是电话员、会计、统计人员,其患病率达10.2%。说明高血压病在从事注意力高度集中、精神紧张又缺少体力活动者中易发生。

年龄与性别:高血压病的发病率随年龄增加而升高。据国内资料统计显示,40 岁以下的发病率平均为 3.4%,40～49 岁为 10.2%,50～59 岁为 17.2%,60 岁以上为 24.1%。男性高血压病患病率为6.96%,女性为 8.4%,女性高于男性。一般来说,在 35 岁以前男性患病率略高于女性,35 岁以后则女性高于男性,这可能与女性的妊娠与更年期内分泌变化有关。

妊娠高血压史:女性高血压病患者常有妊娠高血压史。据统计440人中有妊娠高血压病史者为 172 人,发病率为 39.06%。

药物:女用避孕药、激素(泼尼松、地塞米松)、消炎止痛药如消炎痛以及中药麻黄、甘草等均有升压作用,因此高血压病患者在应用上述药物时要注意。

总之,许多因素与高血压的发病有关,而高血压病可能是遗传、营养、体重及社会心理等多种因素综合作用的结果。

儿童及青少年高血压的原因

儿童高血压的诊断,目前无系统的诊断标准,由于血压随年龄增长而有增高的现象,因此,对不同年龄的儿童应采取不同的标准。1988 年美国国立卫生研究院规定大于或等于 95 百分位为各年龄高血压的诊断标准。其发病因素主要有:

遗传因素:是儿童高血压发病的一个重要因素。研究发现,父母患有高血压病,其子女发生高血压的概率是父母无高血压者的 2 倍,父母一方是高血压者,子女中有 1/3 可能发生高血压病。

神经内分泌因素:小儿的大脑、中枢神经系统处于发育不完善时期,容易兴奋和疲劳,对于神经脆弱的儿童来说,若受到家庭、学校或社会环境因素中的不良刺激,会使大脑皮质兴奋和抑制失衡,容易在皮质下血管舒缩中枢形成以血管收缩神经冲动占优势的兴奋灶,从而引起全身小动脉痉挛及外周阻力增加,使血压升高。不良刺激还会造成自主神经功能紊乱,引起体液内分泌激素的改变。交感神经兴奋促使肾上腺髓质分泌过多的肾上腺素和去甲肾上腺素,使血管收缩,血压升高。小动脉血管长时间地痉挛,可致脏器缺血。肾缺血时肾小球旁细胞分泌肾素,更加重了全身小动脉的痉挛。

肥胖:一个人的血压随体重的增加而上升,体重每增加9千克,舒张压即升高0.53千帕(4毫米汞柱)。患肥胖症的儿童高血压发生率是正常体重者的2~6倍。

钠摄入过多:流行病学研究表明,每日摄钠小于或等于3.0克者,平均血压较低,且血压不随年龄而升高。若每日摄钠7~8克,则血压成比例地升高,并发现减少氯化钠1克,则平均压降低0.1千帕(1毫米汞柱)。

继发性高血压在儿童及青少年中也较为常见,大部分为肾脏疾病所致。主要有急慢性肾小球肾炎、肾动脉狭窄、先天性泌尿系统畸形、先天性主动脉狭窄、肾上腺皮质增生及肾上腺肿瘤等。

老年高血压的诱发原因有哪些

老年高血压患病率很高,约占50%,其中多数为单纯收缩期高血压,常见原因有下列几种:

老年人喜食含钠高的食品,因为老年人味觉功能减退。

老年人腹部脂肪堆积和向心性肥胖容易发生高血压。

老年人存在胰岛素抵抗和继发性高胰岛素血症。

老年人的交感神经活动性高,血中肾上腺素水平较高,但不易排出。

老年人血管弹性降低,血管内膜增厚,常伴有动脉粥样硬化,此为老年人收缩期高血压的主要原因。

老年人肾脏排钠能力降低。

顽固性高血压的主要原因是什么

患者与医生配合不好,不能按嘱咐服药。

对药物不能耐受,即对多种降压药物有不良反应。

生活方式改良(非药物治疗)失效,如体重增加、酗酒等。

继续服用升高血压药物,如拟交感药、咖啡因、非固醇类抗炎药、肾上腺皮质类固醇、口服避孕药、甘草、抗抑郁药等。

血容量过多:盐吃得太多、肾脏出现进行性损害(肾硬化)。

精神紧张、工作负担过重的应激反应。

某些继发性高血压,例如肾炎、肾盂肾炎及糖尿病肾病等引起的肾实质性高血压,肾动脉狭窄引起的肾血管性高血压,以及肾上腺增生或腺瘤引起的原发性醛固酮增多症或嗜铬细胞瘤等。因为这些继发性高血压的治疗与一般常见的原发性高血压不同,而且血压常不易控制,易造成顽固性高血压。因此,当高血压顽固不降时,应到医院进一步检查,以寻找继发性高血压的诊断线索,及时采取手术或相应的有效药物进行治疗。

引起儿童继发性高血压的常见原因

心血管病:患有先天性主动脉狭窄的孩子,常有严重的高血压。因为循环功能较差,所以,孩子的个子一般多长不高。

肾脏疾病:如先天性肾脏发育不全,先天性泌尿道畸形,肾动脉狭窄,隐匿性肾炎,肾盂肾炎等,也多伴血压升高。一般患者早期症状多较轻微,主要表现发育迟缓,面色苍白,消瘦等,随着病情发展,可发生严重肾性高血压。此外,急慢性肾小球肾炎也常有高血压症状。

内分泌疾病:引起血压增高的内分泌疾病有肾上腺皮质增生、肾脏肿瘤等。临床上常表现患儿发育迟缓、面色绯红、汗毛多而又黑又长,尤其前额和背部更为明显。

维生素 D 过剩:在儿童生长期,为了预防佝偻病,给孩子补钙时若长期服用维生素 D 制品,如注射维生素 D 或口服鱼肝油等,会促使大量钙沉积于肾脏和大血管,引起肾钙化和大血管钙化,也会引起高血压。肾钙化也常影响正常发育,使孩子长不高。

交感神经系统与高血压有什么关系

高血压病的特征,为外周阻力持续增高导致血压的异常升高,并伴随着心脏与血管的结构性变化。神经调节是血压调节的一个重要方面。因此,在研究高血压的总外周阻力增高的机制时,人们会很自然地想到交感神经在其中的作用。经多年研究,可以认为至少在部分高血压患者中,交感神经活动的增强是高血压的始发因素。

在高血压的初期,交感神经兴奋作用于 β 细胞,使心率加快,心肌收缩力加强,心输出量增加;作用于血管 α 受体,使小动脉收缩,外周阻力增加,导致动脉压升高。另外,外周交感神经兴奋释放去甲肾上腺素,使血管收缩外周阻力增强,引起血压升高也是一个较明显的因素。但随着病情的进一步发展,血压的升高便可能逐渐摆脱对交感神经的依赖而发展

下去,这主要是下列因素影响的结果:

结构性强化作用:长时间的高血压灌注,可导致血管平滑肌细胞增生肥大,使管壁增厚,管腔狭窄,总外周阻力进一步增高,这是一个正反馈过程。

肾脏的作用:由于交感神经活动增强,使得肾小动脉收缩,血压升高。而血压升高的本身就可以造成肾动脉肥厚,管腔狭窄。上述变化的结果是肾血流量减少,需要更高的血压,才能维持肾脏的血流,其次,交感神经活动的增强使血压升高,对肾素释放的抑制减弱,肾素分泌增多,肾素—血管紧张素—醛固酮系统活性增强,也是血压升高的又一原因。

其他因素:如后负荷的增加,使得心肌变得肥厚,动脉压力感受器的重调,也与血压的升高有关。

总之,交感神经活性增加,可能参与原发性高血压发病的始发机制,但对血压的持续增高不一定起决定作用。在循环系统从正常状态发展为高血压状态的整个过程中,交感神经确实参与其过程,但更确切的机制和作用,还有待于今后进一步研究。

吸烟对血压有何影响

研究结果提示:吸烟可引起正常血压者血压升高和心率加快。在未治疗且无明显心、脑、肾并发症的男性原发性高血压患者中,吸烟者24小时白昼、夜间的收缩压和舒张压均高于不吸烟者。吸烟者夜间血压也明显高于不吸烟者,并形成夜间睡眠中血压不下降规律。

吸烟为什么会引起血压升高呢?目前认为主要是因为烟草中所含的剧毒物质尼古丁所引起的。尼古丁能刺激心脏和肾上腺释放大量的儿茶酚胺,使心跳加快,血管收缩,血压升高。有学者研究发现,吸1支普通的香烟,可使收缩压升高 1.3 ~ 3.3 千帕(10 ~ 30 毫米汞柱),长期大量地吸烟,也就是说,每日抽 30 ~ 40 支香烟,可引起小动脉的持续性收缩,天长日久,小动脉壁的平滑肌变性,血管内膜渐渐增厚,形成小动脉硬化。吸烟对血脂代谢也有影响,能使血胆固醇、低密度脂蛋白升高,高密度脂蛋白下降,因此,动脉粥样硬化的进程加快,容易发生急进型恶性高血压、蛛网膜下腔出血和冠心病、心肌梗死等,此外,还有资料显示,有吸烟习惯的高血压患者,由于对降压药的敏感性降低,抗高血压治疗不易获得满意疗效,甚至不得不加大剂量。

由此可见,吸烟对血压影响很大,因此奉劝有吸烟嗜好者,特别是高血压患者,最好及时戒掉这一不良习惯。

高血压和体重的关系

中国成人正常体重指数(千克/平方米)为 19～24,体重指数≥24 为超重,≥28 为肥胖。人群体重指数的差别对人群的血压水平和高血压患病率有显著影响。我国人群血压水平和高血压患病率北方高于南方,与人群体重指数差异相平行。基线体重指数每增加 3,4 年内发生高血压的危险女性增加 57%,男性增加 50%。

腹型肥胖也应受到重视,中国成人"代谢综合征"腰围切点的研究表明,腹部脂肪聚集和危险因素的增加有密切关系。以男性腰围≥85 厘米、女性≥80 厘米为切点,检出"代谢综合征"的假阳性率和假阴性率相对较低。最近,国际糖尿病联盟公布的"代谢综合征"有关腹型肥胖的标准是中国人腰围男性≥90 厘米、女性≥80 厘米。有关腹部肥胖的腰围目前暂用中国肥胖工作组建议的标准,但在不同的研究中可同时参考国际糖尿病联盟的标准。有关中国腹部肥胖的腰围标准仍需进一步研究。

我国 24 万成人数据汇总分析表明,BMI≥24 千克/平方米者患高血压的危险是体重正常者的 3～4 倍,患糖尿病的危险是体重正常者的 2～3 倍,具有 2 项及 2 项以上危险因素的高血压及糖尿病危险是体重正常者的 3～4 倍。BMI≥28 千克/平方米的肥胖者中 90% 以上患上述疾病或有危险因素聚集。男性腰围≥85 厘米、女性≥80 厘米者高血压的危险为腰围低于此界限者的 3.5 倍,其患糖尿病的危险为 2.5 倍,其中有 2 项及 2 项以上危险因素聚集者的高血压及糖尿病危险为正常体重的 4 倍以上。

至于体重增加引起血压升高的原因,有人认为是肥胖者往往伴有高胰岛素血症,从而导致钠潴留。此外,进食热量过多,而过多的碳水化合物可引起交感神经兴奋,激活体内肾素血管紧张素系统(RAS),导致血压升高。减轻体重有利于降低血浆中去甲肾上腺素及肾上腺素水平,降低 RAS 活力,利于降低血压。

因此,必须提倡合理饮食和适当运动,防止饮食中摄入的总热量超过机体的消耗能量,否则将导致肥胖而发生高血压。

高血压和饮酒的关系

按每周至少饮酒 1 次为饮酒计算,我国中年男性人群饮酒率30% ~66%,女性为2% ~7%。男性持续饮酒者比不饮酒者4年内高血压发生危险增加40%。持续饮酒者尚有一部分是每天少量饮酒,他们的饮酒总量不一定很高,少量饮酒和高血压的关系还需大量样本的调查研究才能确定,近来国外有观察认为少量饮酒者高血压的发病率低于不饮酒者和大量饮酒者,但这并不意味着每周饮酒少于1次对于高血压患者来讲是安全的。

高血压和高钠盐膳食的关系

我国人群食盐摄入量高于西方国家。北方人群食盐摄入量每人每天12 ~18克,南方为7 ~8克。膳食钠摄入量与血压水平呈显著相关性,北方人群血压水平高于南方。在控制了总热量后,膳食钠与收缩压及舒张压的相关系数分别达到0.63及0.58。人群平均每人每天摄入食盐增加2克,则收缩压和舒张压分别升高2.0毫米汞柱及1.2毫米汞柱。

多吃盐为什么会使血压升高

食盐的组成是氯化钠,钠离子和氯离子都存在于细胞外液中,钾离子存在于细胞内液中,正常情况下维持平衡。当钠和氯离子增多时,由于渗透压的改变,引起细胞外液增多,使钠和水潴留,细胞间液和血容量增加,同时回心血量、心室充盈量和输出量均增加,可使血压升高。

细胞外液中钠离子增多,细胞内外钠离子浓度梯度加大,则细胞内钠离子也增多,随之出现细胞肿胀,小动脉壁平滑肌细胞肿胀后,一方面可使管腔狭窄,外周阻力加大;另一方面使小动脉壁对血液中的缩血管物质(如肾上腺素、去甲肾上腺素、血管紧张素)反应性增加,引起小动脉痉挛,使全身各处细小动脉阻力增加,血压升高。

目前世界范围内的许多盐与高血压的关系资料均表明,盐的摄入量或尿钠离子排泄量(间接反应钠的摄入量)与高血压呈正相关,即人群摄入食盐量越多,血压水平越高。我国研究情况也显示,北方人食盐的摄入量多于南方人,高血压的发病率也呈北高南低趋势。

吃盐多的人都会得高血压吗

答案是否定的。研究结果表明,在人群中约有 20% 的人吃盐多了会得高血压,这部分人医学上称为盐敏感者,而大部分(80%)正常人吃饭稍咸一些并不会患高血压。但目前在人群中还无法区分盐敏感者及不敏感者,因此,从预防高血压的角度应注意适当控制食盐的摄入量,改变饮食"口重"的习惯。

对于已经发生高血压的患者,限盐也是有益的。实践证明,在高血压的早期或轻度高血压患者,单纯限盐即可能使血压恢复正常。而对中、重度高血压患者,限制盐的摄入量,不仅可提高其他降压药物的疗效,还可使降压药物的剂量减少,这样可大大地减少降压药物的副作用和药品费用。所以,不管是从预防高血压的角度,还是治疗高血压患者,限盐都是有益的。

高血压和高脂血症有何关系

高血压病的发生和发展与高脂血症密切相关。大量研究资料表明,许多高血压患者伴有脂质代谢紊乱,血中胆固醇和甘油三酯的含量较正常人显著增高,而高密度脂蛋白、胆固醇含量则较低。血清总胆固醇(TC)和低密度脂蛋白胆固醇(LDL–C)升高是冠心病和缺血性卒中的危险因素。首钢男工血 TC200 ~ 239 毫克/分升者,冠心病发病危险为 TC < 200 毫克/分升者的 2 倍,> 240 毫克/分升者的发病危险为 < 200 毫克/分升者 3 倍。上海一组职工资料也表明,虽然血 TC 水平低于西方,但其与冠心病死亡的相对危险仍呈对数线性关系。说明血 TC 作为冠心病发病的危险因素,没有最低阈值。另一方面,也有资料提示如血 TC 过低(< 140 毫克/分升),有可能增加出血性卒中的发病危险。我国 14 组人群研究显示,人群中高密度脂蛋白胆固醇(HDL–C)均值与冠心病发病率呈显著负相关。

高血压和高脂血症同属冠心病的重要危险因素,两者并存时,冠心病的发病率远较一项者高,因此,两项并存时更应积极治疗。

蛋白质与高血压有何关系

蛋白质是一切生命的物质基础，是构成机体组织器官的基本成分。从每个细胞的组成到人体的构造，从生长发育到受损组织的修复，从新陈代谢到酶、免疫机制及激素的构成，从保持人的生命力到推迟衰老、延年益寿都离不开蛋白质。

许多研究表明，蛋白质对预防高血压有一定作用，调查结果表明，多摄入优质蛋白质可使高血压的发病率下降，即使高钠饮食，只要摄入高质量的动物蛋白，血压也不升高。一些沿海地区渔民在海上经常精神高度紧张，睡眠时间少，吸烟饮酒量大，盐的摄入量也高，虽然存在许多高血压的危险因素，可是渔民的高血压患病率都比较低，冠心病和脑血管病的发病率也较低。

优质动物蛋白质预防高血压的机理，可能是通过促进钠的排泄，保护血管壁，或通过氨基酸参与血压的调节（如影响神经递质或交感神经兴奋性）而发挥作用。因此，在日常生活中一味强调素食来预防高血压是不可取的。我们在饮食中应适当地选择动物蛋白，如鸡、鸭、鱼、牛奶等，尤其是优质鱼是不可少的。

但是，从蛋白质的代谢来看，蛋白质作为升压因子的可能性并不能完全排除，因为在蛋白质的分解过程中，可以产生一些具有升压作用的胺类，如苯乙胺等，这些物质在肾功能正常时能进一步氧化成醛，由肾脏排出体外。但若肾功能不全或肾脏缺氧时，可导致胺的蓄积，完全有可能起升压作用。另外，人体的三大营养要素，蛋白质、脂肪和糖在体内是可以相互转化的，蛋白质摄入过多，热量过高，久而久之，也可造成肥胖、血管硬化，也会造成血压升高，因此，人们应适当摄取蛋白质。

钙与高血压有何关系

近年来科研人员发现，人体缺钙也会引起高血压。国外还有学者对580 例高血压患者和 330 例正常人进行观察，让他们每日服用超过正常规定量 800 毫克的钙，8 周后发现高血压患者收缩压和舒张压都有下降，而正常人不变。那么，补钙为何能降低血压呢？

目前认为，可能由如下机制所致：钙的膜稳定作用。钙结合在细胞膜上可降低细胞膜通透性,提高兴奋阈,使血管平滑肌松弛。钙自身可阻断钙通道,使细胞外的钙离子不能进入细胞内。

高钙可对抗高钠所致的尿钾排泄增加,而钾离子对稳定细胞膜起重要作用。维持足够的高钙摄入,可抵抗高钠的有害作用。有学者认为,40%的血压升高与甲状旁腺有关。甲状旁腺可产生一种耐高热的多肽物质,这是引起高血压的罪魁祸首,称为"致高血压因子"。"致高血压因子"的产生受低钙饮食刺激,而高钙饮食可抑制其产生。由于近十年来研究证实,膳食中钙不足可促使血压升高,因此,及早注意饮食中钙的供应和吸收,对高血压防治是有益的。含钙较多的食物有大豆及豆制品,奶及奶制品、鱼、虾、蟹、蛋、木耳、紫菜、雪里红等,这些在日常生活中均应注意适当摄入。

情绪与血压有什么关系

高血压是一种常见病,而发展中国家的农村发病率却很低。来自西方国家并且接受西方生活方式的移民,也容易得高血压。

有学者认为,这可能与伴随着现代生活而出现的情绪紧张有关。专家们指出,情绪激动,不论是愤怒、焦虑、恐惧,还是大喜大悲,都可能使血压一时性升高,原因是情绪属于高级神经活动。人在情绪激动时,在大脑皮质的影响下,可使延髓的心脏加速中枢和缩血管中枢兴奋,使交感神经与肾上腺系统的活动明显增强,一方面,使心脏收缩加强、加快,心输出量增多;另一方面,身体大部分区域的小血管收缩,外周阻力增大。由于心输出量增多和外周阻力加大,于是血压升高。稍安静后一方面来自大脑皮质的神经冲动减少,交感神经与肾上腺系统的活动减弱,使血压有所下降;另一方面,当血压升高,还可通过主动脉弓和颈动脉窦压力感受器反射,使血压恢复。

因此,注意控制情绪,对防止高血压的发生和发展有十分重要的意义。

血压与性格有什么关系

据研究发现,个性过强,容易激动,遇事急躁,难以自抑,过分自负,刻板固执,多疑多虑,个性怪癖,或压抑并抱有敌意,具有攻击倾向的人,均可引起体内代谢失调,生理功能紊乱甚至罹患高血压。

在日常生活中,我们常会看到一些人情绪激动时,面色发红、发白、发青,甚至在盛怒之下猝然昏倒而发生中风,这主要是剧烈情绪变化引起血压突然升高所致。不良情绪是高血压发病的诱因之一,而性格特征则是这个诱因的重要因素。人在情绪改变时,大脑皮质和丘脑下部兴奋性增高,体内常产生一些特殊物质,如肾上腺素、儿茶酚胺、血管紧张素等,这些物质会使血管痉挛,血压增高,失去了代偿能力,而发生左心衰竭。左心衰竭后,舒张期左心房血液向左心室灌注受阻,左心房压力增高,进而导致肺动脉高压,右心室因而逐渐肥厚并扩大,最后发生右心衰竭,而导致全心衰竭。

哪些药物可以引起高血压

激素类药物:如泼尼松、地塞米松、甲基或丙基睾丸素等。这些药物可引起水钠潴留,导致循环血量增加,而发生高血压。甲状腺激素类药物则能兴奋神经系统,引起血压升高。

止痛药物:如消炎痛、炎痛喜康、保泰松等,除了引起水钠潴留外,还可抑制前列腺素合成,使血管趋向收缩而致高血压。

避孕药:通过增进肾素—血管紧张素系统的活性,可使血管收缩,并刺激肾上腺皮质激素释放而造成高血压。

其他能引起高血压的药物,还有肾上腺素、去甲肾上腺素、利他林、多虑平、麻黄素及中药麻黄、甘草等。另外,某些降压药也可引起高血压,如常用的甲基多巴、胍乙啶等,当静脉注射时就有引起高血压的可能。特别值得注意的是,在服用降压药物优降宁时,如果进食含有酪胺的食物,如干酪、动物肝脏、巧克力、牛奶、红葡萄等,血压不但不降,反而会大大升高,甚至发生高血压危象,脑出血;而突然停用某些降压药物,如心得安、氯压定、甲基多巴等,也可引起同样严重后果。

因此,在服用这些药物时,应经常测血压。一旦发现血压有升高趋向,应根据情况减量或停药,或加用其他降压药。

皮质醇增多症引起高血压的原因

皮质醇增多症引起高血压的原因尚不清楚,可能与下列因素有关。

皮质醇加强了去甲肾上腺素对小动脉的收缩作用。

高浓度的皮质醇可引起体内钠水潴留,增加循环血容量。

除皮质醇外,还分泌 11 - 去氧皮质酮、皮质酮及 18 - 羟去氧皮质酮,使肾脏对钠的重吸收增强,体内钠水潴留,血容量增加,血管痉挛。

皮质醇可加强心肌收缩力,提高心搏出量和左心指数。

皮质醇可增强血浆肾素的活性,导致肾素—血管紧张素—醛固酮系统活性升高,引起血压升高。

广泛小动脉硬化,可能是高血压的后果,但也会加重高血压。

柯兴综合征患者红细胞的 $Na^+ - K^+ - ATP$ 酶活性增高,糖皮质激素可能抑制前列腺素(有扩张血管作用)的作用。

甲状腺功能亢进会引起高血压吗

甲状腺功能亢进症简称甲亢,是由于甲状腺分泌过多的甲状腺激素而引起的一种疾病。临床上患者主要表现为多食、易饿、消瘦、心慌、心跳、怕热、出汗、失眠、乏力、双手发抖等。有单纯收缩期高血压或以收缩期高血压为主,且有高动力循环状态的症状和体征,要考虑甲亢的可能。如发现双眼突出,甲状腺肿大,深部肌腱反射亢进等表现,对甲亢的诊断很有提示意义。测定血浆 T3、T4 水平明显升高,以及 TSH 水平低下,可确定诊断。必要时还可进一步行放射碘摄取试验及同位素甲状腺扫描。

甲亢时高血压发生的机制尚不清楚,一般认为,在过量甲状腺素作用下,心脏处于高动力状态,心排出量增加,是引起收缩性高血压的重要原因。有人研究发现,甲状腺激素能提高肾上腺能受体对儿茶酚胺的敏感性,也可能参与了高血压的发生。甲亢的高血压,很少表现为舒张压升高。如确诊为甲亢的患者发生明显的舒张压增高,则提示合并有原发性高血压或有其他继发性高血压。

什么是多囊肾?可引起高血压吗?

多囊肾是一种遗传性肾脏疾病,属先天性异常。其形成主要是肾实质和构造的发育障碍,常为双侧性,两侧受累程度多不相同。

多囊肾的肾组织为大小不等的囊肿满布于皮质和髓质,杂有不等的肾组织。囊泡所占体积远远超过肾实质部分,其外形酷似一簇葡萄。肾脏明显增大,肾脏断面囊肿内含浅黄色胶状液体。由于内出血可呈红色或咖啡色,含有少量蛋白、氯化物、胆固醇及少量尿素。若有钙盐沉积则显示混浊。囊肿之间可相互沟通,但不能与肾盂相连。囊肿压迫肾组织致使肾小管萎缩及硬化,肾小球消失,肾功能受损。同时也压迫肾内血管或伴有肾小动脉硬化。本病是慢性肾功能衰竭的常见原因之一。任何年龄均可发生,以婴儿及 40 岁以后者居多,男女发病率相近。

本病临床主要症状有腰部不适或疼痛,腰部肿物,镜下或肉眼血尿,蛋白尿,易并发肾内感染,70%~75%患者有血压升高,引起头痛头昏等症状。血压升高的原因,为肾囊肿压迫周围肾组织,分泌过多的肾素,导致肾性高血压。有的患者经手术治疗后,血压可恢复正常。但如果医治不及时,失去手术治疗机会,血压持续升高,可引起心脏扩大,心力衰竭。有些患者病情进展时,肾脏组织受压,肾功能受损则出现慢性肾功能不全,最终导致尿毒症。

肾肿瘤可引起高血压吗?

肾肿瘤占人类全部肿瘤的 2%~3%,包括良性肿瘤和恶性肿瘤。

常见的肾脏良性肿瘤有肾腺瘤、结构瘤、肾血管瘤、近球装置细胞瘤和肾囊肿等,而肾脏恶性肿瘤,则以肾细胞癌、肾盂癌、肾母细胞瘤较多见。

肾肿瘤约 40% 患者有高血压,通常血压在 20.0/12.0 千帕(150/90 毫米汞柱)以上。而目前能够肯定的自主分泌肾素的肿瘤有三种:近球装置细胞瘤、肾母细胞瘤和肾细胞癌。

近球装置细胞瘤的临床表现,酷似原发性醛固酮增多症,不同的是血浆肾素活性显著升高,且左右肾静脉取血测血浆肾素活性显示偏肾性,在手术切除肿瘤后,上述所有表现皆可恢复正常。而肾母细胞瘤患者,血浆肾素活性升高的发生率远远高于出现高血压者。有学者认为,这可能与瘤组织所分泌肾素的生化机能有关。当手术切除肿瘤或放射治疗后,可使高血压得以控制,肿瘤复发或转移时,高血压亦将复发。肾细胞癌并发高血压的发生率为 14%~40%,分别测定癌组织、癌周围组织和正常肾组织中的肾素含量,发现癌组织内的肾素含量最高,癌周围组织次之,正常肾组织最低。肾癌患者外周血浆肾素活性亦升高。有关学者认为,肾素活性越高,肿瘤的恶性程度越大,预后越差。在切除癌肿后,肾素值可有明显的下降,高血压亦可得到控制。

由于肾脏恶性肿瘤转移早,且症状多不典型,不易得到早期诊断,所以,每年进行健康检查是必要的。做肾脏 B 超检查,可以早期发现肾肿瘤。早期手术切除肿瘤,预后是好的。

高血压对心脏的危害

高血压对心脏的损害主要表现在以下两个方面。

对心脏血管的损害:高血压对心脏血管的损害主要是冠状动脉血管,而心脏其他的细小动脉则很少受累。有人研究认为,由于血压增高,冠状动脉血管伸张,刺激血管内层下平滑肌细胞增生,使动脉壁弹力蛋白、胶原蛋白及黏多糖增多,血管内膜层和内皮细胞损伤,胆固醇和低密度脂蛋白易浸入动脉壁,以及纤维增生;另外,由于平滑肌细胞内溶酶体增多,减少了对动脉壁上胆固醇等物质的消除。因此逐渐使冠状动脉发生粥样硬化,此时的冠状动脉狭窄,使供应心肌的血液减少,称之为冠心病,或称缺血性心脏病。

对心脏的损害:高血压累及心脏时,往往使心脏的结构和功能发生改变,由于血压长期升高,增加了左心室的负担,使其长期受累,左心室因代偿而逐渐肥厚、扩张,形成了高血压性心脏病。高血压性心脏病的出现,多是在高血压发病的数年或十几年后。在心功能代偿期,除偶感心悸或气短外,并无明显的其他症状。代偿功能失调时,可出现左心衰症状,稍一活动即心悸、气喘、咳嗽、有时痰中带血,严重时发生肺水肿。X 线检查,有部分能显示左心肥厚,自超声心动用于临床之后,心室肥厚的阳性率可高达90%以上。

有高血压病史者的心力衰竭危险比无高血压病史者高6倍。据中国心血管健康研究调查,我国心力衰竭患病率为0.9%,估计全国有心力衰竭患者400万。

高血压对大脑的危害

高血压对脑的危害主要是影响脑动脉血管。高血压病的早期,仅有全身小动脉痉挛,且血管尚无明显器质性改变。若血压持续增高多年,动脉壁由于缺氧,营养不良,动脉内膜通透性增高,血管壁逐渐发生硬化而失去弹性。管腔逐渐狭窄和闭塞。各脏器血管病变程度不一,通常以脑、心、肾等处病变最为严重。而脑内小动脉的肌层和外膜均不发达,管壁较薄弱,血管的自动调节功能较差,加上长期的血压增高,精神紧张或降压药物使用不当,血压的剧烈波动,引起脑动脉痉挛等因素都可促使脑血管病的发生。

临床上高血压引起脑血管的疾病主要有脑出血、高血压脑病和腔隙性梗死等。而脑出血又是晚期高血压病的最常见并发症。脑出血的病变部位、出血量的多少和紧急处理情况对患者的预后关系极大,一般病死率较高,即使是幸存者也遗留偏瘫或失语等后遗症。

血压升高是中国人群脑卒中发病的最重要危险因素,所以防治脑卒中的关键是平时有效地控制血压。

高血压对肾脏的危害

一般情况下,高血压病对肾脏的累及是一个比较漫长的过程。病理研究证明,高血压对肾脏的损害,主要是从细小动脉开始的,初期并无明显的肾脏形态及功能上的改变。先是肾小动脉出现硬化,狭窄,使肾脏进行性缺血,一些肾单位发生纤维化玻璃样变,而另一些正常的肾单位则代偿性肥大,随着病情的不断发展,肾脏的表面呈颗粒状,皮层变薄,由于肾单位的不断破坏,肾脏出现萎缩,继而发生肾功能不全并发展为尿毒症。

由于肾脏的代偿能力很强,开始唯一能反映肾脏自身调节紊乱的症状就是夜尿增多。但在尿常规检查时,可能在显微镜下见到红细胞、蛋白尿和管型。当出现肾功能代偿不全时,由于肾脏的浓缩能力减低,症状为多尿、口渴、多饮,尿比重较低,且固定在 1.010 左右。当肾功能不全进一步发展时,尿量明显减少,血中非蛋白氮、肌酐、尿素氮增高,全身水肿,出现电解质紊乱及酸碱平衡失调,X 线或 B 超检查示双侧肾脏呈对称性轻度缩小。选择性的肾动脉造影可显示肾内动脉有不同程度的狭窄。

舒张压每降低 5 毫米汞柱,可使发生终末期肾病的危险减少 1/4。肾脏一旦出现功能不全或发展成尿毒症,肾脏的损害将是不可逆转的。对肾功能不全和尿毒症的治疗仍然是世界医学的一个大难题。当然,肾功能不全阶段多数患者病情发展是缓慢的,如果注意保护肾功能,加上合理的药物治疗,患者可稳定一个较长的时期。近几年,肾移植和血液透析的出现,肾功能衰竭的生存期大大延长。不管怎样,高血压对肾脏的危害是很大的,必须引起人们的高度重视。

高血压与肾脏关系密切吗?

高血压与肾脏关系既密切又复杂。高血压能引起肾脏损害,而很多肾脏疾病又易出现高血压。高血压与肾脏病相互影响,互为因果,以至形成恶性循环。虽然人们很早就发现了这一现象,但二者之间的确切关系,至今仍有不少问题需要解决。

在轻、中度原发性高血压,病程早期相当长一段时间内,由于肾脏自身调节作用,并不出现肾脏结构及功能上的改变,只有当肾脏这种自身调节功能减退,出现高血压状态下的高钠负荷和急性容量扩张等病理状态下,经历一定时间后,才逐渐出现肾小管损伤及功能损害。临床上患者可有夜尿多,伴电解质排泄增加,实验室检查发现患者肾血流量降低。病情持续稳定地发展,5~10年后可出现轻至中度肾动脉硬化,继而导致肾单位缺血、萎缩,出现肾功能不全。其病情进展一般非常缓慢,年龄越大,患病率越高。另一方面,许多肾脏疾病本身也可以产生高血压。高血压是很多肾脏疾病伴随的重要表现,随着肾脏疾病的好转,肾脏结构和功能的恢复,升高的血压又可以降到正常水平。

由肾脏疾病所致的高血压为继发性高血压,大约占高血压发病率的5%,常由肾实质病变和肾血管病变引起。肾实质性高血压的发病机理主要有:肾素分泌增加,交感神经系统兴奋性增强,前列腺素、心钠素等扩血管物质减少,钠水潴留,细胞外液容量增多等多种因素参与所致,如急慢性肾小球肾炎、慢性肾盂肾炎、肾结核、肾结石、肾肿瘤、先天性肾脏病变多囊肾、马蹄肾、继发性的肾病变各种结缔组织疾病、糖尿病性肾病等,临床上最常见的有肾小球肾炎和肾盂肾炎。

肾血管性高血压是由于一侧或双侧肾动脉或分支狭窄、阻塞,肾血流量降低,引起肾素分泌增多所造成的高血压,及时解除动脉狭窄或闭塞,高血压可以逆转。

总之,高血压与肾脏的关系是非常复杂、密切的,两者在不同的情况下,互为因果。长期的高血压必然会累及肾脏,而肾脏的结构和功能发生改变时，又会引起高血压。在这两种情况下，血压升高和肾脏损害又可互相加剧，形成恶性循环。可见高血压和肾脏的关系是比较密切和特殊的。

高血压对眼底的危害

眼底的变化：在高血压病的早期，仅有全身细小动脉痉挛，无明显的病理学改变。血压增高持续多年之后，可引起全身细小动脉硬化，管壁增厚、变硬，弹性减退，管腔狭窄。而人体眼底的动脉，基本上反映了人体全身动脉的情况。眼底视网膜动脉可作为临床判断高血压病情的重要体征。

临床实践证明，高血压病早期，无脑、心、肾器质性损伤时，心脏检查无心脏扩大，心电图正常或大致正常，尿常规正常，眼底检查大都是正常的。当高血压发展到一定程度时，视网膜动脉可出现痉挛性收缩，动脉管径狭窄，中心反射变窄；如血压长时间增高，视网膜动脉可发生硬化，动脉发生银线反应，动静脉出现交叉征；随着病情的发展，视网膜可出现出血、渗出、水肿，严重时出现视神经乳头水肿。时间长久，这些渗出物质就沉积于视网膜上，眼底出现放射状腊样小黄点，此时可引起患者的视觉障碍，如视物不清，视物变形或变小等。

眼底病变的临床意义：根据眼底的变化程度和大量临床资料验证，专家们通常把眼底病变分为4级：

Ⅰ级：为视网膜小动脉稍有狭窄和轻度硬化，其他均无异常。

Ⅱ级：视网膜动脉硬化明显，动脉出现"银线反应"，动静脉出现交叉征。

Ⅲ级：在Ⅱ级的基础上又增加了视网膜出血、渗出和水肿。

Ⅳ级：同时伴有视神经乳头水肿。

从眼底的病变程度分级，足以反映了高血压的进展程度。也就是说，眼底改变的级别越高，则高血压病的患病时间越长，病情越重，即眼底视网膜动脉的硬化程度同高血压病的患病时间成正比。尤其是当视网膜出血、渗出和视神经乳头水肿时，已提示体内的重要脏器如脑、心、肾等均有不同程度的损害。因此，眼底检查视网膜动脉损害程度，是高血压病诊断的有力依据。

为什么高血压患者要常查眼底

眼底视网膜血管是全身惟一能用检验镜检测到的血管,它又是循环系统的末梢部分,包括高血压在内的许多疾病,都可不同程度地使视网膜受到损害。高血压病患者就诊时,医生检查眼底的目的就是通过眼底视网膜动脉的变化,来了解全身动脉硬化的程度。眼底视网膜病变与血压、心脏及肾脏关系密切。因此,高血压的眼底检查,为疾病的早期诊断、病期、治疗及判断预后提供了极其重要的参考依据。

升高的血压刺激柔软的视网膜动脉,使之出现痉挛性收缩、变细,此时患者的视力正常或减退,经过治疗后,高血压如果被迅速控制,视网膜血管可以恢复正常而不发生永久性改变。但是,在工作中我们也遇到一些患者,血压长期持续地升高,结果引起了视网膜的病理改变,表现为动脉普遍狭窄;动静脉压陷;血管壁硬化导致血管壁光反射改变,即通常所见的"铜丝状"、"银丝状"外观等。这时候,患者出现不同程度的视力减退,如果再任其发展,血压急剧增高,可发生视网膜水肿、出血和渗出,进一步发展会出现视乳头水肿。如果出血量多,进入玻璃体或渗出物沉积于黄斑部,视力就会受到严重损害。

眼底视网膜动脉和整个眼底的改变还与血压水平成正比,其中与舒张压的关系更为密切。舒张压在 130 毫米汞柱以上时,患者全部有眼底改变,而收缩压在 180~210 毫米汞柱时,只有85.4%的患者有眼底改变。研究表明,眼底正常的高血压患者,心脏、肾脏几乎全部正常;高血压患者眼底病变越重,心脏、脑、肾脏受损率也越高,如果眼底发生改变,左心室增厚的发生率可达75%,肾脏损害的发生率可达87.5%。只要控制好血压,高血压病患者都能避免眼底病变向更严重的阶段发展。

总之,高血压患者一方面可以通过检查眼底来提示病情的进展程度,另一方面从根本上还是应以预防为主,控制好血压,防止动脉硬化,把眼底出血消灭在萌芽状态。

为什么易发心、脑、肾并发症

高血压病的早期,仅有全身小动脉痉挛,而血管壁尚没有明显器质性改变,因此及时治疗高血压病完全可以治愈或被控制。若血压持续增高多年不降,动脉壁由于长期缺氧、营养不良,动脉内膜通透性增高,内膜及中层被血浆蛋白渗出,渗入管壁的血浆蛋白逐渐凝固发生透明样变,血管壁因透明变性而发生硬化。硬化的小动脉管壁日渐增厚而失去弹性,管腔逐渐狭窄甚至闭塞,从而导致血压特别是舒张压的持续性升高。

小动脉硬化病变常见于肾、脾、脑、肝、心、胰、肾上腺、甲状腺、横纹肌以及视网膜等器官组织中,各脏器血管病变程度不大一样,通常以心、脑、肾等处的病变最为严重,故脑出血、心力衰竭、肾功能衰竭是高血压病晚期最常见的严重并发症。

脑出血:脑内小动脉的肌层和外膜均不发达,管壁薄弱,发生硬化的脑内小动脉若再伴有痉挛,便易发生渗血或破裂性出血(即脑出血)。脑出血是晚期高血压最严重的并发症。出血部位多在内囊和基底节附近,临床上表现为偏瘫、失语等。

心力衰竭:心脏(主要是左心室)因克服全身小动脉硬化所造成的外周阻力增大而加强工作,于是发生心肌代偿性肥大。左心室肌壁逐渐肥厚,心腔也显著扩张,心脏重量增加,当代偿机能不足时,便成为高血压性心脏病,心肌收缩力严重减弱而引起心力衰竭。由于高血压病患者常伴有冠状动脉粥样硬化,使负担加重的心脏处于缺血、缺氧状态,因而更易发生心力衰竭。

肾功能不全:由于肾入球小动脉的硬化,使大量肾单位(即肾小球和肾小管)因慢性缺血而发生萎缩,并继以纤维组织增生(这种病变称为高血压性肾硬化)。残存的肾单位则发生代偿性肥大,扩张。在肾硬化时,患者尿中可出现较多蛋白和较多的红细胞。在疾病的晚期,由于大量肾单位遭到破坏,以致肾脏排泄功能发生障碍,体内代谢终末产物,如非蛋白氮等,不能全部排出而在体内潴留,水盐代谢和酸碱平衡也发生紊乱,造成自体中毒,出现尿毒症。

总之,高血压病晚期并发症都是很严重的,这要求我们认真做好高血压病的防治工作。对慢性高血压患者,应提高警惕,除平时注意观察血压的波动外,还应经常检查心、脑、肾的功能情况,做到早发现,早诊断,早治疗。

高血压病是怎样发生的

高血压病的发病机制目前还不完全清楚,一般认为,其发病的主要环节在于小动脉痉挛使外周阻力增加,血压升高,而小动脉痉挛的发生是大脑皮层兴奋和抑制过程平衡失调的结果。各种外界或内在不良刺激,长期反复地作用于大脑皮层,可使皮层和皮层下中枢互相调节作用失调,引起丘脑下部血管运动中枢的调节障碍,表现为交感神经兴奋性增高,儿茶酚胺类物质分泌增多,结果引起全身小动脉痉挛,使血管外周阻力加大,心收缩力量增强,以致血压升高。小动脉长时间痉挛,导致脏器缺血。当肾脏缺血时,肾小球旁细胞分泌肾素增多。肾素是一种水解蛋白酶,它能使存在于血浆中的血管紧张素原转化为血管紧张素Ⅰ,后者在转换酶的作用下,转化为血管紧张素Ⅱ,又转化为血管紧张素Ⅲ。其中血管紧张素Ⅱ具有很高的生物活性,能使全身小动脉痉挛加重,并能刺激肾上腺皮质,使醛固酮分泌增加,从而促进肾小管对钠和水的重吸收,增加血容量及钠的潴留,又可使血管对加压物质的敏感性增加,使小动脉更易痉挛。

此外,丘脑下部的兴奋,还可通过脑垂体后叶分泌加压-抗利尿激素和促肾上腺皮质激素,直接作用于血管,引起血管收缩以及使肾上腺素分泌醛固酮增多,进一步促使血压升高。

在疾病的早期,小动脉的紧张性增高,通常是机能性的,血压升高往往不稳定,容易受情绪活动和睡眠多少等因素的影响。但随着疾病的发展,血压升高逐渐趋向稳定,此时小动脉可发生硬化,特别是肾小动脉硬化可引起或加重肾缺血。反过来,肾缺血又进一步加重全身小动脉痉挛,这种因果交替,相互影响,进而促使高血压的发展。

高血压有哪些症状

按起病缓急和病程进展,可分为缓进型和急进型,以缓进型多见。

缓进型高血压:多为中年后起病,有家族史者发病年龄可较轻,起病多隐匿,病情发展慢,病程长。早期患者血压波动,血压时高时正常,为脆性高血压阶段,在劳累、精神紧张、情绪波动时易有血压升高,去除诱因后血压正常。随着病情的发展,血压可逐步升高并趋向持续性或波动幅度变小。患者的主观症状和血压升高的程度可不一致。

早期表现:早期多无症状,偶尔体检时发现血压增高,或在精神紧张、情绪激动或劳累后感头晕、头痛、眼花、耳鸣、失眠、乏力、注意力不集中等症状,可能系高级精神功能失调所致。早期血压仅暂时升高,随病程进展血压持续升高,脏器受累。

脑部表现:头痛、头晕、头胀常见,也可有头部沉重或颈项板紧感。高血压直接引起的头痛多发生在早晨,位于前额、枕部和颞部,可能由于高血压引起颈外动脉扩张、膨胀及搏动增强所致。高血压引起的头晕可为暂时性或持续性,伴视物旋转者很少。

高血压引起的脑局灶性血液循环障碍,而致意识障碍及(或)脑局灶症状(言语障碍、面瘫、肢瘫),称为脑血管意外,又称为急性脑血管病或中风、脑卒中。脑血管意外已成为神经系统疾病中最常见的危重病,也是人类病死率最高的三大疾病之一。脑血管意外可分为出血性和缺血性两大类,前者包括脑出血、蛛网膜下腔出血;后者包括短暂性脑缺血发作、脑血栓形成和脑栓塞。其中以脑血栓形成最为多见。其中脑出血、脑血栓形成及短暂性脑缺血发作多数是由高血压和动脉硬化引起的;蛛网膜下腔出血多因脑动脉瘤、血管畸形等所引起。脑栓塞多见于中青年有心脏病的患者,如心脏瓣膜病、心肌梗死栓子脱落堵塞脑血管而成。

短暂性脑缺血发作:可出现头痛、头晕、肢体麻木、行走不稳、轻度偏瘫、流涎、语言不清、吞咽不畅等症状之一或一种以上,多在短时间内消失,一般持续数分钟到 30 分钟,最长不超过 24 小时,多无意识障碍。

脑血栓形成:病前多有短暂性脑缺血发作史,常在睡眠中或安静时发作,可有头晕肢麻、暂时性神志不清等前期症状,逐渐产生偏瘫、失语、意识障碍等症状,症状逐渐加重,数小时至数天达高峰。

脑栓塞:突然出现头痛、呕吐、抽搐、偏瘫、失语、意识障碍,发病急。

脑出血:高血压性脑出血多骤然发病,一般都是白天情绪激动、过度用力或高度紧张时发生。症状因出血部位和出血量而有差异。发病时可出现剧烈头痛、头晕、呕吐,数分钟至数小时内发生口眼歪斜、肢体偏瘫、意识障碍等,最后进入昏迷,肢体可有阵阵抽搐或强直发作、频繁呕吐。

蛛网膜下腔出血:在劳动或日常生活中,突然剧烈头痛,迅即出现脖子硬、恶心呕吐、烦躁、怕光、怕声、少语等症状,严重者可出现意识障碍。

心脏表现:高血压病患者血浆儿茶酚胺浓度升高,去甲肾上腺素可诱导心肌蛋白合成,致心肌肥厚。室间隔对去甲肾上腺素的敏感性较右心室和左室后壁为高,可能为室间隔增厚早于左室后壁的原因之一。长期血压升高,左心室收缩负荷过度,也是心肌肥厚的原因。心肌肥厚和合并心脏扩张则形成高血压性心脏病。早期,心功能代偿,症状不明显,后期,心功能失代偿,发生心力衰竭。体检发现心尖搏动呈抬举性,心浊音界向左下扩大。主动脉瓣听诊区第二心音亢进,心尖区吹风样收缩期杂音系由于左心室扩大相对性二尖瓣关闭不全,或由于伴存的心肌缺血,乳头肌功能不全所致,主动脉瓣听诊区吹风样性收缩期杂音,反映主动脉扩张和相对性主动脉瓣狭窄。少数在主动脉瓣听诊区可闻及泼水样舒张期杂音,此系主动脉扩张,主动脉瓣相对关闭不全所致。出现心力衰竭时,可听到病理性第三心音及/或病理性第四心音,肺动脉瓣区第二心音增强,肺底部水泡音。心电图左心室肥厚及劳损,可有各种类型的心律失常。有时出现 ST 段下降,这并不是冠心病所引起,应注意鉴别。X 线检查,左心室肥厚扩张,主动脉弓延长弯曲。超声心动图检查阳性率高于心电图和 X 线检查,且能发现早期改变。如早期的左心房扩大,室间隔增厚。高血压性心脏病的典型改变是左心室壁增厚。可伴有左心室及左心房扩张。临界高血压患者,可有室间隔增厚及左房扩大。

肾脏表现:长期高血压致肾小动脉硬化。肾功能减退时,可引起夜尿、多尿,尿中含蛋白、管型及红细胞。尿浓缩功能低下,酚红排泄及尿素廓清障碍。出现氮质血症及尿毒症。

动脉改变:持续的血压升高,可引起胸主动脉扩张和屈曲延长。当主动脉内膜破裂时,血液外渗可形成主动脉夹层动脉瘤。是高血压病少见而严重的合并症之一。高血压病促进主动脉粥样硬化,可进而形成主动脉瘤。下肢动脉粥样硬化,可引起间歇性跛行,并存糖尿病病变严重者可造成肢体坏疽。

眼底改变:眼底改变的发生率与年龄、病程、血压水平、心脏及肾脏改变有平行关系。眼底改变分 4 级。早期视网膜动脉痉挛,动脉变细,属眼底改变Ⅰ级。以后发展为视网膜动脉狭窄硬化,动静脉交叉压迫,属Ⅱ级改变。眼底出血或棉絮状渗出属Ⅲ级。视神经乳头水肿为Ⅳ级改变。

急进型高血压:急进型高血压,也称恶性高血压,占高血压病的 1%,可由缓进型突然转变而来,也可起病即为恶性型。其病理特征是全身细小动脉,尤其是肾脏的细小动脉的变化,以纤维素性坏死为主并有显著内膜增厚,导致增殖性内膜炎。这种改变的病理基础是血压升高。恶性高血压可发生在任何年龄,但以30～40岁为最多见。血压明显升高,舒张压多在17.3千帕(130毫米汞柱)以上,有乏力,口渴、多尿等症状。视力迅速减退,眼底有视网膜出血及渗出,常有双侧视神经乳头水肿。迅速出现蛋白尿、血尿及肾功能不全。也可发生心力衰竭,高血压脑病和高血压危象,病程进展迅速多死于尿毒症。

急性肾小球肾炎引起的高血压有何特点

急性肾小球肾炎引起的高血压,是临床上较常见的继发性高血压之一。其特点是,轻症及儿童患者高血压,较为少见,或为短暂性,且以收缩压升高为主,而成人患者高血压的发生率为70%～80%,收缩压和舒张压常均升高。血压升高的程度多为中度以下,血压显著升高仅见于老年及晚期患者。从时间上看,高血压的出现多在浮肿、蛋白尿出现的同时,仅有少数患者血压升高先于其他症状。高血压持续时间长短不一,一般与浮肿及尿的改变相平行,绝大多数呈缓慢下降,少数患者血压可急剧升高,甚至引起高血压脑病及心力衰竭。儿童患者中,还有以高血压脑病为首发表现者,在诊断上应引起注意。

急性肾小球肾炎致高血压的原因,目前认为与肾脏病变导致钠水排泄障碍,产生血容量状态及肾脏病变可能促使肾脏升压物质分泌增加有关。其诊断一般根据以下几点:

儿童或青年患者,以5～20岁多见。

发病前多有链球菌感染史和病毒感染史者,并常伴有发烧,水肿,血尿,严重者可发生心力衰竭或高血压脑病。

尿检查有蛋白尿、红细胞和管型。

高血压发生于少尿或浮肿期,在浮肿消退时,血压也随之下降。

收缩压和舒张压均升高,收缩压多在17.3～22.7千帕(130～170毫米汞柱)之间。

有血压升高引起的头晕、头痛、耳鸣、恶心等症状。

眼底检查可有视网膜动脉痉挛水肿,亦可有渗出及出血,但一般无动脉硬化。

静脉肾盂造影,常有肾小球滤过率明显降低,而显影延迟或不显影。

慢性肾小球肾炎引起的高血压有何特点

慢性肾小球肾炎无肾功能衰竭时,一般高血压的发生和肾功损害的程度呈正比关系。在肾小球病变程度较轻的情况下,发生高血压者较少见,即使有高血压也多为轻度。在肾小球病变发展,肾功能损伤加重时,高血压的发生率和程度也随之增加。由于慢性肾小球肾炎患者在摄入较多的钠和水时,对机体的影响也明显大于正常,故推测高血压的发生可能与体液量调节异常有关。但当伴有肾功能不全时,水钠潴留所引起的高血容量状态,往往是高血压形成的主要因素。此外,血浆肾素活性升高,总外周阻力加大,也是高血压形成的又一重要原因。

临床诊断主要依据以下几点:

患者既往有急性肾小球肾炎的病史。

反复出现水肿,蛋白尿,并常伴有贫血、低蛋白血症和氮质血症。

视网膜病变并不明显。

蛋白尿和镜下血尿出现在高血压之前,蛋白尿持续存在而血压升高并不显著。

静脉肾盂造影显示造影排泄延迟和双侧肾脏缩小,这一点有助于慢性肾小球肾炎症状性高血压的诊断。

慢性肾小球肾炎所致的症状性高血压,虽然有以上特点,但是有时很难与高血压病相鉴别。在血压显著升高或发生肾功能衰竭时,就不容易与Ⅲ期高血压和急进型高血压鉴别。它们均可以在尿中出现蛋白、红细胞和管型,出现氮质血症和视网膜动脉硬化,出血,视乳头水肿等病变。临床遇有高血压合并肾脏损害表现者,应注意加以区别,以便进行相应治疗,这对疾病的好转和预后,都是非常重要的。

原发性醛固酮增多症有哪些临床表现

原发性醛固酮增多症临床主要表现为:

高血压:高血压是最主要和最早出现的症状,常呈持续渐进行性升高,可达 20~24/12~17 千帕,甚至更高。患者可出现头晕、头痛、耳鸣等症状,酷似一般高血压病,但用降压药疗效较差。此病可引起心肌肥厚、心脏扩大,甚至心力衰竭,晚期并发肾小动脉硬化和肾盂肾炎。

低血钾症候群:由于肾小管浓缩功能障碍,常出现多尿,尤以夜尿增多明显,每晚需多次起床小便。而多尿使钾离子排泄增多,临床上常表现低血钾症候群,表现阵发性肌肉软弱和麻痹。肌肉软弱及麻痹常突然发生,轻重不一。重时可波及上肢以及全身,有时累及呼吸肌,并常有弛缓性瘫痪,腱反射减退或消失。一般为对称性,可持续数小时至数日,甚至数周。多数为 4~7 天。轻者神志清醒,重者可神志模糊,甚至昏迷。多数患者可自行恢复,但较重者必须及早抢救,给予口服、静滴钾剂。约 1/3 患者有阵发性手足抽搐和肌肉痉挛,这种情况可反复发生。此外,还可出现心慌、心跳、心律失常等。

失钾性肾病:由于长期大量失钾,肾小管功能紊乱,水回吸收减退,浓缩功能损伤,患者常有多尿,尿量可达每日 3000 毫升,失水而引起烦渴、多饮、尿比重偏低,常在 1.015 以下,但对垂体后叶素(或抗利尿激素)治疗无效。近年来认为多尿可能与心钠素增高,促使利尿有关。患者常易并发尿路感染,肾盂肾炎,久病者可有肾小动脉硬化而发生蛋白尿与肾功能不全。

实验室检查:低血钾、高血钠、代谢性碱中毒、血肾素降低,血、尿醛固酮增高。B 型超声波和 CT 检查可发现肾上腺病变,有助于诊断。

原发性醛固酮增多症如何诊断

原发性醛固酮增多症的患者在早期仅有血压的升高,不易与原发性高血压进行鉴别。出现明显的低血钾症后则诊断比较容易。临床上常根据下列特点,初步怀疑为原发性醛固酮增多症:血压中度升高,并有急性发展过程,夜尿增多,周期性肌麻痹,血钾常低于 3.0 毫摩尔/升,出现低血钾心电图的表现,心率不快,尿钾增高,眼底变化较轻等。

通过下列检查可确诊原发性醛固酮增多症:

周围血浆肾素活性的测定:在低钠、低钾饮食 3 天,第 4 天患者在站立或行走 3~4 小时后,测定周围血浆肾素活性,如处于被抑制状态为阳性结果。

测定血浆醛固酮水平:在正常饮食下血浆醛固酮浓度高于正常水平。

测定血浆醛固酮水平与肾素水平的比值:低钠饮食 3 天后,站立 3~4

小时后的血浆醛固酮水平与肾素水平的比值大于4可基本确诊。

总之,根据患者出现高血压、低血钾、低血浆肾素活性的高醛固酮血症可诊断原发性醛固酮增多症。

嗜铬细胞瘤患者有何特殊临床表现

患有嗜铬细胞瘤的患者,临床表现比较特殊,是由于不同比例的肾上腺素及去甲肾上腺素阵发性或持续性分泌增多所引起的。

高血压:血压波动性升高是嗜铬细胞瘤最常见、最重要的表现,总体上98%的临床患者有持续性或发作性高血压,所以,嗜铬细胞瘤所致的高血压一般有两种类型。

阵发性高血压为嗜铬细胞瘤特征性表现。平时血压不高,发作时血压骤升,收缩压可达26.7~40.0千帕(200~300毫米汞柱),舒张压亦明显升高,可达17.3~24.0千帕(130~180毫米汞柱),常伴有剧烈头痛头晕,面色苍白,全身无力,恶心呕吐,视力模糊等症状。严重时可发生心力衰竭、脑出血、肺水肿等。一般发作历时数秒、数分钟,甚至1~2小时,长者可达16~24小时。早期隔2~3个月发作1次,之后愈发愈频,且越发历时愈久而加重,一日之间可复发数次,甚至10~20次,有时转为持续性高血压伴阵发性加剧。

持续性高血压型患者酷似高血压病,发展快者更似急进型高血压病。临床上患者主要表现畏寒、多汗、低热、心悸、心动过速、心律失常、头痛、烦躁、焦虑、逐渐消瘦。部分儿童或少年患者,病程发展迅速,呈急进型高血压经过,表现舒张压高于17.3千帕(130毫米汞柱),眼底损害严重,短期内可出现视乳头水肿,视神经萎缩以致失明。可有氮质血症,心功能不全,高血压脑病,这些患者需迅速采用肾上腺素能阻滞剂控制病情,并及时手术治疗。

其他特殊临床表现:有的有低血压,甚至休克,或出现高血压与低血压相互交替的症候群,有时呈体位性低血压。

代谢紊乱:

基础代谢紊乱上升可达100%,部分酷似甲状腺机能亢进。

体温升高,可达38℃,有时大汗淋漓,但体温上升不明显。

腹块,15%的患者腹部可扪及包块。

大动脉疾病引起的高血压有何特点

引起高血压的大动脉性疾病，主要包括先天性主动脉缩窄和大动脉炎，其临床特点如下：

先天性主动脉缩窄：是一种先天性主动脉畸形，主要表现为大动脉的局限性狭窄和闭锁。发生部位最常见于主动脉峡部，但亦可发生在双颈总动脉间、左颈总动脉与左锁骨下动脉间或降部、腹主动脉。其长度通常很短，局限性则呈葫芦状。有的狭窄段呈长扭曲状。本病发病年龄常见于 6～20 岁，男性较女性多 1 倍，常见症状有头痛、头晕、头胀、心悸、气短、胸闷、心前区不适、下肢无力、发凉等。但亦有无症状者。严重时可有呼吸困难，甚至活动受限等。体格检查时发现上肢血压高，一般收缩压较高，而舒张压不高或有轻度增高，下肢血压低或测不到，个别患者血压可以正常。由于血流在狭窄部产生湍流，而形成收缩期血管杂音，主要位于胸骨左缘 2～3 肋间，背部和肩胛下，颈部及剑突下亦可闻及。另外，头部、颈部及锁骨上区可见增强的血管搏动，以致出现患者静坐时头部可随心搏而摇动。桡动脉、肱动脉搏动增强，而腹主动脉以下搏动减弱或消失。

主动脉缩窄为什么会引起高血压呢？一方面由于主动脉缩窄，为了使缩窄以下部位有较多血液供应，所以狭窄近端血压代偿性上升，血容量也增加。另一方面，主动脉缩窄时可引起肾脏血流量不足，造成肾脏缺血。肾脏在缺血的情况下，可分泌多种升压物质，其中最重要的是肾小球旁细胞分泌的大量肾素，通过肾素—血管紧张素—醛固酮系统，产生大量的血管紧张素 II 及醛固酮，从而使全身小动脉收缩，水钠潴留，血容量增加，而形成高血压。反过来，高血压又可引起肾小动脉病变，加重肾缺血。这样相互影响，使血压持续升高。

大动脉炎：所谓大动脉炎是主动脉及其主要分支与肺动脉的慢性非特异性病变，引起不同部位的狭窄和闭塞，所表现的一组特异性的临床病症。发病年龄为 5～45 岁，女性较男性多见。本病的病因不明确，多认为是一种自体免疫性疾病。大动脉炎起病多较缓慢，起病时常有发热，全身不适，食欲下降，盗汗，关节酸痛等全身症状，之后逐渐出现大动脉及其分支管腔狭窄或闭塞的表现。其高血压的特点，可以有一侧上肢高血压或上肢血压升高、下肢血压降低等不同类型。常会合并一侧脉搏触不到,称为无脉症。当大动脉炎累及肾动脉,可有肾性高血压表现。

儿童高血压有哪些临床表现

儿童早期高血压往往无明显的自觉症状,当血压明显升高时,会出现头痛、头晕、眼花、恶心呕吐等症状。婴幼儿因不会说话,常表现烦躁不安,哭闹,过于兴奋,易怒,夜间尖声哭叫等。有的患者体重不增,发育停滞。如孩子血压过高,还会发生头痛头晕加剧,心慌气急,视力模糊,惊厥,失语,偏瘫等高血压危象。脑、心、肾等脏器损害严重时,会导致脑卒中、心力衰竭、尿毒症等,危及生命。

继发性高血压儿童除有上述表现外,还伴有原发病的症状,如急性肾小球肾炎的患儿,在血压升高的同时,有发热、浮肿、血尿、少尿、蛋白尿等。嗜铬细胞瘤的病儿除血压升高外,还有心悸、心律失常、多汗、手足厥冷等症状。肾动脉狭窄、多囊肾等在婴幼儿期即可引起高血压,患儿常表现发烧、咳喘、浮肿、苍白、乏力等,最终出现心衰,常被误诊为心脏病。

儿童及青少年高血压的特点

症状多不典型:儿童及青年高血压症状多不典型,常常在体格检查时发现,其临床表现也和成年人高血压不一样,有的可能无症状,有的也表现有头痛,但特异性不强,甚至可能误认为其他系统疾病。儿童青少年高血压中的有些症状表现应引起临床医生和家长的注意,如生长发育迟缓、恶心、呕吐、易激动生气、不活泼,视力障碍,甚至出现面神经麻痹,脑卒中,心功能不全等,应该及时到医院作进一步诊治。

常有高血压家族史:据报道,儿童及青少年原发性高血压有家族史者占50%以上。只要父母一方患原发性高血压,其子女就有较大概率发生高血压。另外,50%的儿童及青年高血压伴有肥胖,这些发病因素在预防儿童及青年高血压工作中应引起重视。

血压较高者多为继发性高血压:儿童及青年高血压如果血压较高时80%为继发性高血压,因此,积极寻找高血压的病因对儿童及青年尤重要。

常见的继发性高血压病因如下:

心血管方面:先天性主动脉狭窄、腹主动脉发育不良、主动脉瓣关闭不全、动脉导管未闭等。

肾脏方面:急性肾小球肾炎、慢性肾炎、慢性肾盂肾炎、急性肾功能衰竭等。

肾血管方面:大动脉炎累及肾血管,肾动脉纤维肌性结构不良,外伤等。

内分泌方面:嗜铬细胞瘤、原发性醛固酮增多症等。

一般来讲,根据典型的症状及有关特殊检查,继发性高血压不难诊断,一旦确诊则应采取积极治疗手段去除病因,有些继发性高血压去除病因后是可以治愈的。

儿童及青年高血压并发症较少:由于儿童及青年对高血压的耐受性较强,一般不会发生脑卒中、心肌梗死及肾功能不全等并发症。如果发生尿中毒可能主要是由于肾脏疾病本身所致。

高血压病有哪些实验室检查

常规检查:

血生化(钾、空腹血糖、血清总胆固醇、甘油三酯、高密度脂蛋白胆固醇、低密度脂蛋白胆固醇和尿酸、肌酐)。

全血细胞计数,血红蛋白和血细胞比容。

尿液分析(尿蛋白、糖和尿沉渣镜检)。

心电图:旨在发现心肌缺血、心脏传导阻滞和心律失常及左室肥厚。

糖尿病和慢性肾病患者应每年至少查 1 次尿蛋白。

推荐检查项目:

超声心动图、颈动脉和股动脉超声、餐后血糖(当空腹血糖≥6.1 毫摩尔/升或 110 毫克/分升时测量)、C 反应蛋白(高敏感)、微量白蛋白尿(糖尿病患者必查项目)、尿蛋白定量(若纤维素试纸检查为阳性者检查此项目)、眼底检查和胸片、睡眠呼吸监测(睡眠呼吸暂停综合症)。

超声心动图诊断左室肥厚和预测心血管危险无疑优于心电图。磁共振、心脏同位素显像、运动试验和冠状动脉造影在有特殊适应证时(如诊断冠心病)可应用。胸部 X 线检查也是一种有用的诊断方法(了解心脏轮廓、大动脉或肺循环情况)。

超声探测颈动脉内膜中层厚度(IMT)和斑块可能有预测脑卒中和心肌梗死的发生的价值。收缩压和脉压作为老年人心血管事件的预测指标也越来越受到重视。脉搏波速率测量和增强指数测量仪有望发展成为大动脉顺应性的诊断工具。内皮细胞功能失调作为心血管损害的早期标志也受到广泛关注,内皮细胞活性标志物(一氧化氮及其代谢产物,内皮素等)研究有可能在将来提供一种检测内皮功能的简单方法。

高血压肾脏损害的诊断主要依据血清肌酐升高,肌酐清除率降低和尿蛋白(微量白蛋白尿或大量白蛋白尿)排泄率增加。高尿酸血症(血清尿酸水平 >416 微摩尔/升)常见于未治疗的高血压患者。高尿酸血症与肾硬化症相关。血清肌酐浓度升高提示肾小球滤过率减少,而排出白蛋白增加提示肾小球过滤屏障功能紊乱。微量白蛋白尿强烈提示 1 型和 2 型糖尿病患者出现了进展性糖尿病肾病,而蛋白尿常提示肾实质损害。非糖尿病的高血压患者伴有微量白蛋白尿,对心血管事件有预测价值。因此,建议所有高血压患者均测定血清肌酐、血清尿酸和尿蛋白(纤维素试纸检查)。

头颅 CT、MRI 检查是诊断脑卒中的标准方法。MRI 检查对有神经系统异常的高血压患者是可行的。老年认知功能障碍至少部分与高血压有关,故对老年高血压可作认知评估。

对疑为继发性高血压者,根据需要分别进行以下检查:血浆肾素活性、血及尿醛固酮、血及尿儿茶酚胺、动脉造影、肾和肾上腺超声、CT或 MRI。

肾素测定,血管紧张素阻滞剂和转化酶抑制剂试验在肾血管性高血压的诊断方法中,多年来对肾素的测定、血管紧张素阻滞剂和转化酶抑制剂试验均有很高的评价。

高血压患者为什么要做尿液检查

原发性高血压病的早期,尿液化验均属正常,从高血压第 Ⅱ 期肾功能开始减退时,可有多尿、夜尿症状,尿常规化验尿中有蛋白质、红细胞、管型等改变。如继发于肾脏疾病的高血压(急慢性肾小球肾炎、慢性肾盂肾炎、多囊肾等),常是先有尿化验异常而后才出现血压升高症状。

因此临床上,尿化验可帮助高血压的鉴别诊断,高血压病通过尿化验推测其对肾脏的损害程度,在治疗时还可以作为疗效观察指标。

现在的尿常规化验大多包括尿糖化验。高血压病患者化验尿糖的目的,在于确诊是否合并有糖尿病,因为高血压病易合并糖尿病,且二者互相影响,共同构成冠心病的易患因素。

高血压患者检查血糖的重要意义

原发性高血压人群的血糖水平比血压正常人群高,血浆胰岛素水平也较正常人高,这充分说明高血压患者的胰岛素降血糖的能力出现了问题。说得详细一点就是,高血压或肥胖使胰岛素的生物学作用在高血压患者中被削弱。这些人的机体对胰岛素产生抵抗,而为了维持一个较正常的血糖水平,他们的机体自我调节机制使其胰岛 β 细胞分泌较正常多几倍甚至十几倍的胰岛素来降低血糖,这便造成了高胰岛素血症。高胰岛素血症确实能使这些人的血糖,在几年甚至更长时间内维持在不是太高的水平,最终高胰岛素血症导致了血糖升高,血清甘油三酯水平升高,高密度脂蛋白降低,血浆纤维蛋白原升高,高尿酸血症,最后胰岛素的功能逐渐减弱以致衰竭,从而又出现了糖尿病。

有鉴于此,建议患高血压病的人,在降压治疗中避免用加重胰岛素抵抗的药物,并且定期检查是否血糖水平已有所升高,是否已出现高脂蛋白血症、高纤维蛋白原血症。如有则应积极采取措施,以防恶化而发生冠心病、脑卒中。

高血压患者检查血液黏度有什么意义

除了血管口径外,血液黏度也是构成外周阻力的一个因素。根据泊肃叶定律可知,血流阻力与血液黏度成正比。凡能使血液黏滞度增高的因素,都有可能加大外周阻力,增加心脏负担,使血压升高。而红细胞数量增加,变形能力降低,红细胞和血小板聚集性增强,是影响血液黏度的主要原因。血浆中纤维蛋白原和球蛋白的异常增多,常通过血浆黏滞度的增高而引起血液黏度增高,这些因素都能改变外周阻力而影响血压,可见,血液黏度状态与血压有一定关系。

高血压患者当血液黏度增高时,容易发生血管栓塞和心、脑、肾并发症。所以有必要进行血液黏度检查,以便医生根据血液黏度增高的程度和不同原因进行治疗,预防并发症的发生。

数字减影血管造影对诊断高血压有何意义

数字减影血管造影(DSA)是通过电子计算机进行辅助成像的血管造影方法,是20世纪70年代以来应用于临床的一种崭新的X线检查新技术。它是应用计算机程序进行两次成像完成的,在注入造影剂之前,首先进行第一次成像,并用计算机将图像转换成数字信号储存起来,注入造影剂后再次成像并转换成数字信号,两次数字相减,消除相同的信号,得到一个只有造影剂的血管图像。这种图像较以往所用的常规血管造影剂所显示的图像更清晰、更直观,一些精细的血管结构亦能显示出来。

DSA对于发现青年人的大动脉炎价值最大,它可发现主动脉或(和)主要分支的管腔边缘比较光滑、粗细不均或比较均匀的向心性狭窄,以至完全阻塞,可伴有管腔扩张和动脉瘤形成。在中老年高血压患者有主动脉粥样硬化时,可发现动脉管腔不规则,边缘粗糙,进而管腔狭窄直至闭塞。范围可为局限性缩窄或广泛性不规则变细,多为偏心性,部分可见侧支循环,其血管表现增粗迂曲,分支增多,但管壁光滑。另外,DSA还可诊断肾动脉纤维肌结构不良,造影主要显示肾动脉远端2/3及分支狭窄。总之,DSA对继发性高血压和长期高血压所致的动脉粥样硬化,有诊断和鉴别诊断的价值,且操作较简单,损伤小,临床应用越来越广泛。

当有下列情况者,可考虑做DSA检查:

单侧或双侧肢体出现动脉搏动减弱或消失,血压降低或测不出。

出现脑缺血表现,并伴有单侧或双侧颈动脉搏动减弱或消失,以及血管杂音者。

剧烈胸痛,疑有主动脉夹层动脉瘤。

青少年近期发生高血压或顽固性高血压,伴有上腹部二级以上杂音者。

肾素测定的意义

周围循环肾素活性的测定肾素—血管紧张素体系的加压作用已得到公认,但体内肾素水平和活性与血压高度之间并非简单的平行关系。这种不平行现象,主要与机体对肾素分泌的调节功能有关。因为周围循环肾素活性存在较大的假阳性和假阴性率,使确诊困难。但近年来认为:若周围循环肾素值 < 5nGAI/(ml/hr)时可基本上除外肾血管性高血压;若大于此值则提示有肾血管性高血压的可能,应进一步做分侧肾静脉肾素的活性或做血管紧张素阻滞剂试验。

分侧肾静脉肾素测定:测定两侧肾静脉肾素活性的比值(患侧肾素/对侧肾素,RVRR)以及周围循环肾素的水平或对侧肾静脉肾素与周围血肾素的比值。目前,一般认为周围血肾素活性高而两侧肾静脉肾素的活性差别大于 2 倍时,外科疗效良好;周围血肾素活性正常或对侧肾静脉与周围血肾素的比值低于 1.3,而两侧肾静脉肾素活性差别大于 1.4 倍时,术后血压亦多恢复正常或明显下降;若两侧肾素活性的比值小于 1.4,手术效果不佳。假阳性率约为 7%。

血管紧张素阻滞剂试验

肌丙抗增压素试验:本试验是将血管紧张素 II 的 1 位上的天冬酸及 8 位上的苯丙氨酸分别为肌氨基酸和丙氨酸所代替,具有与血管紧张素 II 争夺受体的作用,使血压下降而体内的血管紧张素 I 并不减少。

阳性指标:①在 10 分钟内出现血压下降 4.0/2.6 千帕(30/20 毫米汞柱)。②舒张压降低≥9.3%。③血浆肾素活性≥14ngAI/(ml/hr)。④肾素活性反应值/对照值≥2.2,表示患者属于高肾素型高血压。90%～95%肾血管性高血压患者显示阳性。但少数高肾素型原发性高血压患者注射肌丙抗增压素后也有降压反应,应加注意。

肌氨酸 1、苏氨酸 8A II 试验:Novick 认为肌丙抗增压素试验出现假阳性和假阴性较多,因此提出一个新的 A II 阻滞剂,称为肌氨酸 1、苏氨酸 8A II 试验,比之肌丙抗增压素试验有以下优点:①对主动脉收缩作用小。②不刺激肾上腺髓质致儿茶酚胺分泌增多。③周围循环阻力降低。④不使心脏排出量减少而使血压降低等。

转化酶抑制剂试验

SQ20881(壬肽抗压素)是一种转化酶抑制剂,是从蛇毒中提出的一种九肽物质,现已能人工合成。在实验开始时,给以 SQ20881,血压立即下降,血浆肾素活性增高。由于细胞外液限制,血压的高度有赖于肾素及

AⅡ,应用转化酶抑制剂可使 AⅡ缺乏,导致血压下降至极低水平。肾素的上升是因血压下降刺激了肾脏中的压力感受器,也可能是抑制了 AⅡ的负性反馈机理。注入 AⅡ和转化酶抑制剂,可使血压维持在一定水平,说明转化酶抑制剂本身不刺激肾素的分泌。阳性结果为:①舒张压减低≥9.3%。②血浆肾素活性≥18Aing/(ml/hr)。③肾素活性反应值/对照组≥3.3。

肾动脉造影

经皮肾动脉造影是诊断肾动脉狭窄性高血压的金标准。在造影技术上,目前以经皮穿刺股动脉插管法的应用最为广泛,此法显影清楚,亦较安全方便。在肾血管性高血压病例中,腹主—肾动脉造影主要显示腹主动脉、肾动脉及其分支和实质期的影象形态。肾动脉粥样硬化狭窄多位于肾动脉起始部或近端;动脉肌纤维增生症狭窄多位于中、远段,并呈节段性串珠状表现,多发性大动脉炎腹主动脉常同时有多发性狭窄。肾动脉造影也用于肾内实质性占位性病变的鉴别诊断,肾脏良性肿瘤处血管受压移位或包绕于肿瘤周围;肾血管瘤的供应动脉可见增粗,肿瘤区显示血管团影,引流静脉纡曲扩张;肾腺癌(透明细胞癌)造影示肾动脉主干增粗,亦可见纡曲、粗细不均及小池状肿瘤血管影,肿瘤血管多有动静脉瘘,因此肾静脉早期显影。肿瘤浸润血管,引起闭塞,可见血管有中断现象。肿瘤内血供丰富,出现局限性密度增高,当肿瘤区血管受侵、闭塞时密度则较正常肾组织为低,边缘多不清晰。

数字减影血管造影术(DSA):DSA 应用于肾血管造影,具有方法简便、影像清楚等优点。DSA 在 20 世纪 70 年代以前业已应用,乃是从直接动脉插管进行血管造影术减去与未注射造影剂前的平片影像,可消除与血管影像无关的其他影像(如骨骼、软组织阴影),使血管像显影清晰,称为减影血管造影。70 年代后期,美国威斯康辛大学设计出数字式视频影像处理器,并在动物及人体进行测验,至 1980 年数字减影血管造影技术才成功地应用于临床。DSA 的分辨率足够观察肾实质内直径小至 1 毫米的血管,可诊断肾动脉病变达 91.1%,有参考价值者6.6%,只 2.3%影像不能做出诊断。DSA 可以区分纤维肌肉发育不良、动脉粥样硬化、肾萎缩、肾动脉细小或肾动脉闭塞等症。在显影不够满意的病例,可因肾动脉开口处极度狭窄致使显影剂密度不足而影响肾内血管小分支的浓度,也可因动脉的重叠或心排血量不足所致。DSA 可测出肾内血液分布的数值、灌注情况、积蓄功能以及廓清功能等,从而可准确地评估两肾的生理功能。

放射性核素的应用

放射性核素肾图:这是一种简便、安全、敏感、迅速的分肾功能测定方法,有助于肾血管性高血压的诊断,目前已广泛应用。肾图 a 段反映肾血管床到达核素的放射性;b 段为分泌相;c 段为排泄相。肾血管性高血压影响肾功能时,肾图可出现异常,表现为低功能或无功能,血管段及分泌段减低;若已形成丰富的侧支循环,肾图可完全正常。反之,肾动脉虽无阻塞,但由于长期持续性高血压影响到肾小动脉硬化,肾图可显示异常。肾图只反映肾功能的改变,因此不是特异性的,不能作病因的诊断。节段性肾动脉狭窄尚未影响肾功能时,肾图可能反映不出异常。

放射性核素肾扫描:肾扫描是应用肾脏选择性浓聚和排泄放射性核素标记化合物通过扫描器体外检查使肾脏显影。根据所得图像,分析两肾的位置、形态、大小、放射性分布密度作比较,结合临床病情而作诊断。当肾动脉狭窄引起肾萎缩时,肾扫描显示患肾较正常缩小、放射性分配较稀疏,且不均匀。对侧肾可能出现代偿性肥大。若肾动脉狭窄尚未引起肾功能变化时,肾扫描可无明显异常变化。

放射性核素计算机断层摄影:以 99mTc - DTPA 作示踪剂进行双肾区动态 Y 照相,检测肾脏功能形态有无异常。在正常情况下,腹主动脉显影后 0~2 秒钟,可见双肾灌注相,放射性分布均匀而对称。实质相,2~3 分钟时肾区放射性达到高峰。3~4 分钟时,膀胱部位开始有放射性出现。以后,肾区放射性逐渐减弱,膀胱区放射性随之增强,25 分钟时膀胱区放射性明显高于肾区。

高血压患者为什么测定 C - 反应蛋白

C - 反应蛋白(CRP)是人体血浆中的一种正常蛋白组分,含量甚微,当各种组织损伤或炎症时,CRP 在肝脏的合成和分解率增加,体内 CRP 的含量可急剧增加,甚至可达 250 毫克/升以上,且与组织损伤的程度呈正相关。在病理状态恢复期,CRP 含量迅速下降,而且不受其他急性相指标如血压、呼吸、心率等因素的影响和抗炎药或免疫抑制药物(包括类固醇)的直接影响,因此可作为急性炎症和组织损伤程度及治疗效果观察的首选指标之一。

虽然血脂异常和心血管疾病的发生有很明确的关联性,但从佛明罕心脏试验却发现,超过 1/3 的心血管疾病患者,其总胆固醇浓度还在正常范围内,这是因为炎症在动脉粥状硬化的形成过程中都扮演着重要角色,从动物及人体外的细胞实验都发现,CRP 不但是个相当好的炎症指标,也直接参与了动脉粥状硬化的形成。炎症指标显然是个评估心血管疾病风险之重要因子,在所有的炎症指标中,C - 反应蛋白是目前临床上应用的最普遍的。

用单一的心血管事件危险因子作风险评估时,相比血中的低密度脂蛋白胆固醇(LDL - C),CRP 可能是比 LDL - C 更准确的。即使是相同的 LDL - C,只要 CRP 愈高,心血管疾病的罹病风险仍然较高。值得注意的是,CRP 与血中总胆固醇及高、低密度脂蛋白胆固醇浓度等并无显著的线性相关,在预测心脑血管事件时互相补充,所以在临床上并不能用 CRP 取代胆固醇的测量。

C - 反应蛋白的参考值:免疫单扩散试验: <10 毫克/升;胶乳凝集试验:阴性;火箭电泳试验: <9.6 毫克/升。

高血压危象时检查会出现什么情况

当出现高血压危象时,全身小动脉均可发生暂时性强烈收缩,一方面引起血压急剧升高,另一方面导致多脏器缺血缺氧,出现一系列功能异常的表现。同时,小动脉本身亦可因痉挛收缩出现血管壁异常改变而渗出或出血,其中脏器受累以心、脑、肾、眼最为多见。

肾脏受累时,尿常规检查可出现少量蛋白、红细胞、细颗粒或透明管型;酚红排泄率减低,血尿素氮和肌酐增加,尿素或内生肌酐清除率减低等。

脑受累出现高血压脑病时,主要表现为脑脊液压力升高,脑脊液内蛋白含量增高。

眼动脉受累出现眼底渗出或出血,视神经乳头水肿。

另外,血中游离肾上腺素或去甲肾上腺素可增加,血糖亦可升高。

肾血管性高血压应做哪些检查

目前临床上常做的检查,如排泄性尿路造影以观察肾脏大小、显影情况、肾盏、肾盂加输尿管的解剖形象及功能状况;分肾功能试验,直接检测各侧肾脏的具体功能;放射性同位素检查,也是了解每侧肾脏功能的一种良好的筛选手段;肾素活性测定,则不仅有助于诊断,也是决定手术适应证和预测疗效的重要依据。但最重要的检查,还是腹主动脉~肾动脉造影术。通过造影可以观察腹主动脉、肾动脉及其分支和肾实质的显影形象,从而明确肾动脉狭窄或闭塞的范围和程度,并为制订正确的手术方法提供依据。

随着科技的发展,现在又有几种新的无损伤检查手段,如螺旋 CT,核磁共振动脉造影,双功彩超等。

诊断儿童高血压需做哪些实验室检查

常规检查:

血常规:检查的目的是排除贫血和铝中毒。

尿常规:检查内容主要有比重,尿糖和尿培养。

肾功能检查:主要内容有血肌酐,尿素氮及尿酸。

其他检查:如检查血脂和电解质。

特殊检查:在疑有其他原因引起高血压时进行这方面的检查。

血和(或)尿儿茶酚胺水平:可鉴定是否为嗜铬细胞瘤。

静脉尿路造影或肾图:可检查是否肾动脉狭窄。

腹部 B 超:可以发现有无肾脏畸形。

血浆醛固酮水平:可以发现原发性醛固酮增多症。

超声心动图检查对心脏血流动力学的改变很有帮助,由于高血压早期心输出量增加,周围血管阻力正常,它还可动态观察心脏的病变。

如何诊断儿童高血压

迄今为止,尚无一个公认的、统一的诊断儿童高血压的标准。目前国内外多采用百分位法确定儿童高血压的诊断标准。2004 年,美国国家高血压教育项目(NHBPEP)儿童青少年工作组对 1996 年的指南进行了更新,并发布了儿童青少年高血压诊断、评估和治疗的第四次报告。在这个报告中,建议采用百分位法,按照以下标准将儿童血压区分为正常血压、高血压前期和高血压:正常血压为收缩压和舒张压小于同性别、年龄和身高儿童血压的第 90 百分位(<90th =;高血压前期为平均收缩压和/或舒张压水平在 90 和 95 百分位之间;高血压为平均收缩压和/或舒张压大于等于同性别、年龄和身高儿童血压的第 95 百分位≥95th),并且至少测量 3 次。此外,当儿童青少年血压水平≥120/80 毫米汞柱,但是低于 95 百分位时,也被认为是高血压前期。

高血压病的治疗目标

治疗高血压的主要目的是最大限度地降低心血管发病和死亡的总危险。这就要求医生在治疗高血压的同时,干预患者检查出来的所有可逆性危险因素(如吸烟、高胆固醇血症或糖尿病),并适当处理患者同时存在的各种临床情况。危险因素越多,其程度越严重,若还兼有临床情况,主要心血管病的绝对危险就更高,治疗这些危险因素的力度应越大。对于一般高血压患者降压目标应是 140/90 毫米汞柱以下,而对于合并糖尿病的患者,血压应降至 130/80 毫米汞柱以下。老年人收缩压降至 <150 毫米汞柱,如能耐受,还可进一步降低。

高血压病的治疗原则

每个高血压患者的年龄、病变性质、病变严重程度各不相同,有的患者甚至还有其他严重并发症,所以,治疗方案也必然不尽相同。也就是说,治疗高血压病不会有一个固定的模式,而只能有下列的一些基本原则。

检查患者及全面评估其总危险谱后,判断患者属低危、中危、高危或很高危。

高危及很高危患者:无论经济条件如何,必须立即开始对高血压及并存的危险因素和临床情况进行药物治疗。

中危患者:先观察患者的血压及其他危险因素数周,进一步了解情况,然后决定是否开始药物治疗。

低危患者:观察患者相当一段时间,然后决定是否开始药物治疗。

将血压控制到一个适当的水平,尽量减少高血压对心、脑、肾等重要器官的损害,并且逆转已经形成的损害。事实证明,高血压患者经过降压治疗后,心、脑、肾并发症明显减少,而对已有的并发症进行治疗,又可明显延长患者的生命。

在降压治疗的同时,要防治心、脑血管并发症的其他危险因素,如左心室肥厚、高脂血症、糖尿病、高胰岛素血症、胰岛素抵抗和肥胖等。

治疗方案应尽量简便,容易被患者接受,能够坚持长期治疗。

坚持治疗方法个体化的原则,要针对每个患者的具体情况,做出治疗方案。无论是药物治疗,还是非药物治疗均应如此。

提倡有病早治,无病早防,强调医生与患者要密切配合。

高血压患者血压降到什么水平最适宜

血压降到什么水平最适宜,应视患者的年龄、高血压的严重程度、有无合并症及是否患有其他疾病等综合判断。

老年高血压患者因为小动脉硬化,一般以收缩压单独升高为主要表现,使收缩压逐步下降到20.0~21.3千帕(150~160毫米汞柱),并维持在此水平即可。若同时伴有舒张压升高,则宜将舒张压控制在12.0~12.8/千帕(90~95毫米汞柱),如果患者年龄超过80岁,而舒张压升高不明显,可以不治疗。

一般高血压患者若没有严重合并症者,可将血压降至正常范围,即18.7/12.0千帕(140/90毫米汞柱)。

儿童及青少年高血压应将舒张压控制在12.0千帕(90毫米汞柱)以下。儿童及青少年对高血压的耐受性较强,一般不易发生脑卒中和心肌梗死等,降压治疗不必过速,数周或数月将血压降至正常即可,并应将治疗的重点放在寻找高血压的病因上。

若病程长,合并有冠心病的患者,舒张压不宜降至12.0千帕(90毫米汞柱)以下,以免诱发急性心肌梗死。

合并有脑供血不足,或肾功能不全,降压不宜过低,并应遵循逐步降压的原则。

对于需要立即降压处理的高血压急症,如高血压脑病,急性左心衰竭合并肺水肿,急性心肌梗死等,应在1小时内给予降压,但降压幅度应有一定限度,一般不超过25%~30%,或根据治疗前水平,使收缩压下降6.

67～10.7千帕(50～80毫米汞柱),舒张压下降4～6.67千帕(30～50毫米汞柱),不要求迅速降至正常。

高血压合并糖尿病时,为了延缓糖尿病小血管病变的进展,血压可适当降得更低些,具体要求是舒张压大于13.3千帕(100毫米汞柱)者,降到12.0千帕(90毫米汞柱),舒张压为12.0～13.3千帕者,进一步降低1.33千帕(10毫米汞柱),最好能降至15.6/10.4千帕(120/80毫米汞柱)。

影响高血压预后的因素

高血压的严重程度。一般来说,血压愈高,预后愈差。经治疗的急进型恶性高血压,多数在半年内死亡,一年生存率仅为2%以下,但Ⅰ期或Ⅱ期高血压如能及时治疗,可获得痊愈或控制住病情发展,心、脑、肾等并发症也不易发生,几乎能与正常血压者享有同等寿命,并且不影响生活质量。

并发症的严重程度。高血压合并脑卒中者预后较差,及时抢救后仍有相当高的病残率。高血压合并左室肥厚者,虽然可在许多年内保持正常生活,但一旦发生左心功能不全,病情常急转直下,尽管给予治疗,5年后仍有半数死亡。高血压合并冠心病者,易发生急性心肌梗死,或因急性冠状动脉供血不足而发生猝死。高血压引起的肾功能损害,一般出现较晚,对患者预后影响较小。

年龄愈大,预后愈差。老年患者器官功能减退,常常同时患有其他系统疾病,高血压合并症也较多见,对药物的耐受力降低,副作用增多,影响生活质量,并易发生各种意外。

由一些难治性疾病引起的继发性高血压预后不佳。如严重肾功能减退,经药物和透析疗法不能控制血压者。有时需要切除双肾,依靠终生透析疗法维持生命。交感神经组织的恶性病变,因原发病难以根治,血压自然难以降低。

患者不遵从医嘱,不能坚持长期用药,乱投医,乱用药者,体重超重不能坚持减肥者。长期嗜好烟酒而不节制者,预后较差。

有高血压合并脑卒中、心肌梗死或猝死家族史者,其严重并发症出现早,发病率高,较没有家族史者预后差。

高血压发病年龄与预后有何关系

高血压患者的发病年龄与预后关系密切。英国医生对 1000 多名高血压患者进行了近 30 年的追踪观察,并对高血压患者的死亡率与总人口的预期死亡率作了比较,发现在 30~39 岁年龄组,高血压患者的死亡率,是总人口预期死亡率的 7.5 倍;40~49 岁年龄组是 4.91 倍;50~59 岁年龄组是 2.2 倍。如果高血压患者的发病年龄超过 60 岁,则其死亡率并不比预期死亡率大。除 40~49 岁年龄组外,其他所有年龄组的死亡率,男性均高于女性。

这项研究表明,高血压患者发病年龄愈小,则预后愈差,这就提醒那些年龄在 60 以下,有猝死家族史及舒张压持续在 16.0 千帕(120 毫米汞柱)以上者,应积极及时地进行有效的治疗。

高血压的一级预防

高血压的一级预防就是对尚未发生高血压的个体或人群所采取的一些预防措施,预防或延缓高血压的发生,其方法有以下几个方面。

限盐:高钠可造成体内钠水潴留,导致血管平滑肌细胞肿胀,管腔变细,血管阻力增加,同时使血容量增加,加重心脏和肾脏负担,从而使血压增高。所以,应限制钠盐的摄入量。世界卫生组织建议,每人每天食盐的摄入量应在 5 克以下,而我国人群每日平均摄盐(包括所有食物中所含的钠折合成盐)为 7~20 克,明显高于世界卫生组织的建议。因此,要大力宣传高盐饮食的危害,改变人们长期嗜盐的不良习惯。具体方法是逐步减少烹调用盐,少食腌制食品,用盐的代用品或用醋、糖、辣椒等其他调料来增加味道。

补钾:补钾有利于排钠,可降低交感神经的升压反应,并且有稳定和改善压力感受器的功能,故应注意补钾。我国传统的烹调方法,常使钾随之丢失,所以,应提倡多食新鲜蔬菜、水果,如菠菜、香蕉、橘子等含钾较多,可适当多吃一些。

增加优质蛋白质:优质蛋白质一般指动物蛋白质和豆类蛋白质。目前研究表明,蛋白质的质量和高血压脑卒中发病率高低有关。而我国人群蛋白质摄入量基本上接近正常,但质量不好,主要是必需氨基酸含量较低,所以,应增加膳食中的优质蛋白质。

补钙:多数研究报告认为,膳食中钙不足可使血压升高。原因是钙有膜稳定作用,提高了膜的兴奋阈,使血管不易收缩。钙还可对钙泵和细胞内的 Na + 、K + 浓度起调节作用,防止血压上升,所以,应注意补钙。补钙的方法,主要是进食动物性食品,尤其是奶制品,其次是增加豆制品和新鲜蔬菜的量。

减肥:体重超过标准体重的 20% 以上时,就称为肥胖。肥胖通过高胰岛素血症,可致钠水潴留,引起高血压。而控制主食谷类的进食量,增加活动量,使体重减轻后,可使胰岛素水平和去甲肾上腺素水平下降,进而使血压下降,所以要大力宣传科学减肥,首先要控制食量,减少总热量的摄入,避免"营养"过剩,其次是增加运动量,要适当增加体力劳动和体育活动,克服嗜食糖果、零食的不良习惯。

戒烟:吸烟对人体的危害甚多,尤其是可通过损伤动脉血管内皮细胞,产生血管痉挛等机理,导致血压增高。而且在高血压患者中,吸烟能降低抗高血压治疗对冠心病的预防作用,因此,要以坚强的意志戒烟。

戒酒:酒精可导致血管对多种升压物质的敏感性增加,使血压升高,所以,我们提倡完全戒酒,至少不饮烈性酒。对有高血压危险因素的人更应戒酒。

高血压的二级预防

所谓高血压二级预防,是指对已发生高血压的患者采取措施,预防高血压病情进一步发展和并发症的发生。其具体措施是:

一定要落实一级预防的措施。

进行系统正规的抗高血压治疗。

通过降压治疗使血压降至正常范围内。高血压患者的血压控制到何种程度适宜,一般认为,对已有心脑并发症的患者,血压不宜降得过低,舒张压以 11.47 ~ 12.00 千帕(86 ~ 90 毫米汞柱)为宜,收缩压约 18.67 千帕(140 毫米汞柱),不然病情可能加重。对于没有心脑并发症者,可以降得稍低一些。

要保护靶器官免受损害。不同的降压药物虽然都能使血压降到同样的水平,但它们对靶器官的影响却不同,如血管紧张素转换酶抑制剂和 β 受体阻滞剂等,在降压的同时能逆转左心室肥厚,其他降压药物就不具备这种功能。同时,钙拮抗剂心痛定在治疗冠心病时,可使心肌梗死复发率增加,而异搏定则使之减少;噻嗪类利尿剂,在降压时可引起低血钾症和低血钠症以及低密度脂蛋白、甘油三酯水平升高和高密度脂蛋白降低,这些副作用均对心脏不利。

要兼顾其他危险因素的治疗。高血压的二级预防本身就是动脉粥样硬化、脑卒中、冠心病的一级预防,而许多其他危险因素的并存,能使冠心病的发病成倍增长,因此,兼顾了控制吸烟,减少饮酒,控制体重,适当运动,保持心理平衡等综合治疗,才能取得最佳效果。

选用比较好的测压方法,即在血压高峰时测压,以确保血压是真实的降至正常。

总之,对高血压的防治要高度重视,学会这方面的有关知识,定期到医院检查,了解病情发展变化情况,树立和坚持终生治疗和终生预防的观念,就一定能控制病情发展,防止并发症的发生,达到延年益寿的目的。

高血压的三级预防

三级预防是指对重度高血压的抢救。以预防其并发症的发生和患者的死亡。三级预护中包括有康复治疗。

怎样预防儿童高血压

要全社会提高对测量儿童血压重要性的认识,学校和医院要把测量血压作为青少年常规身体健康检查项目之一。

要养成良好的饮食习惯,饮食宜清淡少盐,多吃蔬菜、水果,适量吃高脂、高胆固醇的食物。孩子的饮食要尽量做到定时定量,防止偏食,少吃零食和甜食。

要消除精神紧张和压力,在学习上要避免精神负担,有张有弛,劳逸结合,特别在考试中要情绪稳定,心情舒畅,从而防止血压升高。

要有病早治。凡有高血压家族史的孩子应定期或不定期地检测血压,若发现血压有偏高的迹象,应即刻采取治疗措施。同时,还要注意防治引起继发性高血压的一些疾病,如上呼吸道感染、急性肾炎等。

要鼓励儿童多运动。儿童在生长发育期参加体育运动十分必要,运动既可消耗体内过多的热量,还能增加肺活量,增强心肺功能和心肌收缩力,对孩子的智力和体力发育均有很大裨益。对于肥胖儿,减肥的有效措施亦在于体育运动,并辅以饮食的限制,才可奏效。此外,禁止孩子吸烟、酗酒、排除噪声的影响,也是预防措施之一。

妇女预防高血压的要点

妇女与男性相比,有不同的生理特征。所以,也常发生一些特有病症,如妊娠高血压综合征(简称妊高征),病多发生于妊娠 24 周与产后 2 周,主要临床表现为高血压、水肿、蛋白尿,严重时会出现抽风、昏迷而威胁母子生命,所以要注意预防。

如何预防妊高征的发生,关键在于做好孕期保健工作,即了解血压水平(妊娠前和早孕时血压水平)。每次产前检查除测量血压外,还应测量体重,检查尿内是否有蛋白,对有妊高征家族史,既往有慢性持续性高血压、肾脏病、糖尿病以及多胎妊娠、羊水过多的孕妇更应注意。

口服避孕药的妇女,在我国的比例较大,重点应对易感人群进行血压监测,及时发现血压升高,及时终止服药,改用其他避孕措施,就能防止高血压的发生。

一般认为肥胖,年龄大,吸烟,糖尿病,高脂血症,有妊娠高血压病史,肾病史及有高血压和心脑血管病家族史者为易感人群。

预防办法,首先询问病史,发现有上述危险因素者,停服避孕药,改用其他避孕措施。其次进行体格检查,服药前必须进行血压、体重、乳房及肝肾和妇科检查,作为服药前的对照水平,如发现不能口服避孕药者则不用,并应注意定期测量血压。一般第 1 年每 3 个月检查血压 1 次,以后每半年检查 1 次。

秘方验方篇

方 1

【组方】

钩藤(后下)30 克,丹参 20 克,川牛膝 20 克,泽泻 20 克,桑寄生 15 克,益母草 10 克,地龙 10 克,山药 10 克,枸杞子 10 克,川贝母 6 克,熟附子(先煎)3 克,茶叶 2 克。

【加减】

头痛、目赤者,加夏枯草 10 克,菊花 10 克;

口干口苦者,加黄芩 10 克;

夜寐欠安、多梦者,加酸枣仁 30 克,夜交藤 30 克。

【主治】

高血压肝肾阴虚型,头晕,面部烘热,腰膝酸痛,心烦急躁,体形偏瘦,舌质红,苔薄白,脉弦滑。

【用法】

上药加水煎煮 2 次,将两煎药液混合均匀,分为 2 次服用,每日 1 剂,20 天为 1 个疗程。

方 2

【组方】

菊花 12 克,桑叶 15 克,白蒺藜 15 克,青葙子 15 克,夏枯草 15 克,木香 15 克,地龙 15 克,决明子 15 克,川牛膝 15 克,桑寄生 15 克,钩藤(后下)18 克。

【加减】

偏肝火盛者,加山栀子、龙胆草、黄芩、丹皮;

手足颤者,加龙骨、牡蛎、珍珠母;

偏肝肾阴虚者,合用杞菊地黄汤加减;

痰浊中阻者,合用半夏白术天麻汤加减;

肾精不足者,加山萸肉、熟地黄、枸杞子、菟丝子。

【主治】

高血压病。

【用法】

每日 1 剂,水煎 2 次,药液混合后分 2 次服,血压降至正常后隔日或三五日服 1 剂。

方 3

【组方】

丹参 15 克,何首乌 15 克,钩藤(后下)12 克,元参 10 克,牛膝 10 克,桑寄生 10 克,枸杞子 10 克,杜仲 10 克,车前子(包)10 克。

【加减】

大便干者,加瓜蒌仁 30 克,枳实 12 克,火麻仁 15 克。

【主治】

高血压肝肾阴虚型,头晕,腰膝酸痛,胸闷,心悸气短,口干,舌质红,苔薄白,脉弦滑。

【用法】

每日 1 剂,水煎,分 2 次服,20 天为 1 个疗程。

方 4

【组方】

地龙 12 克,槐米 12 克,川芎 10 克,僵蚕 10 克,白蒺藜 20 克。

【加减】

肝肾阴虚、风火相煽者,加栀子 9 克,黄芩 9 克,钩藤(后下)9 克,茜根草 9 克;

气阴亏虚、筋脉失养者,加黄芪 12 克,丹皮 6 克,桑枝 12 克,二至丸 9 克;

痰湿阻络者,合温胆汤(半夏、枳实、陈皮、竹茹、甘草、生姜);

妇女冲任失调引起高血压者,合二仙汤(仙茅、仙灵脾、当归、巴戟天、黄柏、知母)。

【主治】

高血压。

【用法】

上药先用清水浸泡半小时,煎煮 2 次,药液对匀后分 2 次服,每日 1 剂。

方 5

【组方】

牡蛎(先煎)12 克,夏枯草 12 克,石菖蒲 12 克,泽泻 12 克,僵蚕 9 克,栀子 9 克,黄芩 9 克,木通 9 克,车前子(包)9 克,龙胆草 6 克,柴胡 6 克,生甘草 6 克。

【主治】

急进型高血压。

【用法】

上药加水煎煮 2 次,将两煎药液混合均匀,分为 2 次服用,每日 1 剂。

方 6

【组方】

龟板 25 克,鳖甲 25 克,女贞子 20 克,旱莲草 20 克,枸杞子 20 克,山萸肉 15 克,桑葚子 15 克,阿胶(烊化)15 克。

【加减】

视物昏花者,加菊花;

盗汗者,加地骨皮;

遗精者,加芡实、莲须。

【主治】

肾阴亏损型高血压,眩晕耳鸣,失眠健忘,精神萎靡,口燥咽干,腰膝酸软,发落齿摇,五心烦热,舌体瘦红,无苔,脉细数。

【用法】

每日 1 剂,水煎,早晚分服。

方 7

【组方】

生蒲黄(包)30 克,生赤芍 30 克,代赭石(先煎)30 克,怀牛膝 30 克,桃仁 10 克,红花 10 克,丹皮 15 克,丹参 15 克,干地龙 12 克。

【加减】

头痛头晕较重者,加钩藤(后下)15 克,槐米 15 克,生牡蛎(先煎)30 克,生石决明(先煎)30 克;

收缩压在 26.6 千帕以上或舒张压在 15.9 千帕以上者,加羚羊角粉 0.3 克冲服,每日 1 次;

身体麻木或肌肉抽跳较重者,加地龙 10 克,地鳖虫 10 克;

阴虚者,加生地黄 15 克;

阳虚者,加仙灵脾 12 克。

【主治】

瘀血内阻,肝阳偏亢之高血压。

【用法】

每日 1 剂,水煎,分 2 次服。

方 8

【组方】

泽泻 50 克,益母草 10 克,丹皮 10 克,车前子(包)10 克,夏枯草 10 克,草决明 10 克,钩藤(后下)10 克。

【主治】

高血压。

【用法】

每日 1 剂,水煎,早晚分服,9 天为 1 个疗程。

方 9

【配方】

制附子(先煎)6 ~ 9 克,红参(另煎)6 ~ 12 克,茯苓 12 ~ 18 克,泽泻 9 ~ 12 克,生姜 6 片,白芍 6 ~ 9 克,生黄芪 9 ~ 15 克,牛膝 12 ~ 18 克,磁石

(先煎)12~18 克。

【主治】

肾阳虚型老年人高血压病,头晕,头痛,耳鸣或耳聋,腰膝酸软,畏寒肢冷,面足虚浮,稍有余沥或夜尿多,便溏而尿清长,发脱齿摇,性功能减退,舌淡胖苔润,脉沉微迟。

【用法】

水煎,分 2 次服,每日 1 剂。

方 10

【组方】

黄芪 30 克,何首乌 30 克,钩藤(后下)30 克,熟地黄 30 克,龙骨(先煎)30 克,牡蛎(先煎)30 克,当归 15 克,川芎 15 克,仙灵脾 15 克,巴戟天 15 克,白芍 15 克,桂枝 15 克,潼蒺藜 15 克,白蒺藜 15 克。

【加减】

偏阳虚者,加肉桂 10 克;

偏阴虚者,加元参 30 克,生地黄 30 克,丹皮 15~30 克;

夹痰湿者,去熟地黄,加半夏 10 克,陈皮 10 克,石菖蒲 10 克;

有痰火者,加半夏 10 克,黄芩 10 克;

有血瘀者,加丹参 30 克,红花 10 克;

失眠者,加炒枣仁 15~30 克。

【主治】

气虚肝郁型高血压。

【用法】

每日 1 剂,水煎,分 2 次服。

方 11

【组方】

生石决明(先煎)30 克,夏枯草 15 克,桑寄生 15 克,菊花 15 克,钩藤(后下)12 克,杜仲 12 克,黄芩 9 克,白芍 9 克,牛膝 9 克,地龙 9 克,川芎 5 克。

【加减】

肝阳不足者,加制附子(先煎)5～10克;

痰火内蕴者,加竹茹12克,胆南星9克,石菖蒲3克。

【主治】

肝阳上亢型高血压。

【用法】

每日1剂,水煎,分2次服。

方12

【组方】

制首乌15克,女贞子15克,制龟板15克,制鳖甲15克,代赭石粉15克,龙骨粉15克,牡蛎粉15克,草决明15克,煅磁石粉25克,白芍15克,旋覆花(包)6克,牛膝10克。

【主治】

高血压肝阳亢盛型。血压偏高,经常头晕目眩,甚则须闭目静卧不可以动,动则痰涎上涌,呕逆不止,性情暴躁。

【用法】

上药加水煎煮2次,将两煎药液混合均匀,分为2次服用,每日1剂。

方13

【组方】

桑寄生30克,杜仲30克,夜交藤30克,白芍20克,代赭石(先煎)20克,钩藤(后下)20克,酸枣仁20克,仙灵脾15克,牛膝15克。

【加减】

肝火亢盛者,加夏枯草20克;

阴虚阳亢者,加鳖甲(先煎)25克;

阴阳两虚者,加枸杞子20克;

痰湿壅盛者,加茯苓20克,法半夏15克。

【主治】

高血压。

【用法】

每日1剂,水煎,分2次服,1个月为1个疗程。根据病情需要,最多服用

3 个疗程。服用本方之前,停用其他可能影响血压的中西药物 1 周。

方 14

【组方】

生石决明(先煎)15 克,菊花 9 克,牡蛎(先煎)9 克,清半夏 9 克,茯苓 9 克,苏子 9 克,牛膝 9 克,陈皮 4.5 克,炒栀子 4.5 克,黄芩 6 克,炒白芍 6 克,枳壳 6 克。

【主治】

高血压肝阳上亢型者。血压升高,头晕目眩,头痛失眠,恶心呕吐,心悸怔忡,胸闷气短。

【用法】

每日 1 剂,水煎,分 2 次服。

方 15

【组方】

钩藤(后下)15 克,生白芍 15 克,桑寄生 15 克,何首乌 15 克,泽泻 30 克,生石决明(先煎)30 克,生牡蛎(先煎)30 克,谷精草 30 克,天麻 10 克,益母草 20 克。

【加减】

肝肾不足者,加女贞子、旱莲草、生地黄、枸杞子;

痰湿壅盛者,加白术、茯苓、半夏;

肝火过盛者,加黄芩、栀子、龙胆草;

血压升高、有出血倾向者,加槐花、蚕沙、黄芩。

【主治】

肝阳上亢,肝肾不足之高血压。

【用法】

上药加水煎煮 2 次,将两煎药液混合均匀,分为 2 次服用,每日 1 剂。

方 16

【组方】

丹参 20 克,夏枯草 15 克,钩藤(后下)15 克,石决明(先煎)30 克,黄苓 9 克,菊花 9 克,天麻 6 克。

【主治】

高血压阴虚阳亢型。

【用法】

每日 1 剂,水煎,分 2 次服。第一次煎液早饭后服用,第二次煎液午饭后服用,连用 2 周为 1 个疗程。

方 17

【组方】

生紫贝齿(先煎)15 克,煅石决明(先煎)15 克,丹皮 6 克,黄芩 10 克,枳壳 6 克,郁金 6 克,陈胆星 6 克,竹沥 10 克,半夏 10 克,杭菊 12 克,黑山栀 10 克,生杜仲 10 克,桑寄生 15 克,泽泻 10 克,龙胆泻肝丸(包煎)12 克。

【主治】

高血压之胸闷、头痛而喜冷者。

【用法】

每日 1 剂,水煎 2 次,药液混合,早晚分服。

方 18

【组方】

何首乌 15 克,白芍 12 克,当归 9 克,川芎 5 克,炒杜仲 18 克,黄芪 30 克,黄柏 6 克,钩藤(后下)30 克。

【加减】

伴失眠、烦躁者,加炒枣仁 30 克,夜交藤 30 克,栀子 9 克;

便稀、苔腻者、手足肿胀者,加半夏 9 克,白术 12 克,泽泻 30 克;

大便干燥者,加生地黄 30 克,仙灵脾 18 克;

上热下寒,面热,舌红口干,足冷,加黄连 5 克,肉桂 5 克。

【主治】

表现为阴血亏虚、头痛、眩晕、神疲乏力、耳鸣心悸等症状的原发性高血压病、肾性高血压病以及更年期综合征、心脏神经官能症等。

【用法】

先将药物用适量水浸泡 1 小时,煎 2 次,首煎 10～15 分钟,以保留药物的易挥发成分;二煎 30～50 分钟。煎好后将两煎混合,总量为 250～300 毫升,每日 1 剂,每剂分 2～3 次服用,饭后 2 小时温服。

方 19

【组方】

党参 30 克,制附子(先煎)15 克,丹参 30 克,钩藤(后下)30 克,石决明(先煎)30 克,葛根 30 克,川芎 30 克。

【主治】

高原地区高血压。

【用法】

上药加水 1000 毫升,久煎浓缩至 150 毫升备用,每次服 50 毫升,每日 3 次,每日 1 剂。

方 20

【组方】

黄芪 30～60 克,葛根 15～30 克,丹参 20～40 克,生山楂 9～15 克,桑寄生 15～30 克。

【加减】

畏寒肢冷者,加桂枝 6 克,炮附子(先煎)9 克;

口干、舌红少苔、大便干结者,加麦冬 12 克,生首乌 15 克;

体倦、神疲、气短者,加党参 30 克,五味子 6 克;

血瘀气滞疼痛明显者,加香附 12 克,元胡 9 克;

失眠多梦者,加炒枣仁 5 克,夜交藤 30 克。

【主治】

高血压病、脑栓塞、脑血栓形成、脑动脉硬化、心律失常、高脂血症等心脑血管疾病。

【用法】

将药用适量水浸泡 30 分钟,煎煮 2 次,取汁 300～400 毫升,分 2～3 次温服,每日 1 剂。

方 21

【组方】

桃仁 12 克,杏仁 12 克,栀子 3 克,胡椒 7 粒,糯米 14 粒。

【主治】

高血压。

【用法】

上药共捣烂,加 1 个鸡蛋清调成糊状,分 3 次用。于每晚睡前敷贴于足底涌泉穴,晨起去掉。每夜 1 次,每次敷一足,两足交替敷贴。6 次为 1 个疗程,治疗 3 次测量 1 次血压。敷药处出现青紫色无妨。

【说明】

本方有降压止晕作用,用治高血压有效,一般用药 3 天后血压开始下降,头痛头晕诸症减轻。

方 22

【组方】

葛根 15 克,钩藤(后下)12 克,黄芩 12 克,野菊花 12 克,石斛 12 克,丹皮 10 克,佛手 10 克,牛膝 10 克,山楂 12 克,木香 8 克,泽泻 12 克,川芎 10 克,柴胡 9 克。

【加减】

头痛眩晕甚者,加刺蒺藜 12 克,夏枯草 15 克;

火盛者,加龙胆草 10 克,板蓝根 12 克;

肝肾阴虚甚者,加黄精 15 克,龟板(先煎)20 克;

畏寒肢冷、小便清长者,加杜仲 15 克,金樱子 15 克,鹿角胶(烊化)15 克;

胃纳差者,加白蔻仁(后下)8 克,砂仁(后下)9 克;

眩晕较甚、并呕吐频者,加代赭石(先煎)30 克。

【主治】

高血压病。

【用法】

水煎 2 次,药液混合,早晚分服,每日 1 剂。

方 23

【组方】

黄芪 30 克,党参 15 克,苍术 10 克,白术 10 克,陈皮 10 克,升麻 10 克,柴胡 10 克,甘草 6 克,当归 12 克,丹参 30 克,鸡血藤 30 克,赤芍 20 克,白芍 20 克,茯苓 30 克,生姜 6 克,薄荷 3 克。

【主治】

高血压合并脑栓塞者。

【用法】

水煎 2 次,将药液混合,分 2 次服,每日 1 剂。

方 24

【组方】

丹参 30 克,黄芪 30 克,当归 15 克,黄精 15 克,炒枣仁 20 克,生山楂 20 克,葛根 20 克,生蒲黄(包)12 克。

【加减】

手足胀感者,加泽泻;

面足浮肿者,加车前子、冬瓜皮;

畏寒肢冷者,加仙灵脾;

头胀、便干者,加草决明;

四肢麻木者,加地龙;

腰酸耳鸣者,加女贞子。

【主治】

气虚血瘀型老年性高血压病,眩晕,神疲乏力,动则气短,头痛定处,胸闷胸痛,肢体麻木,舌质暗红。

【用法】

上药先用清水浸泡半小时,煎煮 2 次,药液对匀后分 2 次服,每日 1 剂。

方 25

【组方】

磁石(先煎)18 克,石决明(先煎)18 克,桑枝 6 克,枳壳 6 克,当归 6 克,党参 6 克,黄芪 6 克,乌药 6 克,蔓荆子 6 克,白蒺藜 6 克,白芍 6 克,炒杜仲 6 克,牛膝 6 克,独活 18 克。

【主治】

原发性高血压病。

【用法】

前 2 味加水先煎汤,再加入其余 12 味药共煎为药液,取汁洗浴双足,每次 1 小时,每日 1 次,10 次为 1 个疗程,为保持水温,洗浴过程中可添加热水。

方 26

【组方】

何首乌 20～30 克,女贞子 20～30 克,仙灵脾 20～30 克,黄芪 30～40 克,丹参 20～30 克,川芎 10～20 克,赤芍 10～20 克,怀牛膝 10～20 克。

【加减】

肝肾阴虚者,去川芎,加熟地黄、枸杞子、当归、桃仁;

肝阳上亢者,去川芎,加钩藤、生龙骨、生牡蛎、炒枣仁;

痰浊者,加天麻、半夏、石菖蒲、泽泻;

高血脂者,加生山楂、泽泻、海藻;

脑血栓者,加桃仁、红花、全蝎、三七粉;

糖尿病者,加葛根、山药、花粉、生地黄。

【主治】

老年性高血压。

【用法】

上药加水煎煮 2 次,药液对匀,分 2 次服,每日 1 剂,30 日为 1 个疗程。

方 27

【组方】

花生仁,食醋。

【主治】

高血压。

【用法】

将花生仁浸泡在食醋中 1 周以上,时间越久越好。每天晚上临睡前服,每次 2～4 粒,嚼碎吞服,连服 7 天为 1 个疗程,一般治疗 1 个疗程,血压即降至正常范围。

【说明】

①生花生仁的红色外皮不可去掉,否则效果大减。②食醋易挥发,在浸泡花生仁时要将容器口密封。③服完 1 个疗程后,如血压降至正常,自觉症状已消失,为了巩固疗效,防止复发,可每周服 1 次,每次 2 粒。④本法对动脉粥样硬化病也有较好疗效,可以降低血清胆固醇和甘油三酯,效果较持续,但须长期服用。

方 28

【组方】

熟地黄 20 克,山萸肉 10 克,天麻 10 克,钩藤(后下)10 克,丹皮 10 克,鸡内金(冲服)10 克,丹参 10 克,肉桂 5 克,黄柏 5 克,山药 12 克,杜仲 12 克,白术 12 克,生石决明(先煎)15 克,桑寄生 15 克,茯苓 15 克,炙甘草 10 克。

【加减】

善太息、胁胀者,加元胡、柴胡;

眩晕、肢麻者,加僵蚕、天南星;

肥胖痰多者,加半夏、瓜蒌皮、竹茹;

心烦失眠者,加酸枣仁、远志;

浮肿者,加猪苓、泽泻。

【主治】

高血压。

【用法】

水煎,分 2 次服,每日 1 剂。

方 29

【组方】

白术 30 克,刺五加皮 30 克,当归 30 克,白芷 30 克,白芍 30 克,川芎 30 克,酸枣仁 30 克,柏子仁 30 克,远志 30 克,川椒 30 克,吴茱萸 30 克,肉桂 30 克,附子 30 克,川乌 30 克,杜仲 30 克,肉苁蓉 30 克,千年健 30 克,乌药 30 克,半夏 30 克,枳实 30 克,益智仁 30 克,羌活 30 克,辛夷 30 克,薄荷 30 克,荆芥 30 克,防风 30 克,藁本 30 克,细辛 30 克,菊花 30 克,桑叶 30 克,蚕沙 30 克,牙皂 30 克,藜芦 30 克,桔梗 30 克,草决明 30 克。

【主治】

高血压。

【用法】

以上药物除花叶类外,凡饮片较厚的可研为粗末,与花叶类药物混合,调均匀,装布袋内,睡时当枕头用。

方 30

【组方】

生石决明(先煎)30 克,菊花 10 克,龙胆草 10 克,白蒺藜 10 克,知母 10 克,黄柏 10 克,旋覆花(包)10 克,代赭石(先煎)10 克,牛膝 10 克,钩藤(后下)12 克。

【加减】

痰湿盛者,加清半夏 10 克,陈皮 6 克,茯苓 12 克,黛蛤散(包)20 克;

四肢麻木者,加桑寄生 30 克,威灵仙 10 克,地龙 10 克;

大便燥者,加大黄 10 克;

面赤、口干者,加生石膏 30 克;

血压过高、头晕甚者,加羚羊角粉(冲服)0.6 克;

舌强者,加僵蚕 10 克,全蝎 5 克,石菖蒲 10 克,天竺黄 10 克。

【主治】

肝阳亢型高血压,头晕头痛,烦躁易怒,失寐多梦,每因精神刺激而增剧,脉弦数有力。

【用法】

每日 1 剂,水煎 2 次,药液混合后分 2 次服。

方 31

【配方】

桑寄生 15～30 克,黄芪 15～30 克,泽泻 15～24 克,仙灵脾15～24克,杜仲 12～18 克,水蛭 6～15 克,益母草 9～18 克。

【主治】

老年人高血压病,头晕或头昏,头痛,耳鸣或耳聋,记忆力减退,腰膝酸软,尿后余沥或失禁,神疲乏力,少气懒言,夜尿频多,心悸失眠,五心烦热,咽燥口干,便秘,自汗,畏寒肢冷,舌淡或有瘀点瘀斑,脉沉细或涩。

【用法】

每日 1 剂,水煎,分早晚 2 次服。

方 32

【组方】

防己 15～30 克,生地黄 15～30 克,丹参 15～30 克,泽泻 9～15 克,生黄芪 30 克,土茯苓 30 克,山药 12 克,丹皮 12 克,山萸肉 9 克,鬼箭羽15 克。

【加减】

脾肾阳虚者,加炒白术 12 克,车前子(包)15～30 克,川牛膝 15 克,天仙藤 15 克;

肾气不足者,加熟附子(先煎)9 克,肉桂 3 克;

阴虚火旺者,加黄柏 12 克,知母 12 克;

肝阳偏亢者,加生石决明(先煎)30 克,珍珠母(先煎)30 克;

湿热内蕴者,加苏叶 9 克,黄连 3 克,青麟丸(吞服)9 克;

虚风内动者,白芍 15 克,炙龟板(先煎)15 克,生牡蛎(先煎)30 克。

【主治】

高血压。

【用法】

每日 1 剂,水煎服。

方 33

【组方】

制附子(先煎)6 克,龟板 9 克,女贞子 9 克,旱莲草 9 克,何首乌 15 克,丹参 15 克,磁石(先煎)30 克,石决明(先煎)24 克。

【主治】

高血压病,面浮头胀,少寐,耳鸣,眼花,腰酸,夜尿频,苔白,脉弦细。

【用法】

每日 1 剂,水煎分服。

方 34

【组方】

生牡蛎(先煎)30 克,怀牛膝 15 克,桑葚 30 克,白芍 30 克,元参 15 克,珍珠母(先煎)30 克,丹参 30 克,麦冬 20 克,天麻 10 克,钩藤(后下) 20 克。

【主治】

阴虚阳亢型高血压病。

【用法】

水煎,分 2 次服,每日 1 剂。

方 35

【组方】

金银花 24 ~ 30 克,菊花 24 ~ 30 克。

【加减】

头晕明显者,加桑叶 12 克;

动脉硬化、血脂高者,加山楂 12 ~ 24 克。

【主治】

高血压。

【用法】

将上药混合为每日量,分 4 次用沸水冲泡 10 ~ 15 分钟当茶饮,冲泡 2 次即可弃掉,不可煎熬,否则破坏有效成分。

【说明】

一般服 2 周多能显效,第 3 周起服维持量,每日金银花、菊花各 9 克,分 2～3 次冲服,服满 4 周可停药,少数较重者,可适当延长服药时间。

方 36

【组方】

元参 12 克,麦冬 9 克,牛膝 9 克,茯苓 9 克,钩藤(后下)9 克,菊花 9 克,蝉蜕 6 克,炙远志 6 克,代赭石(先煎)15 克,生龙骨(先煎)15 克,生牡蛎(先煎)15 克。

【主治】

高血压病。肾阴亏损,肝阳上亢,头晕项痛,心悸胸闷,四肢乏力,大便干结,尿多色黄,舌有裂纹,苔薄白,脉细弦。

【用法】

上药先用清水浸泡半小时,煎煮 2 次,药液对匀后分 2 次服,每日 1 剂。

方 37

【组方】

生牡蛎(先煎)30 克,珍珠母(先煎)30 克,白芍 24 克,桑葚 30 克,菊花 12 克,刺蒺藜 15 克,地骨皮 20 克,木防己 12 克,黄芩 12 克。

【加减】

头昏易怒者,加夏枯草 30 克,天麻 12 克;

失眠者,加生龙骨(先煎)30 克,茯苓 15 克;

目涩尿频者,加枸杞子 15 克,山萸肉 15 克;

肢体麻木者,加地龙 12 克,川芎 2 克。

【主治】

原发性高血压Ⅱ期,头痛,头昏,心悸,目昏,耳鸣,夜尿频数,失眠。

【用法】

上药加水煎煮 3 次,将药液对匀,分 3 次服,每日 1 剂。

方 38

【组方】

莲须 12 克,女贞子 12 克,桑葚子 12 克,山药 15 克,牛膝 15 克,钩藤(后下)10 克,地龙 10 克,旱莲草 10 克,生牡蛎(先煎)25 克,龟板(先煎)25 克。

【主治】

高血压肝肾阴虚型。头晕,头痛,失眠,多梦,夜多小便,体形肥胖,眼睑微黑,面色浮红,舌质红,边有齿痕,苔薄白,脉弦滑。

【用法】

上药加水煎煮 2 次,将两煎药液混合均匀,分为 2 次服用,每日 1 剂。

方 39

【组方】

钩藤(后下)25 克,桑叶 15 克,菊花 15 克,茯苓 20 克,生地黄 30 克,白芍 50 克,生龙骨(先煎)50 克,生牡蛎(先煎)50 克。

【加减】

肝火亢盛者,加龙胆草 20 克,栀子 15 克;

肝肾阴虚者,加麦冬 15 克,沙参 20 克,枸杞子 20 克;

痰浊上逆者,加竹茹 10 克,石菖蒲 15 克,远志 15 克。

【主治】

高血压。

【用法】

水煎,分 3 次服,每日 1 剂,30 天为 1 个疗程。

方 40

【组方】

旋覆花(包)15 克,代赭石粉 25 克,法半夏 10 克,陈皮 10 克,炒枳实 10 克,白术 10 克,莱菔子 10 克,炒神曲 10 克,白茯苓 10 克,焦山楂 15 克,龙骨粉 15 克,牡蛎粉 15 克,竹茹 10 克,生姜 3 片。

【主治】

高血压。头目眩晕,血压时高时平,其症状轻重多随血压波动而改变,多发生于形体肥胖者。

【用法】

每日 1 剂,水煎,早晚分服,5 剂为 1 个疗程。

方 41

【组方】

天麻 10 克,牛膝 10 克,半夏 10 克,陈皮 10 克,茯苓 10 克,钩藤(后下)20 ~ 30 克,珍珠母(先煎)30 克,甘草 6 克。

【加减】

血压升高幅度大者,加夏枯草 10 ~ 15 克,菊花 10 克;

头痛者,加蔓荆子 10 克;

头昏嗜睡者,加石菖蒲 15 克,远志 6 ~ 10 克;

夹瘀者,加川芎 10 ~ 20 克;

烦躁易怒、口干口苦者,加栀子 10 克;

头部或肢体麻木者,加僵蚕 10 克,全蝎 10 克;

夜寐欠安者,加龙骨(先煎)20 克,牡蛎(先煎)20 克。

【主治】

高血压。

【用法】

每日 1 剂,水煎服,10 剂为 1 个疗程。

方 42

【组方】

槐花 30 克,珍珠母 30 克,吴茱萸 30 克,米醋适量。

【主治】

高血压。

【用法】

将前 3 味药共研为细末,装瓶备用。每次取药末 20 克,用米醋调和成糊状,分作 2 份,取 1 份贴敷脐孔上,另一份贴敷足心涌泉穴,以纱布包扎固定。贴后点燃艾条灸之,每处 15 ~ 20 分,每天 1 次,10 次为 1 个疗程。

方 43

【组方】

女贞子 15 ~ 30 克,旱莲草 15 ~ 30 克,桑葚子 15 克,白芍 15 克,丹参 15 克,牛膝 12 克,杜仲 12 克,钩藤(后下)12 克,茺蔚子 12 克,珍珠母(先煎)30 克,地龙 10 克。

【加减】

肝阳上亢者,加黄芩、栀子、泽泻、车前草;

痰湿盛者,加半夏、苍术、佩兰;

夹血瘀者,加赤芍、川芎、桃仁、红花;

阳虚甚者,加附子、肉桂;

气虚不足者,加黄芪、党参;

高血脂者,加山楂、何首乌、泽泻;

眼底改变者,加葛根、草决明;

肢体麻木者,加伸筋草、豨莶草。

【主治】

高血压病。

【用法】

各药先用清水浸泡半小时,煎煮 2 次,药液混合后分 2 ~ 3 次服。

方 44

【组方】

钩藤(后下)30 克,夏枯草 15 克,连翘 15 克,桑叶 10 克,赤芍 30 克,丹皮 12 克,菊花 10 克,远志 10 克,臭梧桐 15 克,豨莶草 30 克,地龙 10 克,青葙子 10 克,草决明 15 克,桑枝 30 克。

【主治】

痰热型高血压病。症见头晕,头胀痛而沉重,面赤,烦躁,耳鸣,失眠,或肢体麻木。

【用法】

水煎,早晚分服,每日 1 剂。

方 45

【组方】

怀牛膝 30 克,生代赭石(先煎)30 克,生龟板(先煎)30 克,白芍 25 克,元参 15 克,生龙骨(先煎)15 克,生牡蛎(先煎)15 克,川楝子 6 克,生麦芽 6 克,茵陈 6 克,甘草 5 克。

【加减】

烦躁不安者,加石膏;

痰多者,加胆南星、瓜蒌皮;

尺脉重按虚者,加熟地黄、山萸肉;

大便不实者,去龟板、代赭石,加赤石脂。

【主治】

高血压。

【用法】

每日 1 剂,水煎服,2 周为 1 个疗程。

方 46

【组方】

桑寄生 15 克,生地黄 15 克,丹皮 15 克,白芍 15 克,黄芩 15 克,菊花 15 克,夏枯草 30 克,杜仲 15 克,牛膝 15 克,桑枝 15 克,桂枝 15 克,生石决明(先煎)30 克,甘草 15 克。

【加减】

手足麻木者,加黄芪 30 克,桂枝 15 克。

【主治】

缓进型高血压病。头晕目眩,甚则头痛且胀,每因烦劳恼怒而加剧,严重时手足麻木,脉弦数有力。

【用法】

水煎,分 2 次服,每日 1 剂。

方 47

【组方】

生海蛤壳(先煎)30 克,生牡蛎(先煎)15 克,生龙骨(先煎)12 克,白蒺藜 10 克,菊花 10 克,桑寄生 30 克,杜仲 12 克,磁石(先煎)15 克,何首乌 12 克。

【加减】

精神不振者,加合欢皮 12 克,人参须 5 克;

头晕甚者,加桑叶 9 克,黑芝麻 12 克;

失眠者,加首乌藤 30 克,熟枣仁 10 克;

腰酸腿软者,加续断 12 克,熟地黄 20 克;

心悸者,加柏子仁 10 克,茯神 10 克。

【主治】

阴虚阳亢型高血压。眩晕耳鸣,腰酸腿软,失眠,精神不振,脉弦滑无力或细弱。

【用法】

上药加水煎煮 2 次,将两煎药液混合均匀,分为 2 次服用,每日 1 剂。

方 48

【组方】

生地黄 15 克,元参 15 克,丹皮 6 克,焦栀子 6 克,生代赭石 24 克,生龟板 6 克,胆南星 6 克,清半夏 6 克,钩藤 9 克,红花 3 克,桃仁 6 克,天麻 6 克,地龙 6 克,菊花 9 克,生石膏 21 克,薄荷 1.5 克,知母

223

6 克,黄芩 9 克,白芍 9 克,牛膝 5 克,生山药 9 克,当归 9 克。

【主治】

高血压。脉弦有力,头目眩晕疼痛,或肢体不利,口眼歪斜。

【用法】

共为极细末,炼蜜为丸,每次 9 克,早晚饭后各服 1 次。

【说明】

胃弱者连续服用常有胸满感,可暂停 1～2 日再服,或减为每日 9 克。

方 49

【组方】

枸杞子 12 克,菊花 12 克,夏枯草 12 克,桑寄生 15 克,刺蒺藜 12 克,何首乌 12 克,全当归 9 克,赤芍 12 克,白芍 12 克,元参 12 克,怀牛膝 12 克,钩藤(后下)9 克,地龙 9 克,珍珠母(先煎)24 克。

【加减】

语涩者,加石菖蒲;

有痰或舌苔微黄而腻者,加鲜竹沥 50 毫升,对入药液中,分 2 次服下;

大便干者,加决明子 15 克,或用开水浸泡代茶饮。

【主治】

高血压。中风先兆,舌燥口干,腰膝乏力,头重脚轻。

【用法】

每日 1 剂,水煎,分 2 次服。

方 50

【组方】

生地黄 15 克,元参 15 克,丹皮 6 克,焦栀子 6 克,生代赭石 24 克,生龟板 6 克,胆南星 6 克,清半夏 6 克,钩藤(后下)9 克,红花 3 克,桃仁 6 克,天麻 6 克,地龙 6 克,菊花 9 克,黄芩 9 克,生石膏 21 克,薄荷 1.5 克,知母 6 克,黄芩 9 克,白芍 9 克,牛膝 5 克,生山药 9 克,当归 9 克。

【主治】

高血压。头目眩晕疼痛,或肢体不利,口眼歪斜,脉弦有力。

【用法】

共为极细末,炼蜜为丸,每次 9 克,早晚饭后各服 1 次。

【说明】

胃弱者连续服用常有胸满感,可暂停 1～2 日再服,或减为每日 9 克。

方 51

【组方】

丹参 30 克,钩藤(后下)30 克,葛根 20 克,川牛膝 20 克,泽泻 60 克,川芎 10 克。

【加减】

肝肾阴虚者,加枸杞子、沙苑蒺藜、熟地黄、白芍、黑芝麻;

肾阳虚者,加牛膝、仙茅、仙灵脾、桑寄生;

脾虚肝郁者,加党参、白术、茯苓、陈皮、木香、郁金、白芍;

心脾两虚者,加山药、白术、茯苓、酸枣仁、炙远志、当归;

痰湿壅盛者,加半夏、陈皮、茯苓、郁金、姜南星、炙远志。

【主治】

肝阳上亢型高血压。

【用法】

每日 1 剂,水煎,分 2 次服。

方 52

【组方】

生代赭石(先煎)20 克,生牡蛎(先煎)24 克,炙龟板(先煎)15 克,元参 15 克,天冬 5 克,甘草 3 克。

【主治】

阴虚阳亢型高血压。

【用法】

上药加水煎煮 2 次,将药液混合,分 2 次服,每日 1 剂。

方 53

【组方】

益母草 60 克,桑寄生 20 克,杜仲 12 克,甘草 5 克。

【加减】

头痛甚者,加夏枯草 12 克,钩藤(后下)20 克,白芍 25 克,生牡蛎(先煎)30 克;

阴虚甚者,加女贞子 12 克,石斛 15 克,生地黄 15 克。

【主治】

产后高血压。

【用法】

水煎,分 2 次服,每日 1 剂。

方 54

【组方】

红参 35 克,白术 35 克,茯神 35 克,炙甘草 35 克,姜半夏 35 克,陈皮 35 克,远志 35 克,白芍药 35 克,全蝎 35 克,羌活 35 克,玳瑁 35 克,黄芪 35 克,附子 35 克,钩藤 70 克,僵蚕 70 克,天麻 70 克,炙蜈蚣 17.5 克,麻黄 17.5 克,防风 10.5 克,干姜 17.5 克。

【主治】

高血压病风阳上扰型。

【用法】

上药共研细末,贮瓶备用,或炼蜜(810 毫升)和丸如梧桐子大,备用。每次服 7~10 克(或丸 10 克),温开水送服,每日服 3 次,连服 4 个月 1 个疗程。

方 55

【组方】

天麻 9 克,钩藤(后下)30 克,石决明(先煎)18 克,川牛膝 12 克,山栀子 9 克,黄芩 9 克,杜仲 9 克,益母草 9 克,桑寄生 9 克,夜交藤 9 克,茯神 9 克。

【加减】

头晕重者,加紫贝齿、珍珠母;

舌苔黄腻者,加车前草、泽泻、茵陈;

大便干者,加槐米、大黄;

项强者,加葛根。

【主治】

肝阳上亢型高血压病 I 期。头痛眩晕,面红耳鸣,口苦咽干,两目干涩,视物昏花,烦躁易怒,失眠多梦,腰膝酸软,舌质正常或红,苔薄黄,脉弦细。

【用法】

水煎服,每日 1 剂。

方 56

【组方】

仙茅 9 ~ 15 克,仙灵脾 9 ~ 15 克,当归 9 克,巴戟天 9 克,黄柏 4.5 ~ 9 克,知母 4.5 ~ 9 克。

【主治】

冲任不调型高血压病。症见头痛,头晕,心烦,自汗,阵发性面部潮红。

【用法】

上药水煎 2 次,当日服完。或 6 味各等份,煎成 1:0.6 之煎膏,每日 2 次,每次 15 ~ 30 毫升,2 月为 1 个疗程。

方 57

【组方】

龙骨(先煎)30 克,牡蛎(先煎)30 克,珍珠母(先煎)30 克,夏枯草 30 克,白芍 12 克,何首乌 12 克,草决明 12 克,菊花 12 克,钩藤(后下)20 克,川牛膝 15 克。

【加减】

心烦易怒、胸胁满闷者,加生栀子、黄芩、茺蔚子;

肢体麻木、舌紫暗者,加鸡血藤、地龙、丝瓜络、豨莶草;

失眠多梦者,加炒枣仁、远志、茯苓、琥珀;

耳鸣者,加磁石、白术、天麻、半夏;

面色苍白者,心悸气短,加太子参、当归、桑寄生;

腿软腰酸者,加杜仲、女贞子、旱莲草。

【主治】

高血压。

【用法】

每日 1 剂,水煎,分 2 次服。

方 58

【组方】

熟地黄 240 克,山萸肉 120 克,山药 120 克,丹皮 90 克,茯苓 90 克,泽泻 90 克,制附子 30 克,桂枝 30 克。

【加减】

手心发热、失眠、头面烘热者,加何首乌、龟板、鳖甲、怀牛膝等滋阴镇潜药;

妇女更年期罹患高血压者,若服本方一段时间后疗效不显者,可合二仙汤(仙茅、仙灵脾、当归、巴戟天、黄柏、知母)治之。

【主治】

肾阴阳两虚型高血压病。头目眩晕,耳鸣心烦,头面烘热或背脊升火,腰膝酸软,足胫不温,血压升高或时升时降,舌苔薄白,舌淡红,脉沉细。

【用法】

上药研为末,炼蜜为丸,每次 6~9 克,每日 1~2 次,开水或淡盐汤送下。或水煎服,每日 1 剂,用量按原方比例酌减。

方 59

【组方】

石决明(先煎)30 克,丹参 30 克,刺蒺藜 30 克,夏枯草 30 克,车前子(包)45 克。

【加减】

若头痛而胀者,加钩藤(后下)15 克,菊花 9 克;

头痛、呕吐者,加竹茹 10 克,法半夏 9 克;

大便秘结者,加大黄 9 克。

【主治】

高血压,眩晕,头痛,胸闷,心烦,失眠,多梦,舌质嫩红苔少,脉细数。

【用法】

每日 1 剂,水煎 300~400 毫升,分 3 次于饭前服用,连服 45 天为 1 个疗程。

方 60

【组方】

赤芍 10 克,川芎 10 克,丹皮 20 克,丹参 15 克,女贞子 15 克,钩藤(后下)12 克,潼蒺藜 12 克,泽泻 12 克,酸枣仁 12 克,葛根 9 克,益母草 30 克,琥珀粉(冲服)3 克。

【加减】

肝肾阴虚者,去川芎,加熟地黄、白芍、桑葚;

肝阳偏亢者,去川芎,加生龙骨、生牡蛎、珍珠母;

痰浊中阻者,加天麻、法半夏、炒白术;

气虚血瘀者,加黄芪、红花、炒杜仲;

血脂偏高者,加茵陈、决明子、炒山楂;

合并脑梗死者,加黄芪、红花、石菖蒲、地龙。

【主治】

高血压。

【用法】

上药先用清水浸泡半小时,煎煮2次,药液对匀后分2次服,每日1剂。

方 61

【组方】

丹参30克,川牛膝30克,酒制大黄6克。

【主治】

高血压病。头痛,头晕,目眩,心烦,腹胀,大便干结或不爽,舌质暗红。

【用法】

水煎服,每日1~2剂,每剂加水600毫升,浓煎至250毫升,分3次服,疗程14天(疗程未满,血压已降至显效标准,并且稳定3天以上者也可停止用药)。

【说明】

出现高血压危象、高血压脑病、脑出血时可用本方灌肠,每日120毫升;心衰者,加用强心药;合并感染者,加用抗生素。

方 62

【组方】

黄芪30克,葛根15克,桑寄生5克,丹参20克,生山楂9克,川芎9克。

【加减】

畏寒肢冷者,加桂枝6克,炮附子(先煎)9克;

口干、舌红少苔、大便干结者,加麦冬12克,生首乌15克;

体倦、神疲、气短者,加党参30克,五味子6克;

疼痛明显者,加香附12克,元胡9克;

失眠多梦者,加炒枣仁5克,夜交藤30克。

【主治】

高血压病,脑栓塞,高脂血症。

【用法】

将药用适量水浸泡 30 分钟,煎 2 次,取汁药 300 ~ 400 毫升。

方 63

【组方】

白菊花 500 克,野菊花 500 克,桑叶 500 克,辛夷 500 克,薄荷 200 克,红花 100 克,冰片 50 克。

【主治】

高血压。对动脉硬化、偏正头痛、眩晕、神经衰弱、脑震荡、脑血栓后遗症亦有疗效。

【用法】

上药装布袋中,晚上当枕头用,可连用 6 个月。气候潮湿时,可焙烘或翻晒后再用。

方 64

【组方】

川牛膝 20 克,钩藤(后下)30 克,丹参 20 克,益母草 10 克,桑寄生 15 克,地龙 10 克,川贝母 6 克,生地黄 10 克,山药 10 克,泽泻 20 克,枸杞子 10 克,制附子(先煎)3 克,茶叶适量。

【加减】

失眠严重者,可加夜交藤 15 克或炒枣仁 10 克;

心悸气短明显者,加五味子 5 克,党参 15 克;

腰酸肢冷者,改用怀牛膝,制附子增至 10 克,加杜仲 15 克;

神疲乏力者,加焦白术 10 克,黄芪 10 克;

舌麻肢麻者,加全蝎 3 克,白僵蚕 15 克;

半身不遂者,加川芎 10 克,黄芪 10 克;

动脉硬化者,加制首乌 10 克,草决明 15 克或槐花 15 克;

血胆固醇增高者,加山楂 20 克;

饮食不香者,加山楂 15 克或莱菔子 10 克。

【主治】

Ⅱ期高血压病。X 线或心电图提示有左心室肥大,眼底动脉变窄,伴蛋白尿,且见头晕,头痛,头胀,目花,耳鸣,心烦失眠,心悸气短,腰酸乏力及肢麻等。

【用法】

水煎服,每日 1 剂,用量可据病情增减。

方 65

【组方】

蓖麻子仁 50 克,吴茱萸 20 克,附子 20 克,鲜生姜 150 克,冰片 10 克。

【主治】

高血压。

【用法】

吴茱萸、附子烘干,研为细末,过筛,和鲜生姜、蓖麻子仁(去壳)共捣如泥,再加冰片和匀,调成膏状,每晚贴敷于双足涌泉穴,外盖塑料薄膜、纱布,用宽布带缚住,次日去掉,7 日为 1 个疗程,连敷 3~4 个疗程。

方 66

【组方】

龙胆草 9 克,栀子 10 克,黄芩 12 克,生地黄 20 克,白芍 15 克,柴胡 10 克,夏枯草 15 克,钩藤(后下)30 克,菊花 15 克,生龙骨(先煎)30 克,生牡蛎(先煎)30 克,草决明 20 克。

【加减】

头痛头晕甚者,加生石决明(先煎)30 克,珍珠母(先煎)30 克;

心烦甚者,加黄连 6 克,莲子心 6 克;

大便秘结者,加大黄(后下)6~10 克;

大便不爽、苔黄腻兼湿热者,加车前子(包)15 克,木通 10 克;

胸闷口苦、苔黄腻兼痰火者,加瓜蒌 20 克,胆南星 6 克。

【主治】

肝火上炎型高血压病。头晕胀痛,耳鸣口苦,面红目赤,急躁易怒,便秘尿赤,舌红苔黄,脉弦数。

【用法】

每日 1 剂,水煎,早晚分服。

方 67

【组方】

怀牛膝 30 克,生代赭石(先煎)30 克,生龙骨(先煎)30 克,生牡蛎(先煎)30 克,生龟板(先煎)15 克,生白芍 15 克,元参 15 克,天冬 15 克,地龙 15 克,钩藤(后下)30 克,川楝子 10 克。

【加减】

剧烈头痛、抽搐者,加全蝎 3 克,僵蚕 10 克,羚羊角粉(冲服)1.5 克。

【主治】

肝风内动型高血压病。眩晕头痛较剧,脑响耳鸣,唇舌肢体麻木,视物昏花,舌红少苔,脉弦细数。

【用法】

水煎,早晚分服,每日 1 剂。

方 68

【组方】

枸杞子 12 克,菊花 15 克,生地黄 15 克,熟地黄 15 克,山萸肉 12 克,制首乌 20 克,龟板 20 克,女贞子 15 克,川牛膝 15 克,桑寄生 15 克,钩藤(后下)20 克。

【加减】

失眠、心悸、心烦者,加生龙骨(先煎)30 克,生牡蛎(先煎)30 克,炒枣仁 30 克,莲子心 6 克;

遗精者,加金樱子 20 克;

盗汗者,加五味子 12 克。

【主治】

肝肾阴虚眩晕耳鸣,腰膝酸软,目涩口干,或盗汗遗精,手足心热,舌红少苔,脉弦细。

【用法】

水煎 2 次,药液混合,早晚分服,每日 1 剂。

方 69

【组方】

熟地黄 20 克,山萸肉 15 克,山药 20 克,茯苓 10 克,丹皮 6 克,泽泻 6 克,熟附子(先煎)3 克,肉桂 3 克,川牛膝 15 克,杜仲 15 克。

【加减】

阴虚明显者,去附子、肉桂,加知母 10 克,黄柏 10 克;

夜间尿多者,加桑螵蛸 12 克,益智仁 12 克;

肾阳虚衰引起双下肢浮肿者,适当加大附子、肉桂、茯苓、泽泻之剂量。

【主治】

阴阳两虚型高血压。头晕眼花,耳鸣健忘,腰酸腿软,神疲乏力,畏寒肢冷,夜间尿多,舌淡苔白,脉沉细弦。

【用法】

水煎,分 2 次服,每日 1 剂。

方 70

【组方】

生地黄 9 克,元参 9 克,天冬 9 克,麦冬 9 克,丹参 12 克,当归 9 克,人参(另煎)6 克,茯苓 12 克,酸枣仁 15 克,五味子 9 克,柏子仁 12 克,远志 6 克,桔梗 6 克。

【加减】

若心悸怔忡,睡眠不安者,可加龙眼肉 10 克,夜交藤 15 克;

烦热口渴者,加石斛 10 克,鲜沙参 10 克;

如兼有眩晕、耳鸣、腰膝酸软、遗精等症者,加枸杞子 12 克,女贞子 12 克,菟丝子 10 克,潼蒺藜 10 克,白蒺藜 10 克。

【主治】

心阴不足型高血压。眩晕,耳鸣,心烦,心悸,手足心热,失眠多梦,口干津少,舌红少苔,脉细。

【用法】

水煎服,每日 1 剂。

方71

【组方】

熟地黄 12 克,芝麻 12 克,白芍 9 克,麦冬 9 克,阿胶(烊化)9 克,菊花 9 克,炙甘草 4 克,石决明(先煎)18 克,牡蛎(先煎)14 克,钩藤(后下)30 克,鳖甲(先煎)30 克,龟板(先煎)30 克。

【主治】

高血压。

【用法】

上药加水煎煮 2 次,将两煎药液对匀,分 2 次服,每日 1 剂。

【说明】

一般服药 30~40 剂,临床症状消失,血压趋于正常。

方72

【组方】

天麻 12 克,钩藤(后下)30 克,生石决明(先煎)30 克,生龙骨(先煎)30 克,生牡蛎(先煎)30 克,黄芩 12 克,生地黄 15 克,白芍 15 克,杜仲 12 克,桑寄生 20 克,川牛膝 15 克。

【加减】

头项胀痛者,加葛根 20 克;

口干咽燥、手足心热者,加石斛 15 克,元参 15 克;

烦躁失眠者,加莲子心 6 克,炒枣仁 30 克;

大便干者,加生首乌 20~30 克;

胸闷疼痛者,加丹参 30 克,瓜蒌皮 30 克;

头昏、头痛、头胀甚者,加珍珠母(先煎)30 克,磁石(先煎)30 克。

【主治】

阴虚阳亢型高血压病。眩晕头痛,头胀耳鸣,头重足轻,烦躁易怒,失眠多梦,目涩口干,腰膝酸软,手足心热,舌红少苔,脉细数或弦细。

【用法】

水煎 2 次,药液混合,分 2 次服,每日 1 剂。

方 73

【组方】

肉桂 2 份,细辛 1 份,车前子 2 份,沉香 1 份,冰片 1 份。

【主治】

慢性肾功能不全高血压。

【用法】

上药研细末,过 80 目筛,每次取 50 克,用 95% 酒精调和,纱布包裹,外敷于双侧肾俞穴,每日换 1 次,1 周为 1 个疗程。为了有利于药物渗透,经常用 95% 酒精喷洒外敷药上。

方 74

【组方】

苦参 15 克,茺蔚子 15 克,决明子 20 克,山楂 15 克,槐花 20 克,五味子 10 克,磁石(先煎)15 克,牛膝 15 克,天竺黄 15 克。

【加减】

肝热重者,加龙胆草、栀子;

阳亢者,加龙骨、牡蛎;

痰热者,加胆南星。

【主治】

高血压。

【用法】

水煎 2 次,药液混合,早晚分服,每日 1 剂。

方 75

【组方】

何首乌 20 克,枸杞子 20 克,菟丝子 20 克,夏枯草 15 克,女贞子 20 克,益母草 20 克,昆布 20 克,龙胆草 15 克,丹皮 15 克,木香 15 克,沙参 15 克,红花 12 克,桑寄生 12 克,山楂 12 克,泽泻 12 克,炒枣仁 12 克。

【加减】

肝阳亢盛者,加珍珠母(先煎)10 克,钩藤(后下)10 克,栀子 10 克,羚羊角粉 1 克冲服；

痰涎壅盛者,加胆南星 10 克,黄连 10 克,桑白皮 10 克,瓜蒌 20 克；

脾胃虚弱者,加砂仁(后下)10 克,鸡内金 10 克；

心悸失眠者,加夜交藤 10 克,远志 10 克,石菖蒲 10 克；

上肢麻木者,加桑枝 15 克；

四肢麻木者,加川牛膝 10 克,鸡血藤 10 克；

左半身有不遂症状者,加当归 40 克；

右半身有不遂症状者,加黄芪 40 克。

【主治】

高血压并脑动脉硬化。头晕头痛,视物模糊,烦躁失眠,口干口苦,舌红苔滑,脉弦。

【用法】

水煎 2 次,药液混合,早晚分服,每日 1 剂。

方 76

【组方】

煅龙骨(先煎)30 克,龙胆草 6 克,干地龙 15 克,磁石(先煎)30 克,桑枝 15 克,桑叶 9 克,牡蛎(先煎)30 克。

【主治】

肝阳上亢之高血压。头痛眩晕,面热目赤,颈项强急,顾盼不利,心悸,睡眠不安,舌质红,脉弦数。

【用法】

先用水浸石类、贝类药物 3 小时,后纳余药,煎 1 小时,取汁留渣,加水再煎半小时,将药液混合,分 2 次服,每日 1 剂。

方 77

【组方】

元参 21 克,生地黄 15 克,白芍 12 克,麦冬 10 克,夏枯草 15 克,钩藤(后下)15 克,菊花 10 克,丹参 15 克,泽泻 10 克,生山楂 10 克,木香 10 克。

【加减】

头痛者,加川芎 10 克,白芷 10 克,生石膏 21 克;

项强者,加葛根 15 克;

耳鸣者,加磁石(先煎)15 克,五味子 10 克;

眼花者,加枸杞子 12 克,女贞子 10 克;

心烦者,加黄芩 10 克,栀子 10 克;

心悸者,加柏子仁 15 克,桂圆肉 15 克。

【主治】

高血压。头晕头痛,眼花,耳鸣,心悸,失眠,健忘,口干,面赤,舌质红少苔,脉弦。

【用法】

水煎服,每日 1 剂,1 个月为 1 个疗程。

方 78

【组方】

黄芪 30 克,仙灵脾 10 克,巴戟天 10 克,何首乌 30 克,钩藤(后下)30 克,熟地黄 30 克,桂枝 10 克,白芍 10 克,当归 15 克,川芎 15 克,潼蒺藜 10 克,白蒺藜 10 克,龙骨(先煎)30 克,牡蛎(先煎)30 克。

【加减】

四肢不温、畏寒、舌质淡者,加肉桂 10 克;

口干咽燥、舌红者,加元参 30 克,丹皮 15 克,生地黄 30 克;

体型肥胖、舌苔厚黄腻者,加黄芩 10 克,半夏 10 克;

失眠者,加酸枣仁 15~30 克;

舌质紫暗或有瘀斑者,加当归 30 克,红花 10 克。

【主治】

原发性高血压。头晕头痛,气短懒言,倦怠乏力,腰膝酸软,舌淡红,苔白,脉弦细无力。

【用法】

水煎,分 2 次服,每日 1 剂。

方 79

【组方】

生地黄 30～45 克,枸杞子 9～18 克,沙参 9～15 克,麦冬 9～15 克,当归 9～15 克,川楝子 4.5 克。

【加减】

眩晕重者,加钩藤、生石决明;

腰酸痛、脉尺弱者,加桑寄生、杜仲;

眼花干涩红赤者,加草决明、夏枯草、菊花;

口干苦重者,加黄芩、黄连、石斛;

失眠重者,加合欢皮、炒枣仁。

【主治】

高血压病。头晕目眩,耳鸣,烦躁失眠,口干口苦,舌红少苔或花剥,脉弦细数。

【用法】

水煎服,每日 1 剂。

方 80

【组方】

当归 9 克,桃仁 9 克,红花 9 克,川芎 6 克,赤芍 6 克,生地黄 9 克,牛膝 9 克,柴胡 6 克,桔梗 6 克,枳壳 6 克,甘草 3 克。

【加减】

前额痛者,加白芷、生石膏;

巅顶痛者,加羌活、藁本;

痛剧者,加僵蚕、地龙、全蝎、蜈蚣;

痛兼眩晕欲仆、耳鸣眼花者,加菊花、钩藤、夏枯草;

口苦咽干者,加黄芩、龙胆草;

肢冷、脉迟者,加桂枝、生姜;

倦怠乏力、舌淡者,加人参、黄芪。

【主治】

原发性高血压。头痛,眩晕欲仆,视物昏花,手指发麻,舌有瘀斑或瘀点,脉弦涩。

【用法】

水煎,分 2 次服,每日 1 剂。

【说明】

孕妇忌服。

方81

【组方】

生石膏 30 克,玉竹 30 克,钩藤(后下)30 克,元参 15 克,女贞子 12 克,车前子(鲜品效果尤佳,可用 60 克;包煎)24 克。

【加减】

烦热甚者,加生地黄 15 克,丹皮 12 克或地骨皮 15 克,知母 9 克;

眩晕甚者,加珍珠母(先煎)30 克或石决明(先煎)30 克;

失眠者,加酸枣仁 15 克,夜交藤 15 克;

腹胀者,便秘,加生大黄 9 克;

痰多者,加胆南星 6 克,竹沥 30 克或天竺黄 9 克;

头痛、目胀、指麻震颤者,加夏枯草 30 克,黑芝麻 12 克,桑叶 9 克,菊花 9 克,天冬 15 克,麦冬 15 克。

【主治】

原发性高血压早期。头痛头胀,面红目赤,口干口苦,腰酸,气粗,烦躁易怒,睡卧不安,便秘,舌红,苔黄干,脉弦数有力。

【用法】

水煎服,每日 1 剂。

方 82

【组方】

黄芩 15 克,杜仲 15 克,生地黄 15 克,山茱萸 10 克,丹皮 8 克,生石决明(先煎)10 克,钩藤(后下)10 克,菊花 10 克,川牛膝 12 克,茯苓 10 克,茯神 10 克,柏子仁 10 克。

【加减】

眩晕重者,加生牡蛎(先煎)18 克,天麻 8 ~ 10 克;

头痛者,加夏枯草 10 克,白芷 10 克;

胸闷痰多者,去山茱萸,加瓜蒌皮 10 克,枳壳 6 克;

心悸者,加炙甘草 10 克,麦冬 10 克;

大便燥结者,加当归 12 克,枳实 6 克。

【主治】

高血压。头晕目眩,心烦急躁,甚则耳鸣震颤,舌质稍红,脉弦微数。

【用法】

先把药用水浸泡 30 分钟,再放火上煎 20 分钟,下钩藤,再煎 10 分钟,每剂煎 2 次,每日 1 剂,将 2 次煎出的药液混合,分 2 次服。

方 83

【组方】

熟地黄 10 克,茯苓 10 克,当归 10 克,川芎 6 克,牛膝 10 克,杜仲 10 克,山萸肉 10 克,枸杞子 10 克,山药 12 克,丹皮 10 克,龟板胶(烊化)10 克。

【主治】

高血压病Ⅲ期。

【用法】

每日 1 剂,水煎,早晚分服。

方 84

【组方】

熟地黄 24 克,山萸肉 12 克,山药 12 克,泽泻 9 克,丹皮 9 克,茯苓 9 克,肉桂 3 克,制附子(先煎)3 克,牛膝 3 克,车前子(包)6 克。

【加减】

眩晕甚者,加钩藤、代赭石、菊花、天麻;

头痛者,加蔓荆子、石决明、夏枯草、全蝎;

项背强者,加葛根;

胸痹者,加瓜蒌、薤白;

动脉硬化者,重用丹皮,加地龙、桑寄生、桃仁;

胆固醇高者,重用泽泻,加何首乌、草决明。

【主治】

原发性高血压。眩晕耳鸣,四肢不温,腰膝酸软,下肢浮肿,舌淡红,脉沉细。

【用法】

水煎 2 次,药液混合,分 2 次服,每日 1 剂。

方 85

【组方】

黄精 20 克,夏枯草 15 克,益母草 15 克,车前草 15 克,豨莶草 15 克。

【主治】

高血压病。症见眩晕头痛,口燥咽干,耳鸣失眠,或见水肿,舌质红,苔薄黄,脉弦滑。

【用法】

上药先用水浸泡 30 分钟,再煎煮 30 分钟,每剂煎 2 次,将 2 次药液混合,早晚分服,每日 1 剂。

方 86

【组方】

嫩桑枝(酒浸或酒洗)50 克,桂枝 8~10 克,炒僵蚕 15 克,怀牛膝 15 克,当归 15 克,丹参 15 克,钩藤(后下)30 克。

【加减】

有痰者,加半夏、陈皮、白芥子;

四肢麻痹、风湿骨间疼痛者,加豨莶草;

体虚者,加人参须或太子参。

【主治】

煎熬劳心,或遭受突然精神刺激,血压猛升。

【用法】

水煎,分 2 次服,每日 1 剂。

方 87

【组方】

竹茹 10 克,茯苓 15 克,龙胆草 10 克,川芎 6 克,天麻 10 克,黄芩 10 克,黄连 6 克,石菖蒲 10 克,龙骨(先煎)12 克,牡蛎(先煎)15 克,黑栀子 10 克,桑寄生 10 克,夏枯草 10 克。

【主治】

血压过高,眩晕迷乱,目眩而黑,视物皆转动,呕吐黄绿苦水或痰涎,甚则跌仆,不省人事。

【用法】

水煎,分 2 次服,每次 100 毫升,每日 1 剂。

方 88

【组方】

夏枯草 30 克,桑寄生 20 克,黄芩 15 克,白芍 25 克,牛膝 35 克,牡蛎(先煎)50 克,钩藤(后下)15 克。

【加减】

头痛者,加天麻、地龙;

眩晕甚者,加石决明、代赭石;

震颤者,重用钩藤;

目干涩、口干燥者,加沙参、麦冬、菊花;

少寐多梦者,加炒枣仁、夜交藤;

大便干结者,加大黄;

尿赤者,加木通、竹叶;

胸闷、心烦易怒者,加桔梗、栀子、柴胡;

瘰疬者,加元参、浙贝母。

【主治】

肝火上炎或肝阳上亢之高血压,头痛,眩晕,脑涨耳鸣,两目干涩,胁痛,口苦,目赤肿痛,颈项瘰疬。

【用法】

水煎,早饭前半小时及晚上睡前各服 100 毫升,每日 1 剂。

方 89

【组方】

黄芪 50 克,川芎 12 克,红花 12 克,桃仁 12 克,赤芍 12 克,地龙 9 克。

【主治】

高血压性肢麻、跛行。

【用法】

水煎 2 次,将药液混合,分 3 次服,每日 1 剂,20 天为 1 个疗程。

方 90

【组方】

丹参 20 克,钩藤(后下)20 克,益母草 15 克,石决明(先煎)25 克,杜仲 10 克,黄芩 10 克,泽泻 15 克,桑寄生 15 克,酸枣仁 10 克,甘草 5 克。

【加减】

痰浊中阻型,去黄芩、酸枣仁,加天麻 10 克,半夏 10 克,炒白术 10 克;

气虚血瘀型,加黄芪 15 克,红花 5 克,太子参 15 克;

肝肾阴虚型,去泽泻,加熟地黄 10 克,白芍 12 克,女贞子 10 克,桑葚 15 克;

血脂偏高者,加炒山楂 10 克,何首乌 10 克,决明子 20 克。

【主治】

高血压病。

【用法】

水煎服,每日 1 剂,4 周为 1 个疗程。

方 91

【组方】

磁石(先煎)30 克,鱼腥草 30 克,夜交藤 30 克,夏枯草 30 克,山栀 30 克,地龙 10 克,草决明 20 克,怀牛膝 20 克,石决明(先煎)20 克,青葙子 15 克。

【主治】

高血压。

【用法】

水煎 2 次,将药液混合,分 2 次服,每日 1 剂。

方 92

【组方】

半夏 9 克,陈皮 10 克,茯苓 15 克,白术 15 克,天麻 12 克,石菖蒲 12 克,竹茹 9 克,全瓜蒌 30 克。

【加减】

痰热者,加黄芩 12 克,胆南星 9 克,天竺黄 10 克;

胸痹心痛者,加丹参 30 克,元胡 15 克;

血脂高者,加泽泻 30 ~ 40 克,决明子 30 克。

【主治】

痰浊内蕴型高血压。头胀如蒙,眩晕且痛,胸脘痞闷,恶呕痰涎,身重体困,多形体肥胖,舌质可有齿印,苔腻,脉弦滑。

【用法】

水煎,分 2 次服,每日 1 剂。

方 93

【组方】

生石决明(先煎)30 克,夏枯草 15 克,菊花 15 克,黄芩 9 克,钩藤(后下)12 克,桑寄生 15 克,炒白芍 9 克,牛膝 9 克,杜仲 12 克,地龙 9 克,川芎 5 克。

【加减】

口燥咽干者,加生地黄 18 克,元参 12 克。

【主治】

高血压。

【用法】

上药先用水浸泡 30 分钟,再煎煮 2 次,分 2 次服,每日 1 剂。

方 94

【配方】

代赭石(先煎)12 克,沉香屑(后下)1.5 克,橘红 4.5 克,竹沥(分 2 次冲服)10 克,生紫菀 6 克,杏仁 12 克,枳壳 4.5 克,郁金 6 克,陈胆星 6 克,半夏 10 克,煅石决明(先煎)15 克,杭菊花 12 克,秦艽 6 克,桑枝 30 克。

【主治】

高血压病。头晕,耳鸣,胸闷,痰多,肢麻。

【用法】

每日 1 剂,水煎,分 2 次服。

方 95

【组方】

制附子(先煎)3~6 克,桂枝 4.5~9 克,牛膝 15~20 克,茯苓 15~20 克,防己 12 克,黄芪 12 克,白术 12 克,白芍 12~30 克,赤小豆 20~30 克。

【加减】

气虚者,重用黄芪至 30 克,加党参 15 克;

痰湿盛者,去白芍、牛膝,加半夏 9 克,陈皮 4.5 克,枳壳 4.5 克,竹茹 6 克;

气滞者,去黄芪、白术,加元胡 6 克,郁金 6 克,香附 6 克,玫瑰花 4.5 克;

血瘀者,去白术,加丹参 15 克,泽兰 12 克,丹皮 12 克,白芍改赤芍;

尿量少者,加车前子(包)15 克,泽泻 20 克;

兼肝阳上亢者,去附子、黄芪,加夏枯草、白蒺藜、钩藤;

肾阴阳俱虚者,加潼蒺藜、补骨脂、菟丝子、女贞子、旱莲草、麦冬、玉竹、熟地黄;

水湿化热伤阴化燥者,去附子、桂枝、白术,赤小豆、茯苓用量酌减,加桑白皮、白茅根、龟板、地骨皮;

肥胖或高血脂者,加荷叶、竹茹、竹叶、谷芽、麦芽。

【主治】

阳虚型高血压病。

【用法】

每日 1 剂,水煎 2 次,药液混合后早晚分服。

方 96

【组方】

花生仁 500 克,夏枯草 250 克,酸枣仁 50 克。

【主治】

高血压。

【用法】

将夏枯草、酸枣仁共入锅内,加水适量煎煮 30 分,去渣取汁。另取锅倒入药汁和花生仁,小火慢炖,不时搅动,以免糊锅,至药汁快干时离火,取出花生仁烘干,装瓶中备用。每次吃 25~30 粒,每日 2 次,细嚼慢咽,连续服用数日。

按摩篇

方法一

每天早晨起床和晚上睡觉以前,用双手拇指指腹按揉双涌泉穴 100下,按摩后可觉头部轻松,如测血压,一般可下降 0.67~1.33 千帕。

双手食指抹前额,再用手掌两侧擦头两侧,然后手指分开如用木梳梳头样,从前发际梳到后发颈,可双手交替反复进行。可按摩 5~10 分钟,按摩后有头脑清新,胀痛减轻,轻松舒适之感觉。双手重叠,一手掌按紧腹部顺时针方向揉动1~3分钟,揉按后血压可有大幅度下降。

方法二

预备姿势:坐位,双目微闭,舌舐上腭,上下唇稍分开,两手扶膝,两脚分开与肩等宽,心神安定,呼吸均匀,排除杂念,全身放松,在悠扬音乐声中,逐渐进入一种神清气爽的意境中,5分钟。

明目:两手拇指端罗纹面分别按在两侧太阳穴上,食指微屈,用指端面或指端桡侧分别按于攒竹穴上,而后两手同时做方向相反的由内向外环转揉动,揉处应有舒适酸胀感,做4个8拍。

平肝:食指分别按在率谷穴上,中指并拢,一起按在百会穴上,两手同时做前后方向揉动,做4个8拍。

止眩:中指端分别按在风池穴,食指端分别按天柱穴,两手同时做左斜前和右斜前方向拨动,做4个8拍。

醒脑:两手食指微分开,两小指并拢,小指一齐按在前发际,然后食指稍用力,均匀地向后发际移动,做梳头状,4拍完成。当梳至后发际4拍完成时,两拇指正好按于风池穴,然后做方向相反的环转揉动4拍,做4个8拍。

降压:脸向右侧转,右手大鱼际部按在左胸锁乳突肌前缘下颌角下,向下抹,后恢复原位,做8拍。随后抹另一侧,方向相反,先抹右侧,两侧交替,做4个8拍。

清热:左肘关节屈曲90°,掌心面斜向上45°,置于腹前,右手拇指端面按于曲池穴,做前后拨动,向前时稍用力,有较强酸胀感,而后轻轻滑过,来回为1拍,做8拍。然后拨右侧,动作相同。先拨右侧,两侧交替,共做4个8拍。

补心:动作同上,拇指端面按于内关穴,前后拨动,两侧交替,做4个8拍。

调气:双目平视,两肘自然弯曲,两腕放松下垂,十指呈微屈状,掌心向下,置腹前与脐平,两手缓缓上提至眼平,用2拍完成。同时,均匀深吸气,然后两腕稍上翘,似抱球样,慢慢下降至脐平,也用2拍完成,同时,用口均匀呼气,做4个8拍。

注意事项：

本操主要治疗原发性高血压病Ⅰ、Ⅱ期，无明显禁忌证，做操同时，在医生指导下逐步减用降压药，不可自行停止用降压药和其他药物。

每日练2次，每次2遍，避免在皮肤上摩擦，揉（拨、抹）动时应带动皮肤。

也可取站位，起势为两手放松垂于体侧，两脚分开与肩等宽，其他同坐位。

本操推拿穴共9个，取穴要准确，由前到后，由上到下连贯完成。

此操不仅可降血压，也可改善心脏功能，无高血压病者，做操后可起到预防高血压和健身抗衰老的作用。

方法三

分抹前额：将两食指屈曲，以食指的桡侧从额中线向头两侧颞部分抹30～50次，然后分抹眉棱骨至太阳穴30次。

揉两颞部：用两拇指的罗纹面分别附在头两侧颞部（太阳穴的后上方），做由点到面的按揉，逐渐加大范围，反复按揉30～50次，以局部有酸胀感为宜。

按头：将两手五指屈曲分开的指端放在两侧头部的发际处，从下向上依次按压至头顶，每按压1次应停留数10秒钟，待局部有酸胀感后再向上移动，操作10次。

按揉颈项：将两手拇指指峰分别按在两侧风池穴，按揉1分钟，然后用食指、中指、无名指的指腹，在颈项后大筋，从枕后至肩按揉3分钟，以枕及颈项部有酸胀感为佳。

擦面：将两手掌摩擦发热后，贴附在鼻翼两侧的颜面部，做上下往返摩擦10次，以面部微微发热为宜。

按揉穴位：用单手拇指分别按揉对侧曲池穴各30次，再用双手拇指按揉足三里、三阴交穴各1分钟，以局部有酸胀感为度。

摩腹：左手重叠于右手背上，右手掌贴附于脐中，做顺时针方向按摩，先从脐部扩大至全腹，再由全腹揉摩至脐部，操作1～2分钟。

擦足底：坐位，两足相对，用两手拇指的罗纹面在足底正中反复擦30～50次，以足底发热为佳。

捏脊:患者俯卧,裸露脊背,全身肌肉放松,医者两手自然屈曲成虚拳状,拇指伸张在拳眼上面,食指和中指横抵在患者尾骨上,两手交替沿脊背正中向颈部方向推进,随捏随推,如此反复3遍。在推捏过程中每捏3下就向后上方提一下,可听到清脆的"得啦"响声,脊背皮肤微红、灼热感,这都是正常现象。

方法四

头项项部:患者坐位,医者站于其后,提拿风池穴及项后大筋30～50次,左右交替推桥弓各30～50次,并点按太阳、风池、百会穴各数十次,再站于一侧,用扫散法在双侧颞部操作各数十次。

背部:患者俯卧,医者站于一侧,用双手掌自肩背部向足跟方向做推法5～7次,并掌揉背部及揉拿下肢后侧3～5次,再点按肝俞、心俞、肾俞、涌泉穴各1～2分钟。

腹部:患者仰卧,医者站于一侧,用单手掌摩揉小腹部数分钟,以局部有温热感为宜。

肢体:患者仰卧,医者站于一侧,双手揉拿上、下肢各3～5遍,并按揉曲池、内关、足三里、丰隆各1分钟。

辨证加减:失眠者,多按揉印堂、太阳、神门穴;头昏痛甚者,可用一指禅推法从印堂至神庭、至头维、至太阳等。

方法五

用双手掌自太阳穴、侧头部、风池至肩部做推法3～5次;然后,在同一部位用手掌做搓法3～5次,可分别进行,也可两侧同时进行。

按压内关、曲池、足三里、涌泉穴各1分钟。

一手掌放在后颈部,手指手根相对,用力做自上而下的揉拿法20～30次。

揉拿上肢及下肢3～5次,提拿腹部共3～5次。

上述手法可调节神经,放松肌肉,扩张血管,降低血压,可每天早晚各做1次。

方法六

坐位,一般在白天进行。

双手点揉攒竹、鱼腰、丝竹空、太阳穴,出现酸胀感后,再点揉半分钟。

双食指屈曲,以桡侧面轮流刮眼眶上下,时间为 1～2 分钟。

双拇指按压风池穴约半分钟,然后揉按棘突两旁的肌肉至大椎穴,反复数遍。

点揉百会、四神聪穴各 1 分钟。

梳头、叩头约 2 分钟,手法要求轻柔。

双手握拳,沿腰椎棘突两边骶棘肌叩击,或用手背拍打,自上而下,反复数遍,至腰底部发热为止。

左手摩右胸,右手摩左胸,沿肋骨走行方向进行,操作 5 分钟,拍打胸部数次。

点按手三里、内关、外关、曲池穴各半分钟。

双手掌相对搓擦发热后摩擦面部,结束手法。

卧位:一般在晨起或午休后或睡前进行,要求全身放松,微微闭目,静卧 3 分钟后进行。

揉按攒竹、鱼腰、太阳、印堂、睛明、百会、风池诸穴,可选择其中 3～5 个穴,各操作 1 分钟。

指推眼眶、梳头各 1～2 分钟。

摩胸、拍胸 2 分钟。

沿任脉环形自上而下抚摩 36 遍,再按顺时针方向沿腹部环形抚摩,从右至左,36 遍。

搓擦涌泉穴 2 分钟,活动踝部数次,结束手法。

方法七

揉印堂、阳白、太阳:用双手食指第二节的偏峰,循环揉印堂、阳白、太阳穴若干次,每次 1～2 分钟。

推揉风池:用双手拇指指峰同时推揉风池穴 1～2 分钟。

推降压沟:用双手中指指推降压沟,两指缓慢用力,推 1～2 分钟。

推百会:用双手中指指峰推百会穴 1～2 分钟。

251

梳理风池:用两手指峰或指腹由上向下梳理风池穴 1~2 分钟。

方法八

用双手掌自太阳穴经头两侧(耳上方)颞部和风池穴,推至肩部 5 次。

用两手的拇指自太阳穴同上线路,边揉边向后移至风池穴,按揉此穴 30 次。

按揉曲池、内关、足三里、涌泉穴各 1 分钟。

用一手的掌、指满把自上而下揉拿后颈部 20~30 次。

双手一上一下捏住毛巾两端,由上向下擦后脊骨 10 次。如果由家人用一只手掌自上往下推擦效果更佳。

方法九

患者仰卧,医者坐于患者右侧,面向患者,以一指禅推法沿任脉循行部位自上而下操作,往返 20 次。

一指禅推法在中脘、关元穴操作,每穴 1 分钟。

以摩揉法顺时针方向摩腹,自脐部开始逐渐向四周呈螺旋形扩大摩腹的轨迹,再逐渐缩小收归于脐部,再如上法逆时针摩腹共 5 分钟。

气海穴掌振法 2 分钟,以腹内温暖舒适为佳。

点揉双侧太溪、三阴交、足三里,每穴 1 分钟。

擦双侧涌泉穴,以透热为度。

患者俯卧,以滚法在背部操作 3~5 分钟,重点在脾俞、肝俞、肾俞穴。

擦背部膀胱经、督脉,以透热为度。

方法十

一指禅推法:患者取坐位,医者立于患者前侧或背后侧,双手拇指用一指禅推法交替从印堂穴直线向上推到发际,往返 10~16 次;再分别从印堂穴沿眉弓推至太阳穴,往返 10~16 次;然后从双侧睛明开始,绕眼眶同时双侧治疗,往返 10~16 次,用力均匀柔和。

头部五指鹰爪式抓拿法:医者双手五指分开,略微弯曲,呈鹰爪状,然后像鹰爪起伏般抓拿,抓拿时左右手各抓半个头部,由前往后抓,速度由慢渐快,从前至后抓9次,9次为1遍,一共抓拿27遍,力度不宜过重,以患者不痛为宜。

颈项部治疗:用一指禅推法,从风府穴始沿颈椎向下至大椎穴止,往返治疗,时间约3分钟;然后沿颈椎两侧膀胱经用一指禅推法往返治疗,时间约3分钟;最后同时点压风府和大椎穴各1分钟。

揉压穴位法:医者用指揉法揉压印堂、太阳、百会、风池、四神聪、头维等穴,每穴揉压约1分钟。

摩腹法:患者仰卧,医者立于右侧下肢端,从患者右上腹开始用摩法在患者腹部做治疗,摩法按顺时针方向操作,手在腹部移动也按顺时针方向进行。在摩腹过程中配合点揉关元、气海、神阙、中脘等穴,时间5~8分钟。

腰背部及足底擦法:患者俯卧,医者立于其右侧,用掌擦法沿脊柱正中线进行治疗,以透热为度,然后横擦腰部肾俞、命门一线,以透热为度,时间3~5分钟。最后直擦足底涌泉穴,时间1~2分钟,以透热为度。

辨证加减:

精神因素引起的高血压,加用揉压风池、内关、太冲等穴,每穴各约1分钟,以酸胀为度。

饮食不节所引起的高血压,加用摩胃推腹法和点压足三里、丰隆等穴,每穴各约1分钟。

内伤虚损所致的高血压,加用点压肾俞、命门、志室等穴,各约1分钟,然后用手掌横擦八髎穴处2~3分钟,以使患者发热得气为度。

方法十一

患者俯在硬板床上,医者站立在右侧,手掌涂擦少量甘油或凡士林软膏,沿脊柱两侧由肩部到臀部实施掌推、掌揉以及滚、擦手法往复数十遍,以背部皮肤微红、有热感为佳。

点按心俞、肝俞、脾俞、肾俞。

由颈部至尾椎沿脊柱中线行指推、指揉和弹拨手法十数遍,再顺脊柱捏提手法十数遍,此时患者感到脊柱两侧有热感、微痛,此手法又叫华佗夹脊法。

患者俯卧,医者立于足端,沿下肢内侧由下向上轻缓掌推十数遍,捏揉照海、三阴交和血海等穴。

患者仰卧,医者立于其右侧,双手重叠在患者腹部顺时针方向抚、揉、振等,动作应缓慢而柔和,节奏感要强。

沿右下腹—右上腹—左上腹—左下腹的大肠走行方向进行轻快捏提手法,轻提快放。

患者仰卧,医者立于头端,沿其鬓角到耳根处实施揉、擦和梳理等手法,反复20遍。点揉丝竹穴、太阳、角孙、率谷和翳风穴等。

患者仰卧,医者先用食、中、无名指三指轻轻推两侧颈部十余次,再分别由左、右两侧翳风穴向缺盆穴轻推100次。

医者双手拇指由印堂穴开始,沿中线推至百会穴,反复50~60次。点按印堂、上星、囟会穴。

手法结束后,静卧休息20分钟。

方法十二

嘱患者仰卧位,医者坐于患者头侧,面向患者,双手在印堂穴向前发际方向施以平推法(开天门)1分钟;自印堂沿眉弓向外侧分推(推坎宫)20次。

前额部大鱼际揉法1分钟,双手拇指指腹在前额部先向外侧分推10次,再向内侧合推10次。

以双手中指指腹托起患者头部并按揉其双侧风池穴1~2分钟,按揉双侧太阳穴1分钟。

医者坐于患者右侧,面向患者,以一指禅推法在双侧的期门穴操作1分钟,并沿任脉自天突至鸠尾往返5~10遍。

点揉双侧的太冲、阳陵泉、肝俞,每穴1分钟。

嘱患者坐位,医者面向患者站立,在双侧头部施以扫散法1分钟。

医者立于患者侧后,拿五经往返20次。

以上手法用于治疗肝郁化火型高血压,表现为眩晕,头痛,目胀畏光,急躁易怒,每因烦劳或情绪刺激而加剧,面红目赤,口苦咽干,大便秘结,小便黄赤,舌红,脉弦数。

方法十三

嘱患者仰卧位,医者坐于患者右侧,面向患者,以一指禅推法沿任脉循行部位自上而下操作,往返20次。

一指禅推法在期门、气海、关元操作,每穴1分钟。

点揉双侧的太溪、三阴交、涌泉穴,每穴1分钟。

在双下肢内侧施以四指推法,往返20次。

嘱患者仰卧位,以滚法在背部操作3~5分钟,重点在肝俞、肾俞。

嘱患者坐位,拿肩外1分钟,拿双侧上肢外侧,往返10次。以上手法用于治疗阴虚阳亢型高血压,表现为头晕胀痛,耳鸣,健忘,腰膝酸软,面热眼花,口燥咽干,舌红,脉弦细。

方法十四

嘱患者仰卧位,医者坐于患者右侧,面向患者,以一指禅推法沿任脉循行部位自上而下操作,往返20次。

一指禅椎法在中脘、关元穴操作,每穴1分钟。

以摩揉法顺时针方向摩腹,自脐部开始逐渐向四周呈螺旋形扩大摩腹的轨迹,再逐渐缩小收归于脐部,再如上法逆时针摩腹共5分钟。

气海穴掌振法2分钟,以腹内温暖舒适为佳。

点揉双侧的太溪、三阴交、足三里,每穴1分钟。

擦双侧涌泉穴,以透热为度。

嘱患者俯卧位,以滚法在背部操作3~5分钟,重点在脾俞、肝俞、肾俞。

擦背部膀胱经、督脉,以透热为度。

拍背部及腰骶部。

以上手法用于治疗阴阳两虚型高血压,表现为眩晕头痛,面色不华,耳鸣,心悸,行动气急,失眠多梦,夜尿频数,舌淡或红,脉弦细。

方法十五

头面颈项部操作:

患者取坐位,自上而下用推法推桥弓,先推左侧,后推右侧,每侧约1

分钟。

用一指禅推法,从印堂直线向上到发际,往返4~5次;再从印堂沿眉弓至太阳,往返4~5次;然后以印堂到一侧睛明,绕眼眶治疗,两侧交替进行,每侧3~4次。时间约4分钟。

用揉法在额部治疗,从一侧太阳穴至另一侧太阳穴,往返3~4次;再用扫散法在头侧胆经循行部位,自前上方向后下方治疗,一侧20~30次;然后用抹法在前额及面部治疗,配合按角孙、睛明、太阳,时间约3分钟。

在头顶部用五指拿法,至颈项部改用三指拿法,沿颈椎两侧拿至大椎两侧,重复3~4次,配合按拿百会、风池。

用一指禅推法,从风府沿颈椎向下到大椎往返治疗;再在颈椎两侧膀胱经用一指禅推法往返治疗,时间约4分钟。最后回至颈部用分法自前额至迎香往返操作2~3次。

腹部操作:患者取仰卧位,医生坐于右侧,用摩法在患者腹部治疗,摩法按顺时针方向操作,腹部移动也按顺时针方向进行。在摩腹过程中配合按揉上述穴位。时间为10分钟。

腰部及足底操作:

横擦腰部肾俞、命门一线,以透热为度。

直擦足底涌泉穴,以透热为度。

方法十六

患者仰卧位,医者坐于其右侧,先推摩中脘、气海、关元穴各5分钟,以热量直达脏腑为佳,有和胃化痰、分清别浊、清泄风火之功。再按揉足三里穴3分钟,以疏通脾胃之经气。最后拿涌泉穴1分钟,以釜底抽薪、引火归源。

患者取坐势,先推拿风池、风府两穴各2分钟,祛风散热、清降郁火。再推、按、抹百会、太阳、印堂诸穴各3分钟,使风阳下降、头清目明,继推心俞、膈俞、肝俞、肾俞穴各2分钟,以养血熄风、滋水抑木。再双手搓两胁部,并点期门、章门穴各1分钟,最后拿肩井穴5次,重振大椎穴3下,以顺气降逆、调和气血、平肝降压。

辨证加减:

若肝阳上亢者,加推桥弓,扫散角孙、头维,按肩井、曲池、太冲,拿合谷,振百会、大椎、阳关诸穴,以平肝息风、清脑降火。

若阴虚阳亢者,加摩振关元,擦肾俞、命门,揉涌泉、足三里、太溪,拿神门、内关,以滋阴潜阳。

方法十七

分推两额:操作前先将两手搓热,用两手食、中、无名指指腹在前额中线向头两侧颞部分推 20～30 次,然后再自攒竹至太阳穴分推 20～30 次。

指揉两颞:用两手拇指指腹分别附着太阳穴后上方,由点到面按揉,逐渐扩大范围,反复按揉 15～30 次。

按揉颈后:以两手中指指端分别置于风池穴,按揉约 1 分钟,然后用食、中、无名指指腹在颈后做自上而下地按揉约 3 分钟。

指擦降压沟:将两手食指与中指分开,以食指尺侧缘分别附着于耳后降压沟穴反复揉擦,至耳后出现热感为止。

擦面:以两手掌分置于鼻旁两侧颜面部,做上下往返摩擦,至出现热感为止。

指揉穴位:以单手拇指依次按揉对侧的曲池、内关、神门、承山、三阴交穴,直至出现酸胀感。

摩腹:端坐或平卧,以手掌心贴附脐部,做顺时针方面按揉,逐步扩大至全腹,然后再由全腹至脐部,反复 3～4 次。

擦涌泉:取坐位,以拇指指腹分别摩擦两足之涌泉穴各 100 次,随后再各掐该穴半分钟。晚上以温水洗脚后摩擦,收效尤佳。

对 I 期高血压患者,要求每日早晚各按摩 1 次,一般疗效较好;Ⅱ期高血压患者,最好在服药症状缓解之后开始按摩,每日早晚按摩各 1 次。据临床观察,除急进型和Ⅲ期高血压外,自我按摩对高血压还是比较有效的。

方法十八

预备动作:坐在椅子或沙发上,姿势自然端正,正视前方。两臂自然下垂,双手手掌放在大腿上,膝关节呈 90° 角,两足分开与肩同宽,全身肌肉放松,呼吸均匀。

按揉太阳穴:顺时针旋转一周为一拍,约做 32 拍。此法可疏风解表、清脑明目、止头痛。

按摩百会穴：百会穴位于头顶正中央。用手掌紧贴百会穴旋转，一周为一拍，共做32拍。此法可降血压、宁神清脑。

按揉风池穴：用双手拇指按揉双侧风池穴，顺时针旋转，一周为一拍，共做32拍。

摩头清脑：两手五指自然分开，用小鱼际从前额向耳后按摩，从前至后弧线行走一次为一拍，约做32拍。此法功效：疏经通络、平肝息风、降血压、清脑。

擦颈：用左手掌大鱼际擦抹右颈部胸锁乳突肌，再换右手擦左颈，一次为1拍，共做32拍。此法可解除胸锁乳突肌痉挛，并降血压。

揉曲池穴：按揉肘关节处曲池穴，先用右手再换左手，旋转一周为1拍，共做32拍。此法可清热、降压。

揉内关宽胸：用大拇指按揉内关穴，先揉左手后揉右手，顺时针方向按揉一周为1拍，共32拍。功效为舒心开胸。

引血下行：分别用左右手拇指按揉左右小腿的足三里穴，旋一周为1拍，共做32拍。此法可健脾和胃、引血下行。

扩胸调气：两手放松下垂，然后握空拳，屈肘抬至肩高，向后扩胸，最后放松还原。

做一遍大约需5分钟，简单易学。按摩时穴位要准确，以局部酸胀、皮肤微红为度。

方法十九

患者仰卧位。

点、揉法：医者单手指罗纹面置于印堂穴上，点揉约1分钟。

抹法：医者两手拇指腹着力，沿额上三线分别抹至太阳穴约1分钟。然后单手用食、中指直抹约1分钟。

运揉法：医者两手指分别运揉前额、眼眶、颊部，右手在前，左手在后，相互配合，反复施术约3分钟。然后两手掌依次运揉约2分钟。

擦法：医者两手小鱼际分别置于鼻翼迎香穴区，反复擦摩约1分钟。

疏振法：医者两手指微屈，五指自然分开，用指腹着力于头部，作轻快掠弹，高频率地来回疏散约2分钟。然后，手势同上，用指腹分别振、啄头部 1 分钟。

点按风池、安眠、翳风、率谷、太阳、听宫,每穴约半分钟。最后在百会穴用点按振颤法结束治疗。

整个操作需 10 ~ 15 分钟。手法要轻柔而有节律,准确而稳妥。

方法二十

按摩部位:桥弓于颈部两侧,沿胸锁乳突肌成一线。

治疗方法:以此法为基本法。先用拇指握定,余四指并拢,施于胸锁乳突肌前缘,上起翳风穴,下抵缺盆穴,自上而下推两侧。不能同时推,推完一侧后再推另一侧。

如果患者恶心、呕吐、胸闷、失眠、多梦,加揉内关、涌泉;伴头胀头痛、耳鸣羞明,加揉风池,拿肩井;腰膝酸软加揉足三里、鹤顶。

上述方法每日 1 次,每次按摩 30 分钟,症状较重、血压较高时,每日可 2 ~ 3 次,6 次为 1 个疗程,休息 3 ~ 5 天,再进行第 2 个疗程。

方法二十一

按摩头、颈部:

将两手手指分开成爪状,适度用力朝前、后、左、右梳理头部各 10 ~ 15 次。

两手除大拇指外的其他四指并拢,同时从前发际,经头顶推摩到脑后发际,并着重按摩头顶部的百会穴位,共推摩 10 ~ 15 次。

两手除大拇指外的其他四指并拢,从前额正中开始,沿发际经太阳穴,推摩到耳后风池穴共 10 ~ 15 次。

两手手指分别从印堂开始,往太阳穴处推摩,最后略微用力揉捏太阳穴 10 ~ 15 次。

双手放到脑后颈椎骨的两侧,食指、中指和无名指并拢,沿颈椎骨两侧上下揉捏 1 分钟。

两手食指、中指并拢,分别从鼻梁处开始,沿上下眼眶各反复推摩 10 ~ 15 次。

两手食指在鼻梁两侧上下反复推摩 10 ~ 15 次。

两手五指合掌,从前额发际正中开始,像洗脸一样,上下反复推摩整个面部,使脸面略微发热潮红为止。

按摩胸肋部:

两手五指并拢,交替按摩胸腔的两则,即右手推摩左胸.左手推摩右胸各 10～15 次。

两手五指并拢,交替揉搓肋间肌,即右手揉搓左侧肋间肌,左手揉搓右侧肋间肌 10～15 次。

按摩腹部:从肚脐处开始,用右手掌根顺时针方向成圆圈形揉搓腹部,圆圈由小到大,然后又由大到小,反复揉腹 2～3 分钟。

按摩腰骶部:两手握拳反放在背后腰骶处,用拳背交替沿腰椎骨两侧上下推摩和叩击 1～2 分钟。

按摩四肢:两手合掌交替在内外上下按摩两臂,擦摩到皮肤潮红发热为止,并在肩井(在肩上,在大椎与肩峰之中点)、少海(在手肘内侧,横纹头与肱骨内上髁之间)、内关(在腕横纹上 2 寸,桡侧腕曲肌腱与掌长肌腱之间)、神门(在腕横纹上)、合谷(在手背上,大拇指和食指形成的皱褶线末端)等穴位上揉捏。两手成合抱姿势,交替揉搓大腿和小腿,并用手掌扭动大腿和小腿上的肌肉。然后,用大拇指分别揉捏足三里、三阴交、委中(在膝腘窝中间)、承山(在小腿后侧,膝、踝关节的中点,两腓肠肌间的中线上)等穴位。

方法二十二

按摩:点叩头顶部,用五指端点叩,以百会穴(近于头顶正中位置)为主,同时点叩头痛处或不适处。也可揉捻委中穴(腘窝偏内侧),用食指、中指、无名指指端捺住患者腘窝内大筋,强力揉捻 2～3 分钟。还可摩擦足心涌泉穴(脚心)。

头部镇静性按摩:搓热手掌擦面部数次,然后按摩前额,用五指和掌心稍用力推按前额中央至两侧太阳穴部,再向后至枕部,接着沿颈后向下推按,最后按压两肩部,结束操作,共 3～5 分钟。

方法二十三

用指推法在桥弓穴操作,先推左侧,后推右侧,每侧约 1 分钟。

用一指禅推法从印堂直上至发际沿左右前发际至太阳,往返操作

4～5次,约3分钟。

用拿法在风池穴操作,以得气为度,手法要求轻快,操作时间1分钟。

用指按法在百会、睛明、风府三穴操作,以得气为度,持续操作1分钟。

以角孙穴为中心,用扫散法在头侧操作,每侧1分钟。

用指按揉法在中脘、气海、大横穴操作,手法要求缓慢沉重,操作每穴1分钟。

用掐法在涌泉穴操作,手法要由轻到重,持续操作1分钟。

用弹拨法轻快地在曲池穴操作,每侧操作半分钟。

方法二十四

患者坐位,医者在头顶部用五指拿法,由前向后3～5次,至颈项以大指直推风府至大椎穴3～5次,及项部两侧膀胱经3～5次;再推两侧桥弓穴各半分钟;然后在头部两侧用扫散法1～2分钟;再用分法自印堂、睛明、迎香、人中、承浆穴依次操作。

患者坐位,医者先平推胸腹约2分钟,再平推背腰约2分钟,然后平推两胁,配合按揉章门、期门穴各半分钟。

接上势,先推手臂手三里、手三阳,推至温热;再配合按揉肩髃、曲池、合谷穴。用震法,依次震百会、大椎、命门穴。

用于各型缓进型高血压。

方法二十五

患者坐位,医者站其身后,提拿风池穴及项后大筋30～50次;以拇指指腹自乳突部沿胸锁乳突肌向下推至胸骨柄上端,即推桥弓左右各30～50次;以五指拿自前发际至后发际,反复3～5遍;以一指禅推法推大椎3～5分钟。接着医者站其前侧,以一指禅推法自印堂穴沿眉弓推至太阳,再推至头维、率谷、阳白、脑空,两侧交替,反复推5～7分钟。

患者仰卧,医者坐其右侧,以手掌顺时针方向摩腹5～7分钟。令患者侧卧,医者坐其背侧,以肘部运环跳穴,左右各运5～7分钟。

患者俯卧,医者站其一侧,在腰骶部涂以冬青膏,以小鱼际横擦腰骶部,以透热为度,最后以拇指推揉涌泉穴3～5分钟。

方法二十六

头面推法：用两手拇指罗纹面自印堂穴向神庭穴进行交替分推；然后自印堂穴分别向两旁太阳穴经鱼腰穴同时分推；再同时由神庭穴分别向两侧头维穴分推，至头维后改用大鱼际经角孙推向风池各3遍。

按击头部胆经：先按揉头顶两侧胆经经穴，然后再以五指分别叩击两侧胆经各3遍。

拿五经：用五指拿头顶督脉及两旁太阳、少阳经，自前发际至风池穴后改用三指拿项部各5遍。抹降压沟，用食指顶住患者耳廓降压沟内侧，以拇指罗纹面自上向下抹降压沟。

抹桥弓：左手拇指按于患者左风池，右手拇指按于患者右风池，然后用其余四指并齐以罗纹面自翳风抹向缺盆穴各15次。抹肩及推胁部，左手食、中、无名、小指指端置于左肩井前侧，以大鱼际自大椎穴抹至肩髃，右手同样方法抹患者右肩井，两侧同作3遍。再两手掌分别直推患者左右胸部，自渊腋至居髎重复操作5遍。扫散肝阳，用五指自太阳穴经头维、耳后高骨向后推至风池穴。再以左手扫散患者头右侧，右手扫散头左侧，交替进行，各5遍。

抹面部：以左手食、中、无名、小指固定于患者右风池，用拇指罗纹面自睛明→迎香→颧髎→太阳，自水沟→地仓→颊车→下关，自承浆→大迎→听会，用单向抹法，两侧同时进行，各3遍。

方法二十七

患者坐位，用两手指掌从头额部开始向头顶后方推压至枕骨部，继而两手反掌向右侧，以两手小指的尺侧按压两耳后降压沟，至风池穴，接之再反掌用两手背侧，由颈部两侧向下推压颈部至胸前方，如此连续操作10~20遍。

用两手拇指指腹分别推揉两足心涌泉穴各100次。

方法二十八

患者坐位，以拇、食指按揉患者手少阴经、手厥阴经穴位，如内关、间使、神门各按揉2~3分钟，以微有酸胀为度。

用手掌自患者背部脊柱夹脊穴及背俞穴,自上而下行轻柔推法 5 ~ 6 次,重点在 3 ~ 5 椎节段,以微有透热为度。

第三篇　高血脂健康生活指南

基础知识

什么是高脂血症

　　血脂是人体血液中所含各类脂质的总称,高脂血症(俗称高血脂)是指血液(正确地说应该是血清)中脂质成分过剩的状态。主要的脂质为胆固醇和中性脂肪(三酰甘油)。胆固醇分别被称为恶性胆固醇的 LDL(低密度脂蛋白)和良性胆固醇的 HDL(高密度脂蛋白)。前者呈高值时,可在血管壁沉积,引起动脉硬化,故称为恶性胆固醇。后者则有抑制动脉硬化的作用,故称为良性胆固醇。中性脂肪可以在脂肪组织中蓄积,在必要时可作为能量的来源而利用。但过分的中性脂肪积蓄则成为肥胖。

　　引起高脂血症的原因有二:一是遗传因素,父母、兄弟、姐妹中有胆固醇或中性脂肪中的一项或两项都高的情况称为家族性高脂血症;二是患有易引起高脂血症的疾病,这种情况被称为继发性高脂血症。

血脂是怎么来的

　　血脂的来源主要有两部分:一部分来自富含胆固醇的食物,如蛋黄、奶油、脑组织、内脏(特别是肝)及脂肪丰富的鱼肉类,称为外源性血脂;另一部分由自身体内合成,称为内源性血脂。

　　食物中的脂肪在胃中经过加温软化后,进入小肠。胆囊在食物和胃肠道一些特殊激素的作用下,发生收缩,将胆汁排入肠道内。胆汁中含有胆盐,可以将脂肪乳化,形成微小的脂滴分散于水溶液中。这时,从胰腺分泌出来的脂肪酶,就可以更有效地把脂肪分解成甘油和脂肪酸。随后胆汁中的胆酸又可与之结合,形成水溶性复合物促进其在小肠的吸收。

内源性胆固醇或三酰甘油主要在肝脏和小肠合成,占内源性血脂的90%。

上述两种来源的血脂是可以相互制约的。正常情况下,当摄入食物中的脂肪、胆固醇含量增高时,肠道吸收增加,血脂浓度上升,同时肝脏的合成受抑制。反之,限制摄入时,肝脏合成将加速,同时清除也加速,故最终血脂浓度保持相对平衡。但是当肝脏代谢紊乱时,便不能正常地调节脂质代谢。此时,若继续进食高脂食物,必然会导致血脂浓度持续增高,久之则可能造成血管系统及其他脏器的严重病变。

血脂如何分类? 有什么特点

我们通常所说的血脂主要包含胆固醇、三酰甘油(三酰甘油,也就是中性脂肪)、磷脂、脂肪酸等。它们是血液中的正常成分,分别具有重要的生理功能。因为血脂像我们通常见到的油脂一样,也是不溶于水的,因而在血液中它们必须和一类特殊的蛋白质相结合,形成易溶于水的复合物,这种复合物就叫做脂蛋白。换句话说,脂蛋白是脂质在血液中的存在形式。而与脂质相结合的特殊蛋白质就好比运送货物的载体,因而称作载脂蛋白。脂蛋白与人体健康有着十分密切的关系。经过多年研究,人们发现不同的脂蛋白分子中蛋白质的含量、各种脂质成分所占的比例及分子的大小均不相同,从而具有不同的密度和电泳特性(在电流作用下定向泳动的速度)。科学家于是用超速离心的方法将脂蛋白分为以下几类:

(1)高密度脂蛋白(简称 HDL)。有多种来源,除肝脏、小肠合成外,乳糜微粒和极低密度脂蛋白分子在代谢过程中其表面物质可形成新的高密度脂蛋白颗粒。这种脂蛋白分子体积最小,比重最大,其主要成分是蛋白质(占45%),其次为胆固醇和磷脂(各占25%)。电泳时高密度脂蛋白跑在最前面,形成的电泳带被称为-带,所以也叫-脂蛋白。它是心血管的保护因子。

生理功能:高密度脂蛋白(HDL)主要在肝脏和小肠合成,也可来自乳糜微粒(CM)和极低密度脂蛋白(VLDL)的分解产物。机体细胞可以摄取胆固醇,也可释放胆固醇。一方面,HDL 可以使血浆中的胆固醇转移到肝脏,部分转化为胆汁酸而排出体外;另一方面,HDL 颗粒小,结构致密,能自由进出动脉壁,可以清除积存于血管壁内的胆固醇,且不向组织释放胆固醇,具有将组织中胆固醇转移出来的功能。所以它被认为是抗动脉粥样硬化的保护因子,高密度脂蛋白－胆固醇(HDL－胆固醇)被认为是"好"的胆固醇。

研究表明:人群中 HDL－胆固醇含量 <0.9 毫摩尔/升者,冠心病的发病率是 >1.69 毫摩尔/升者的 8 倍。HDL－胆固醇含量每降低0.026毫摩尔/升,患冠心病的危险性就会增加2%～3%。有40%的冠心病病人胆固醇水平并不高,而 HDL 含量却大大低于正常人。绝经期接受雌激素治疗的妇女,血中 HDL 可以增高,冠心病的发生率随之降低,因此 HDL 浓度上升对人体是有益的。

(2)低密度脂蛋白(简称 LDL)。主要由极低密度脂蛋白代谢演变而成,含内源性胆固醇50%,其含量增高时,血清不浑浊。电泳时低密度脂蛋白位于 p－带,所以又叫 p－脂蛋白。它是导致动脉粥样硬化的元凶之一。

生理功能:低密度脂蛋白(LDL)是由极低密度脂蛋白(VLDL)转变而来的。LDL 的主要功能是把肝脏合成的胆固醇运输到全身各处细胞。每种脂蛋白都携带有一定量的胆固醇,但体内携带胆固醇最多的脂蛋白是 LDL。体内2/3的 LDL 是通过受体介导途径吸收到肝和肝外组织,经代谢而清除的。而余下的1/3是通过一条"清扫者"通路而被清除的,在这一非受体通路中,巨噬细胞与 LDL 结合,吸收 LDL 中的胆固醇,这样胆固醇就留在细胞内,变成"泡沫"细胞。因此,LDL 能够进入动脉壁细胞,并带入胆固醇。故 LDL 水平过高能导致动脉粥样硬化,使个体处于易患冠心病的危险中。

(3)极低密度脂蛋白(简称 VLDL)。主要由肝脏合成,含内源性三酰甘油60%,血清中极低密度脂蛋白含量增高时,外观可显浑浊,但不上浮成盖。电泳时位于前 p－带,因而称为前 p－脂蛋白。

生理功能:极低密度脂蛋白(VLDL)的主要功能是运输肝脏中合成的内源性三酰甘油。无论是血液运输到肝细胞的脂肪酸,或是糖代谢转变而形成的脂肪酸,在肝细胞中均可合成三酰甘油。在肝细胞内,三酰甘油与 apoB100、胆固醇等结合,形成 VLDL 并释放入血。在低脂饮食时,肠黏膜也可分泌一些 VLDL 入血。VLDL 入血后的代谢,大部分变成低密度脂蛋白(LDL)。由于 VLDL 在血中代谢较慢,半衰期为6～12小时,故空腹血中仍有一定含量的 VLDL。VLDL 由于携带的胆固醇相对较少,且它们的颗粒相对较大,故不易透过动脉内膜。因此,正常的 VLDL 一般没有导致动脉粥样硬化的作用。但由于 VLDL 中三酰甘油占 50% ~ 70%,胆固醇占 8% ~ 12%,所以一旦 VLDL 水平明显增高时,血浆中除三酰甘油升高外,胆固醇水平也随之增高。

(4)乳糜微粒(简称 CM)。这种脂蛋白分子主要来源于食物脂肪,其体积最大、密度最低,含外源性脂肪达 95%。其颗粒大,能使光发生散射,可使血清外观呈现浑浊,放置于 4℃ 冰箱里过夜可形成奶油样盖。乳糜微粒的成分 90% 是中性脂肪,因而电泳时位于原点不动。因为乳糜微粒在血液中代谢较快,所以它在动脉粥样硬化形成过程中是否起重要作用目前仍有争议。

生理功能:乳糜微粒(CM)的主要功能是运输外源性三酰甘油。从消化道吸收的三酰甘油等脂类,在小肠黏膜上皮细胞内合成 CM,通过淋巴进入血液。CM 中的三酰甘油的释出依赖于脂蛋白脂酶(LPL)的催化,该酶使三酰甘油分解成脂肪酸后进入脂肪组织,并重新合成三酰甘油而储存。

正常人进食后血中 CM 很快升高,但 CM 半衰期短,仅为 5 ~ 15 分钟,在血浆中降低也很快,因而正常人进食后血浆可呈短暂混浊,一般于进食后 6 小时内 CM 被清除而血浆又澄清,清晨空腹时血中并无 CM 存在。如空腹时血浆中出现 CM,则见于Ⅰ型和Ⅴ型高脂蛋白血症病人。由于 CM 颗粒大,不能进入动脉壁,一般不会导致动脉粥样硬化的发生。但近来的研究发现,其中间代谢产物即极低密度脂蛋白是一种异常的脂蛋白,可能与动脉粥样硬化有关,故不可轻视。

以上四种脂蛋白也不是均一的颗粒,用适当的方法如电泳、超速离心等技术,还可将它们细分成许多亚组分。目前在老年医学领域及心脑血管疾病中研究最多的是以上几类脂蛋白。

脂类在人体中有许多重要的生理功能,但大家更关注血脂异常会给身体带来什么危害及如何进行有效的防治。这也正是我们后面要讨论的中心话题。

高脂血症对人体有什么危害

冠心病日益严重地威胁着人类的健康和生命,在欧美等发达国家冠心病病死率已超过所有癌症病人病死率的总和,占总病死率的27.4%。如果再加上脑卒中病人的病死率,则以动脉粥样硬化为基础病变而导致的病死率将更高。在我国虽然农村地区冠心病发病率较低,但在北京、上海等许多大城市,冠心病发病率越来越接近欧美国家。

高脂蛋白血症(简称高脂血症)是引起冠心病最主要的危险因素之一。当血清总胆固醇高于5.72毫摩尔/升时,随胆固醇浓度的升高,冠心病发病率呈直线上升。对许多大范围的人群调查研究,持续随访观察20年,发现血清胆固醇增高或总胆固醇/高密度脂蛋白比值或者低密度脂蛋白/高密度脂蛋白比值增高,均显著与冠心病的发生有关。研究还揭示,如果三酰甘油高于1.03毫摩尔/升,而高密度脂蛋白水平<1.04毫摩尔/升,则冠心病发生率明显增高。许多大范围的研究也都揭示同样的结果。

因为人的血脂浓度受到许多因素的影响,如性别、年龄、家族史、生活方式尤其是饮食习惯、某些疾病等。所以用一个规定的正常值范围难以客观地反映血脂增高的危险程度。欧美国家目前根据血脂到达某一水平对冠心病发展的影响,确定了高血脂和高脂蛋白血症的危险性界限,便于采取相应的预防和治疗措施。

哪些人易患高血脂

①有高血脂家族史的人。

②身体超重者。

③中老年人。

④35岁以上长期高脂、高糖饮食者。

⑤绝经后的妇女。

⑥长期吸烟、酗酒者。

⑦不爱运动者。

⑧患有糖尿病、高血压、脂肪肝者。

⑨生活无规律、情绪易激动、精神长期处于紧张状态者。

什么是高脂血症的三级预防

高脂血症的三级预防可分为人群预防和个人预防。在此我们主要讨论有关高脂血症的个人预防。

1.一级预防

(1)定期进行健康体检。对于高危人群一定要定期监测血脂水平。高危人群包括:中老年男性,绝经后的妇女,有高脂血症、冠心病、脑血管病家族史的健康人,各种黄色瘤病人以及超重或肥胖者。

(2)高危人群要注意自我保健。注意学习保健知识,积极参加体育锻炼,改善饮食结构,控制热能摄入,已经肥胖的人要注意积极而科学地减肥。

(3)积极治疗可引起高脂血症的疾病。如肾病综合征、糖尿病、肝胆疾病、甲状腺功能减退等。

2.二级预防

(1)饮食治疗。所有的高脂血症病人都应首先进行饮食治疗。大多数轻度或中度病人都可以通过饮食治疗得到很好的控制。重症高脂血症病人或经过半年饮食治疗无效者,则应联合药物治疗。

(2)药物治疗。近年来,无论西药还是中药都有不少进展。本书有专门章节进行讨论,在此不作详述。

(3)适当锻炼。在进行饮食治疗和药物治疗的同时,我们不能忘记坚持有规律的体育锻炼。

3.三级预防

针对冠心病、胰腺炎、脑血管病等并发症一定要进行积极预防和治疗。

胆固醇对人体有什么作用

由于现代医学证实了胆固醇是造成当今人类头号杀手——动脉粥样硬化、冠心病的元凶,人们视其犹如瘟神。但是许多人都还不知道,胆固醇是维持生命活动的守护神,如果没有它,生命活动就无法正常进行。

我们都知道,蛋黄中含有大量的胆固醇。好多怕得冠心病的人只吃蛋清,不吃蛋黄。但是一个受精的鸡蛋,不需要任何外来的营养就可以孵出一只活蹦乱跳的小鸡来,它所依靠的就是鸡蛋内部的营养物质,而胆固醇便是不可缺少的一种。即便在人的生殖细胞中,胆固醇也扮演着极其重要的角色。

胆固醇是一种动物性甾醇。像动物油脂、中药牛黄、蟾酥等,以及人的神经组织、皮肤细胞、肾上腺、性腺和上面提到的动物卵黄中都含有大量胆固醇。动物体内几乎所有细胞都能合成胆固醇,尤以肝脏合成速度最快、数量最多。血浆胆固醇 60%～80% 由肝脏合成,其次是小肠等器官。

胆固醇是体内许多重要激素的原料,它在体内经代谢后转化成孕醇酮,再由孕醇酮进一步合成皮质激素、孕酮、雄性激素及雌性激素等。人体每天约有 250 毫克胆固醇用于合成上述激素。而这些激素调节三大物质——糖、脂肪、蛋白质及水和电解质的代谢,对应激反应、免疫功能均有重要影响。

孕酮和孕醇酮是主要的孕激素,如果胎盘不能正常地分泌孕酮,就容易发生流产。雄性激素和雌性激素不仅促进和维持生殖细胞成熟和性发育,还对糖、蛋白质、胆固醇的代谢有明显作用,其重要性不言而喻。

为什么胆固醇过高或过低均不利健康

正常成人血中胆固醇含量变化较大,正常参考值为 2.82～5.95 毫摩尔/升。

世界上大多数心血管病专家认为:血中胆固醇含量在此范围内的人,冠心病发病率低,健康状况良好,较少死于心血管病,预期寿命较长。若胆固醇浓度高于这一范围,则对机体造成危害,应采取积极的防治措施。

一方面,胆固醇过高的最大危害是,可能引起动脉粥样硬化症和冠心病,这是我们为什么要强调防治高脂血症的原因。

另一方面,血中胆固醇水平过低也不利于身体健康。造成低胆固醇的原因很多:最常见的是营养不良,包括长期素食、偏食,使热能、蛋白质和其他必需营养成分摄入不足;其次是慢性消耗性疾病引起的恶病质,使体内蛋白质合成障碍以及消耗增加;第三种情况见于慢性肝病,尤其是肝硬化病人,由于肝细胞损害以致脂蛋白合成显著减少,因而总胆固醇降低。此外,还与病毒性流感、肺炎、风湿病以及甲状腺功能亢进等疾病有关。因此,低胆固醇血症也应积极的防治。

由此可见,保持血中胆固醇水平的平衡状态非常重要,任何片面的观点和措施,如贪吃或忌口等都是不可取的。

三酰甘油对人体的重要性有哪些

三酰甘油广泛地存在于人体各个组织器官及体液中,但脂肪组织中储存的三酰甘油约占总量的98%以上,主要分布于皮下和腹腔内。三酰甘油主要有两种生理功能:

(1)机体重要的能量来源。人体脂肪在体温条件下呈液态,这样有利于脂肪的储存和动员。氧化1克脂肪所释放的能量为37.7千焦(9千卡),比氧化1克糖所提供的能量16.72千焦(4千卡)多1倍多。当人体的基本燃料(糖)耗尽时,三酰甘油能提供备用的能量。当人们空腹时,体内储存的脂肪氧化可供给50%以上的能量需要。如果1～3日不吃任何东西,那么能量的85%来自脂肪。

(2)防止热量散失和保护机体。人体内的脂肪组织分布于皮下、内脏周围,起着隔热垫和保护垫的作用。因为脂肪不易导热,故可以防止热量散失而保持体温,并且这种以液态脂肪为主要成分的脂肪组织好比软垫,可以在机体受到机械撞击时起缓冲作用而保护内脏和肌肉。

三酰甘油的理想水平是多少

高三酰甘油血症是否为冠心病的独立危险因素,一直存在争议。最近的研究表明,高三酰甘油血症与冠心病病人死亡或心血管疾病(心绞痛、心肌梗死)之间直接相关,或者在伴有低 HDL丨胆固醇水平时直接相关,或者在伴有低 HDL丨胆固醇水平时使这一相关性加强。

高三酰甘油血症是脂蛋白代谢异常的一种反映,往往伴有 HDL 水平下降和小的致密的 LDL 水平升高。小的致密的 LDL 有更强的致动脉粥样硬化作用。此外,高三酰甘油血症时,往往还伴有高胰岛素血症、胰岛素抵抗和高凝状态。StOckhOlm 的研究结果表明,用氯贝丁酯和烟酸治疗高三酰甘油血症后,冠心病死亡率的降低与血液中三酰甘油水平的下降呈显著相关。另一项降低胆固醇和动脉粥样硬化的研究也表明,用考来替泊和烟酸治疗3年后,血管造影证实的冠状动脉粥样硬化进展的延缓,仅见于三酰甘油显著降低的高三酰甘油血症治疗组。

≥4.1毫摩尔/升为低密度脂蛋白|胆固醇高危水平。我国目前尚未建立统一的高脂血症防治标准,但基本上采用以上标准分级。医学专家正在研究制订适合本国和东方人特点的高脂血症标准和临床措施。

高密度脂蛋白是如何防止动脉粥样硬化的

科学家们把高密度脂蛋白(HDL)称为"抗动脉粥样硬化脂蛋白"或"冠心病的保护因子"。因为,高密度脂蛋白在预防动脉粥样硬化、防止冠心病的发生方面的确是"有功之臣"。那么,高密度脂蛋白是如何发挥其保护作用的呢?

(1)高密度脂蛋白颗粒中的载脂蛋白能激活脂蛋白代谢中的关键酶,并进一步清除机体组织中的胆固醇,把它运送到肝脏去进行处理,这样便减慢和阻止了动脉粥样硬化的发生和发展。

(2)高密度脂蛋白抑制低密度脂蛋白与血管内皮细胞及平滑肌细胞受体的结合,从而减少了低密度脂蛋白在细胞中的堆积。已知低密度脂蛋白是一种导致动脉粥样硬化的脂蛋白,它的主要成分是胆固醇,如果它在动脉壁沉积过多,久而久之,便会形成动脉粥样硬化斑块。

综上所述,高密度脂蛋白通过一系列微妙的生化机制,将动脉壁的胆固醇运送到肝脏去进行分解代谢,而且还能与低密度脂蛋白竞争细胞表面脂蛋白受体,使细胞代谢免遭破坏,从而阻止动脉粥样硬化的发生。

糖对血脂有何影响

如蔗糖、果糖等可使血清三酰甘油含量增高,特别是肥胖或已有三酰甘油增高的个体更为明显。在一些脂肪摄入较高的国家和地区,当碳水化合物的用量增加时,冠心病的发病率也增高。有关报道提示,冠心病病人中因摄糖过多引起的高脂血症最为多见。动物实验和人体观察表明,当蛋白缺乏时,摄入过量的糖极易在肝脏中转化为三酰甘油而堆积起来,最终形成脂肪肝。临床上还可见到不少肝病病人,由于长期营养不当,如进食低蛋白、高糖、高脂肪饮食,导致严重的高三酰甘油血症(多数为高脂蛋白血症Ⅳ型,少数可为Ⅴ型)和冠心病。

总热量的摄入也是一个重要的因素,从冠心病病人的体检中可以见到，其中不少是肥胖的或超重型的，说明这类病人的热量经常相对过多。这些人的血胆固醇含量有时不一定增高，但三酰甘油增高者则较多见。其机制可能是由于肥大的脂肪细胞对胰岛素的反应缺乏敏感性，因而使葡萄糖的吸收和利用受到限制（胰岛素抵抗）；但是为了维持葡萄糖在体内的稳定状态，胰腺必须分泌更多的胰岛素，造成了高胰岛素血症，后者将促使肝脏更快地合成内源性三酰甘油，终致高三酰甘油血症。新近的研究还表明，由于热量摄入过多引起的肥胖，尚可使血中 HDL 胆固醇含量显著降低。通过限制热量摄入或增加消耗而使体重降低时，血脂异常的情况也可得到改善。

脂肪对机体有什么重要性

大家都知道，被誉为"沙漠之舟"的骆驼，有极强的耐力，即使负重在烈日下的大沙漠中以每天 75 千米的速度行走，8 天水食不沾，尚能照样健步如常。这是什么原因呢？其奥秘在于驼背上的肉峰里贮存了大量的胶质脂肪，1 头双峰骆驼的驼峰里可贮存大约 40 千克。必要的时候，这些脂肪就可以动员出来，经氧化分解成营养物质、水和能量。40 千克脂肪至少可以生成 40 升水，这一点决定了骆驼惊人的耐饥渴能力。长途迁徙的候鸟、蝴蝶、蝗虫等不吃不喝，能连续飞行几千千米，连续的肌肉活动可长达几十小时，如果没有脂肪提供能量，它们不可能完成这样长途的迁徙。所以，待它们到达目的地时，体内的脂肪往往消耗殆尽。

在人体中，有所谓的三大能源，即脂肪、糖、蛋白质。其中脂肪称得上供能冠军，糖、蛋白质并列第二。1 克脂肪完全燃烧可以释放 37.6 千焦（9 千卡）热能，而 1 克糖或 1 克蛋白质则只能提供 16.7 千焦（4 千卡）左右的热能；而且体内脂肪的贮量比糖原大得多。平时人体的肌肉和肝脏中均有一定量的糖原作为能量贮备，但其数量极有限。在剧烈运动或重体力劳动时，若单靠糖原供能，则肌糖原在几分钟，甚至几秒钟内便耗尽，肝糖原也最多支持十多分钟，这时必须由脂肪来提供能量。所以，适当的体育锻炼可以耗去体内的过多脂肪。

蛋白质是人体细胞的骨架成分，且有许多重要的生理功能，可以说，任何一种生命活动都离不开蛋白质。因此，人体不到万不得已的时候不会靠消耗蛋白质来提供能量。

肥胖能导致高脂血症吗

由于某种原因引起体内生理和生化的变化,使脂肪过分堆积而造成体重超过标准体重的 20% 以上者称为肥胖。肥胖的人不仅体内脂肪组织增加,而且血液中脂质也明显增加,尤其是三酰甘油、非酯化脂肪酸和胆固醇水平多高出正常。这些变化可能与以下因素有关:

(1)饮食因素。这是最为常见也是最重要的因素。肥胖者进食总热能多超出自身所需,其中脂类食物比例增加,而且缺少运动,以致热能入超,脂肪堆积,造成高脂血症。

(2)遗传因素。有家族遗传倾向的肥胖者,常伴有高脂血症,甚至该家族中体重正常者亦有高脂血症。

(3)代谢因素。许多内分泌代谢紊乱的疾病也可以引起脂质增高,如胰岛素效用减低。胰岛素有促进脂肪合成、减少脂肪分解、减少血中非酯化脂肪酸含量及降低血中三酰甘油水平的效用。肥胖的人尽管体内胰岛素分泌量增加,但因其效用减低,加上血糖升高,两者都可促使脂肪分解相应增加,血中三酰甘油及非酯化脂肪酸浓度增高。因为血脂代谢异常,所以肥胖者中高血压、胆石症、冠心病的发病率很高,对健康威胁很大,因此对肥胖必须采取积极的防治措施。

季节与血脂的高低有什么关系

经常可以听到有的人困惑不解地问医生:"我这次血脂的化验结果和几个月前的结果怎么相差这么大呢?"可能医生会给你做些解释,但其中不可忽视的一个原因是季节变化对血脂的影响。当你在春、夏、秋、冬不同季节到医院抽血测定血脂时,会发现有时检查的结果出入较大。这是为什么呢?其实原因很简单。第一,人们在不同季节中所摄入食物的数量和质量变化很大。比如,炎热的夏季人们喜食清淡和素食,而寒冷的冬季则食肉类和高热能的脂类食物较多。第二,人也如同自然界的其他生物一样,其内部的生理、生化过程均有随周围环境而发生周期性改变的规律。因此,即使是一个健康人每次测定血脂的结果也不一定完全一样,因为还有很多其他因素的影响(精神紧张、吸烟、运动、妊娠、药物等)。

为何要养成每天定时排便的习惯

养成每天排便的好习惯，做到或达到每天排大便 1 次，是起居疗法的一个重要方面。中医十分重视人体正常排大便的保健价值，并认为"频泄诚耗气，强忍则大肠火郁"。我国唐代药王孙思邈说："忍大便，成气痔。"气痔为中医病名，症见肛门肿痛，大便艰难，便血脱肛等。现代医学研究结果表明：人的肠腔中存在大量细菌，人每天摄食的食糜（经咀嚼和胃肠消化后的食物）经细菌发酵分解，会产生一系列的有毒物质，如醛、酮、氨、过氧化脂质以及多量的胆固醇等物质，被人体肠道重新吸收，进入循环，不仅直接危害脏腑，而且会诱发高脂血症等。因此，专家们指出，必须重视"负营养"的排出，意在告诫人们要重视人体代谢废物对健康的危害，及时排便。并提出：

①摄取荤腥油腻要适量，多食新鲜水果、蔬菜及蜂蜜、核桃仁、芝麻等碱性润肠之物。

②养成有规律排大便的习惯。对于中老年人来说，大便时最好选用坐式便池，尤其老年体弱者更应如此，尽量不使用蹲坑，且排便时不宜强努、不宜耗时过久，以 15～20 分钟为限，一时不易排出也应暂告段落，再隔半天或一天重复排便过程。这样，可以避免诱发心脑血管意外以及消化道憩室、胃肠胀气和出血等病症。

就医知识

诊断高脂血症的标准是什么

目前，国内一般以成年人空腹血清总胆固醇超过 5.72 毫摩尔/升，三酰甘油超过 1.70 毫摩尔/升，作为诊断高血脂的指标。将总胆固醇在 5.2～5.7 毫摩尔/升者称为边缘性升高。

根据血清总胆固醇、三酰甘油和高密度脂蛋白胆固醇的测定结果，通常将高脂血症分为以下四种类型：

（1）高胆固醇血症。血清总胆固醇含量增高，超过 5.72 毫摩尔/升，而三酰甘油含量正常，即三酰甘油低于 1.70 毫摩尔/升。

（2）高三酰甘油血症。血清三酰甘油含量增高，超过 1.70 毫摩尔/升，而总胆固醇含量正常，即总胆固醇低于 5.72 毫摩尔/升。

（3）混合型高脂血症。血清总胆固醇和三酰甘油含量均增高，即总胆固醇超过 5.72 毫摩尔/升，三酰甘油超过 1.70 毫摩尔/升。

（4）低高密度脂蛋白血症。血清高密度脂蛋白 | 胆固醇（HDL | 胆固醇）含量降低，低于 0.90 毫摩尔/升。

不同类型高脂血症的临床表现有什么特点

除家族性高胆固醇血症外，早期高脂血症几乎没有任何不适。但当血脂增高到一定水平可以出现一些临床症状。高脂血症大致分为 5 型，各型的临床特点如下：

（1）高乳糜微粒血症（Ⅰ型）。禁食 12 小时后，抽取的血清出现乳糜微粒，放置于 4℃ 冰箱里过夜，血清外观见乳糜盖，下层清或微混，血清三酰甘油含量可达 17 ~ 58 毫摩尔/升，总胆固醇可正常或轻度增高。这类病人多见于青少年，10 岁以内病人进食高脂肪的食品后常有急性腹痛发作，这是由于高浓度的三酰甘油诱发急性胰腺炎所致；另外还可引起臀、背、膝、肘部皮疹状黄色瘤较早出现。肝脾中度肿大并可随三酰甘油的水平变化而改变，当三酰甘油大于 22 毫摩尔/升时，有脂血症视网膜出现。有些病人在出生时即有皮疹状黄色瘤，可被立刻发现有脂蛋白代谢异常；但也有些病人直到急性胰腺炎发作或血液检查发现高脂血症时，才被确诊。因此，此病可长期延误直到中年才被确诊。这种疾病的发生目前认为有以下几种原因：

①家族性脂蛋白脂酶缺陷，使血浆中乳糜微粒和极低密度脂蛋白无法分解代谢而滞留于血液循环中。

②家族性载脂蛋白 C - Ⅱ缺陷，是脂蛋白脂酶的激活剂缺陷，常诱发高脂蛋白血症，临床表现与脂蛋白脂酶缺乏相似，只是多数在成年期才成立诊断。

③家族性脂蛋白脂酶抑制，这类病人血液中存在一种不能透析而对热稳定的脂蛋白脂酶抑制剂。

继发性Ⅰ型高脂蛋白血症很少见，未控制的Ⅰ型糖尿病、异常球蛋白血症和系统性红斑狼疮可诱发本病。

（2）Ⅱa型高胆固醇血症（Ⅱa型）。可以由基因不正常引起，也可以是继发性的。家族性高胆固醇血症可见眼睑黄色瘤、肌腱黄色瘤、皮下结节状黄色瘤、青年角膜炎、早发（<40岁）动脉粥样硬化，且发展较快。

（3）宽β-脂蛋白血症（Ⅲ型）。常于30~40岁时出现扁平状黄色瘤、肌腱黄色瘤、结节性疹状黄色瘤、早发冠状动脉及周围动脉粥样硬化，病情进展快，常伴有肥胖症。

（4）高前β-脂蛋白血症（Ⅳ型）。常见于20岁以后的病人，有肌腱及眼睑黄色瘤、脂血症视网膜、早发及迅速发展的动脉粥样硬化，可伴发胰腺炎、糖尿病。

（5）混合型高脂蛋白血症（Ⅴ型）。常伴有肥胖症、糖尿病、急性腹痛发作（急性胰腺炎）、肝脾肿大、进展快的动脉粥样硬化、脂血症视网膜，可伴皮疹状黄色瘤。

检查血脂应注意什么

因为血脂水平易受许多因素的影响，饮食和代谢的特点又可出现昼夜变化，所以到医院检查血脂时务必注意以下几点：

（1）应于空腹12小时以后晨间抽取静脉血为标准。抽血前进食会使血脂，尤其是三酰甘油含量增高。

（2）采血前应维持原来的饮食习惯至少2周，并保持体重恒定。若抽血前大鱼大肉地吃喝或有意素食3天，则所测得的结果并不代表平时的基础水平。

（3）应在生理和病理比较稳定的情况下抽血，4~6周内应无急性病发作。急性感染、发热、急性心肌梗死、妇女月经期和妊娠、应激状态、创伤以及服用某些药物等，均可影响血清脂质和脂蛋白含量，应尽量避免在有上述情况时检查血脂。

查血脂前为什么不能进食

当进行血脂化验检查时，医生会告诉你抽血当天不要吃早饭，必须空腹12小时以上。这是为什么呢？因为一个人餐后几小时内，其血清脂质和脂蛋白的成分及其含量发生了某些变化。如果进食脂类食物，则血液可出现乳糜微粒，同时三酰甘油含量也可显著增高。这是一种正常的生理现象,是由于血液中脂蛋白脂酶还来不及对脂类彻底水解的缘故。此时抽取的血液相当混浊,测定血清三酰甘油浓度可为空腹时的数倍乃至数十倍,这种现象可持续 6～8 小时。除乳糜微粒和三酰甘油含量增高外,其他脂质和脂蛋白成分也有变化,一直到 12 小时以后才慢慢地恢复到原来空腹的基础水平。进食碳水化合物,如米饭、馒头、糕点等,也可引起脂质和脂蛋白含量的变化,但变化的程度不像脂肪那么明显。所以,为了使检查比较准确,一定要做到抽血检查时已保持空腹 12 小时以上。

怎样看懂血脂化验单

目前临床上常做的化验项目主要包括:总胆固醇、三酰甘油、高密度脂蛋白 - 胆固醇、低密度脂蛋白 - 胆固醇、载脂蛋白 A、载脂蛋白 B 等 6 项。但每家医院因医疗设备不同,以上项目不一定都能检查。在看化验单时最常遇到的问题是看不懂上面写的一些简写英文代号。在此,介绍一下化验单上常用的符号:

①TC. 血浆总胆固醇,也有用 T - CHO 代表血浆总胆固醇的。

②TG. 三酰甘油。

③HDL - C. 血浆中高密度脂蛋白胆固醇。

④LDL - C. 血浆中低密度脂蛋白胆固醇。

⑤apOA1. 血浆中载脂蛋白 A1。

⑥apO - B. 血浆中载脂蛋白 B。

看化验单时遇到的另一个问题,就是我们在看到化验单时常常一头雾水,不清楚上面这些指标的正常数值应该是多少。现介绍一般情况如下:

①血浆总胆固醇:3.36～5.78 毫摩尔/升。

②血浆三酰甘油:男性为 0.45～1.81 毫摩尔/升;女性为 0.23～1.22 毫摩尔/升。

③血浆中高密度脂蛋白胆固醇:0.9～2.19 毫摩尔/升。

④血浆中低密度脂蛋白 - 胆固醇:＜3.12 毫摩尔/升。

⑤载脂蛋白 A1:110～160 毫克/分升。

⑥载脂蛋白 B:69～99 毫克/分升。

当发现血脂化验单上的以上数值超出正常范围时,首先应该检查一下血样是不是在空腹状态下采取的。首先要求病人在采血前一天晚上10:00开始禁食,于第二天早上9:00~10:00采取静脉血。其次还应注意受试者的饮酒情况,因为饮酒能明显升高血浆中富含三酰甘油的脂蛋白及高密度脂蛋白浓度。再次,在分析结果时,应考虑到脂质和脂蛋白水平本身有较大的生物学波动,其中部分是由于季节变化、月经周期及伴发疾病等原因所导致。最后就要从临床角度寻找原因了,下面重点介绍一下总胆固醇、三酰甘油、低密度脂蛋白、高密度脂蛋白及载脂蛋白的临床意义。

(1)总胆固醇。增高见于胆道梗阻、肾病综合征、慢性肾小球肾炎、淀粉样变性、动脉粥样硬化、高血压、糖尿病、甲状腺功能减退、传染性肝炎、门脉性肝硬化、某些慢性胰腺炎、自发性高胆固醇血症、家族性高仪-脂蛋白血症、老年性白内障及牛皮癣等。减少见于严重贫血、急性感染、甲状腺功能亢进、脂肪痢、肺结核、先天性血清脂蛋白缺乏及营养不良。

(2)三酰甘油。增高见于高脂血症、动脉粥样硬化、冠心病、糖尿病、肾病综合征、胆道梗阻、甲状腺功能减退、急性胰腺炎、糖原累积症、原发性三酰甘油增多症。

(3)高密度脂蛋白-胆固醇。降低提示易患冠心病。

(4)低密度脂蛋白-胆固醇。增高提示易患动脉粥样硬化所导致的冠心病、脑血管病。

(5)载脂蛋白。ap0-A、ap0-B可用于心脑血管风险度的估计,高密度脂蛋白ap0-A下降和ap0-B增高在心脑血管病最为明显,还见于高脂蛋白血症和其他异常脂蛋白血症。

最后需要说明,各个医疗单位由于使用的方法、实验的条件等差异,各项指标的正常值可能不完全相同。一般情况下,在化验单上都标有正常参考值,可对比测定的各项指标是否超过了正常范围。

如何正确认识胆固醇

自从研究人员用胆固醇喂饲兔子成功地造成类似人类的动脉粥样硬化模型以来,有关食物胆固醇与本病的关系一直引起人们的重视。调查表明,凡居民膳食中胆固醇含量高者,血胆固醇含量和冠心病的发病率及死亡率均相应增高,提示适当限制食物胆固醇摄入,对本病的防治可能会有好处。但在日常生活中对胆固醇的作用存在着两种片面的观点：

（1）许多人认为胆固醇是极其有害的东西，应从食物中予以排除。其实，胆固醇是人体细胞的重要组成成分，也是某些重要激素及维生素合成的前体，具有重要的生理功能。体内一些重要器官如脑、肝脏等都富含胆固醇。机体一方面从外界摄取一定数量的胆固醇，另一方面又在体内不断地合成。当摄入增多时，合成便相应减少，当摄入减少时，合成便相应增加，称为"反馈调节"。借助这种机制，体内的胆固醇得以维持一个动态平衡。因此，进食适量胆固醇对人体并无危害。而且，由于胆固醇常与其他营养素一起存在于食物之中，如果过分限制反而对人体健康不利。

（2）一部分人认为对胆固醇摄入不必作任何限制，这种观点也是片面的。因为人体胆固醇的反馈调节机制毕竟是不完善的、有限度的。长期过多的摄入胆固醇可使这种机制遭受破坏，以造成平衡失调，胆固醇堆积于组织，尤其是动脉之中，终至形成动脉粥样硬化和冠心病。这已为一系列尸检、动物实验、临床和流行病学的资料所证实。

食物中除蛋黄、动物内脏和脑以及某些甲壳类动物，如蚌、螺、蟹黄等含有大量胆固醇外，瘦肉、鱼类（包括多数淡水鱼和海鱼）含量均不太高。胆固醇主要存在于动物性食物中，在植物性食物中则存在另一类结构与其十分相似的固醇，称为植物固醇。它最常分布于植物油中，尤以麦胚油最为丰富。植物固醇的种类颇多，其中最重要的是 p–谷固醇。此种固醇随食物进入肠道后能竞争性抑制胆固醇的吸收，因而具有降低血胆固醇的作用。但由于一般食物中含量不高，故其实际作用也较轻微。

高脂血症有哪些危害

高血脂与许多因素如吸烟、高血压、糖尿病、缺乏运动、遗传缺陷等长期相互作用，最终可以导致动脉粥样硬化，形成的粥样斑块可使动脉管腔狭窄，甚至完全阻塞，造成供血部位缺血性损害。最易受动脉粥样硬化侵害并产生临床症状的部位是冠状动脉、髂动脉、股动脉、颈动脉和脑动脉，因为这些部位的血管阻塞后难以形成侧支循环，一旦阻塞后果严重。

冠状动脉粥样硬化引起冠心病已为大家所熟知。轻则发生心绞痛，影响劳动，重则发生心肌梗死，甚至危及生命。

动脉粥样硬化引起脑动脉逐渐狭窄造成慢性脑供血不足，是老年性痴呆的重要原因。而脑动脉急性闭塞即可导致脑卒中,若动脉瘤破裂则引起脑出血,造成病人偏瘫、劳动力丧失,甚至死亡。

当肾动脉发生硬化狭窄时,可造成肾性高血压。若肾内小动脉硬化则不仅造成高血压,还影响肾功能,最终造成肾衰竭。

外周动脉粥样硬化有症状者多为下肢动脉。股动脉或下肢远端动脉狭窄可造成间歇跛行、腿痛。足部末梢动脉闭塞可引起足趾干性坏死;严重时整个脚可发生坏死,造成残疾。

脂蛋白异常有何意义

脂蛋白是一个大的家族,包括 4 个主要成员,下面我们逐一进行讨论。

(1)乳糜微粒。它在血液中代谢很快,正常人餐后 12 小时,血中已不存在。若空腹时血中乳糜微粒含量较多,则可能与下列疾病的存在有关:

①脂蛋白脂肪酶先天性缺陷。这是一种遗传性疾病,较少见,一般在青少年时已发病。由于体内缺乏上述的酶,血中乳糜微粒无法充分水解而堆积起来,以致三酰甘油含量也极度增高。常可伴有急性胰腺炎发作、肝脾肿大和黄色瘤等表现。

②未能控制的糖尿病。少数病情严重的糖尿病,尤其是伴有酮症酸中毒者,脂蛋白脂肪酶的活力可以明显下降,以致出现高乳糜微粒血症。

③严重脂肪肝。这类病人脂质代谢显著异常,当抽血查肝功时可发现其血清形如牛奶,称为乳糜血。

(2)低密度脂蛋白。是一种可导致动脉粥样硬化的脂蛋白。它的主要成分是胆固醇。当人体内动脉壁由于某种病理原因而发生损伤,它便乘虚而入,并将其携带的胆固醇留在动脉壁中,时间久了便会形成动脉粥样硬化斑块。可见它的含量增高可加速冠心病的发展。

(3)极低密度脂蛋白。这也是一种可导致动脉粥样硬化的脂蛋白,其含量增高也与冠心病的发生有关。由于它主要含三酰甘油,其临床意义基本与血清三酰甘油相平行。

(4)高密度脂蛋白。对心血管系统具有保护作用。近年来,大量的调查研究发现,高密度脂蛋白水平过低的人冠心病发病率明显增高,两者呈负相关。世界上冠心病发病率最低的爱斯基摩人,高密度脂蛋白水平比冠心病发病率较高的欧洲人高得多。另外,选择性冠状动脉造影也进一步证明,动脉管腔狭窄程度与高密度脂蛋白含量呈负相关,即含量越低者,管腔狭窄程度越严重。通过以上的发现,我们可以初步了解高密度脂蛋白在体内所起的积极作用。它通过一系列微妙的机制,将动脉壁的胆固醇运送到肝脏去进行分解代谢,而且还能与低密度脂蛋白竞争细胞表面脂蛋白受体,使细胞代谢免遭破坏。由此可见高密度脂蛋白在预防冠心病方面是"有功之臣"。

为什么体型消瘦的人也要重视检查血脂

一直以来,人们都认为高脂血症是胖人的"专利",认为瘦人是不会得这种病的。其实这是一种错误的认识。

由于目前仍有很多人对高血脂的危险认识不足,再加上轻度高血脂病人通常没有任何不舒服的感觉,致使很多人错过了最佳的治疗时间。所以,有下述情况的人需要定期检查血脂。如有高血脂家族史、肥胖、高血压或已有冠心病、脑卒中、糖尿病、肾脏疾病,中老年、绝经后妇女,长期高糖饮食、习惯于静坐的人而生活无规律、情绪易激动、精神处于紧张状态者。一般来说,普通人每 2 年需要检查 1 次血脂;40 岁以上的人每年检查 1 次血脂;高危人群和高血脂病人则应在医生指导下定期复查。

高血脂可以分成原发性与继发性,前者目前认为主要与遗传因素有关,而后者则与其他疾病及生活饮食结构改变有关。无论是遗传还是其他疾病引起的高血脂,都需要注意平时生活起居饮食的调节。为了防患于未然,人们应减少食用红色肉类和奶制食品,多食蔬菜、水果、豆类和鱼类。此外,注意控制体重仍然是非常重要的。但如果这些方面都注意,仍不能使血脂降至理想水平时,就必须开始药物治疗。不过,由于血脂增高是一个缓慢的过程,血脂调节也需要一个持续作用的过程,病人应根据自身的不同情况,在医师指导下,选择降脂作用明显、不良反应小的降脂方法。

脂血胆固醇与冠心病有什么关系

大规模流行病学研究资料证实,总胆固醇的致动脉粥样硬化强度与低密度脂蛋白 - 胆固醇密切相关;相反,高密度脂蛋白 - 胆固醇则通过增加组织中胆固醇清除率以对抗动脉粥样硬化。因此,总胆固醇/高密度脂蛋白–胆固醇比率可精确地估价冠状动脉病的危险性。比率<4.5合乎要求,<3.5最佳。在矫正危险因素包括年龄、收缩压、吸烟、人群标准指数和低密度脂蛋白–胆固醇以后,预测高、低密度脂蛋白水平与冠心病病死率的关系。高密度脂蛋白–胆固醇增加0.026毫摩尔/升,危险性减低2%~3%,此种关系女性比男性明显。同样,低密度脂蛋白–胆固醇减低0.052~0.104毫摩尔/升危险性也减少。

高胆固醇血症的最大危害是可引起动脉粥样硬化和冠心病。但这是不是意味着血胆固醇含量高了就一定有冠心病,或冠心病病人必定有血胆固醇含量增高呢?这也不能一概而论。我们说血胆固醇含量过高有发展成为冠心病的可能性,但不等于他已有了冠心病。

一方面因为冠心病是一个缓慢发展的过程,尤其在早期阶段(可能仅表现为血胆固醇含量增高)是可以逆转的,只要及早发现、及早防治,是有望治愈的。

另一方面有相当多的冠心病病人,其血胆固醇含量并不高,说明冠心病的发病是多因素的,血胆固醇含量增高是一个重要的因素,但并不是唯一的因素。新近的研究表明,这部分血胆固醇含量不高的冠心病病人中,有不少人血中的抗动脉粥样硬化脂蛋白–高密度脂蛋白含量显著降低,从而导致冠心病的发生。

脂蛋白与动脉粥样硬化有什么关系

各种脂蛋白的致动脉粥样硬化作用是有差别的。目前认为最危险的是低密度脂蛋白,而高密度脂蛋白(HDL)则有保护作用,可防止动脉粥样硬化的形成。极低密度脂蛋白和中间密度脂蛋白可能有较轻度的致动脉粥样硬化作用。乳糜微粒(主要含三酰甘油)无明显致动脉粥样硬化作用。所以,预测冠心病危险度时,不仅要看总血脂浓度,更重要的是看LDL和HDL水平及两者的比值。正常LDL/HDL应小于4,当其值大于4时,冠心病发病率可高达83%。

高血脂与动脉粥样硬化有什么关系

医学专家曾做过实验:用含高脂肪、高胆固醇的食物喂养大白兔,几周以后,兔子的血脂浓度可达每升数十毫摩尔,抽取试管中的血也覆有一层厚厚的油脂。2~3个月后解剖会发现,兔子的主动脉壁、冠状动脉壁出现了严重的粥样硬化病变。而正常饲养的兔子则绝没有这些变化。相同的试验在大鼠、鸡、鸽、猪、猴等多种动物上重复进行,均得到证实。人们因此认定,血脂增高是促发动脉粥样硬化的重要原因。

前面我们讲过,血脂家族很大,是不是它的每一个成员都起这种坏作用呢?不是的。引起动脉粥样硬化最主要的成分是个头不大不小的低密度脂蛋白。正常血管壁的内表面有一层光滑的内皮细胞,当血脂增高或其他因素损害内皮细胞时,低密度脂蛋白便可乘虚进入内皮细胞。天然的低密度脂蛋白经内皮细胞氧化作用以后,很容易被吞噬细胞吞噬,而被氧化的低密度脂蛋白可对细胞产生损害,使吞噬了脂质的吞噬细胞积聚、变性,形成动脉粥样斑块中特有的泡沫细胞。血浆中低密度脂蛋白的浓度还受肝脏的调节。当肝细胞内胆固醇增多时,可使其调节功能下降,血中低密度脂蛋白浓度升高且容易被氧化而进一步损害血管壁。

近年来,实验研究得到许多分子生物学和病理学的证据证明,动脉粥样硬化病变是一种动脉壁细胞病理性增生的结果,甚至有人将粥样斑块称为一种良性肿瘤。血脂浓度增高可刺激平滑肌细胞、巨噬细胞释放细胞生长因子,还可激活血小板,使其凝集性增强并释放血小板源性的生长因子,促进动脉壁细胞的这种病理性增生。

高血脂是导致动脉粥样硬化的重要因素,但不是唯一因素。它与其他许多因素协同作用才能最终导致病变形成。其他因素包括:血小板功能状态、血管壁机械的或化学的损伤、遗传因素、维生素缺乏、无机盐摄取量等。

血浆脂蛋白对脑血管病有何影响

脑血管病,主要是脑卒中,是我国老年人常见的一种致命性疾病,目前有年轻化的趋势,其发病凶险,病死率高。该病的发生与血脂代谢异常有密切的关系。

大量研究证明,脑血栓病人血清高密度脂蛋白-胆固醇(HDL-C)水平下降是脑血栓形成的重要因素之一。近来的流行病学调查结果表明,一种含有载脂蛋白 A(ApO-A)抗原的特殊结构的脂蛋白(a)又称 LP(a),其浓度的升高是动脉粥样硬化、脑血栓、冠心病发生的重要危险因素。有人通过观察脑卒中病人血浆脂蛋白(a)水平并与同年龄的健康人比较,发现脑卒中病人的脂蛋白(a)浓度非常显著地高于正常组,从而提示了脂蛋白(a)是脑血管病的独立危险因素,推测其对脑血管病的预测、预防有相当的价值。血浆脂蛋白(a)水平升高引起脑血管病的机制还不十分清楚。目前认为主要是由于脂蛋白和凝血系统功能紊乱,导致动脉壁脂质沉积或血栓附着。脂蛋白(a)可能促进动脉壁胆固醇的沉积,对动脉粥样病变的发展可能有促进作用。国外有人认为脂蛋白(a)比低密度脂蛋白更具有致动脉粥样硬化的作用。

高脂血症与高血压有何关系

高血压病是中老年人的常见病和多发病,它的发生发展与高脂血症和冠心病密切相关。大量研究结果显示,许多高血压病人常并发脂质代谢异常,表现为胆固醇和三酰甘油含量较正常人显著增高,而高密度脂蛋白－胆固醇显著降低。并且许多高脂血症也常合并有高血压。两者何因何果,目前尚不清楚,但已证实,高血压病人的血清脂质和脂蛋白代谢紊乱,与动脉粥样硬化的发生发展直接相关。高血压和高脂血症均属冠心病的主要易患因素,而且当两者同时并存时,则冠心病的发病率仅存在一项者为高,提示它们具有协同的作用。因此,积极防治高脂血症,对高血压和冠心病的防治极为重要。

高脂血症与糖尿病有关吗

糖尿病病人常伴有脂代谢紊乱。非胰岛素依赖型糖尿病(NIDDM)病人由于周围组织胰岛素受体的敏感性降低和数量减少,发生胰岛素抵抗血清胰岛素水平增高,但由于脂肪细胞膜上受体不敏感,对脂肪分解作用的抑制减弱,非酯化脂肪酸生成增多,进入肝脏转化为三酰甘油增多;胰岛素促进脂肪合成,导致血中极低密度脂蛋白(VLDL)及三酰甘油增多。

胰岛素依赖型糖尿病(IDDM)病人胰岛素绝对缺乏,导致脂肪分解加速、加强,非酯化脂肪酸进入肝脏而生成三酰甘油和酮体,毛细血管壁脂蛋白脂酶活性减低,于是乳糜微粒及 VLDL 分解减弱而在血中浓度增高。

糖尿病性脂代谢紊乱,以血清三酰甘油增高最明显,胆固醇轻度增高。有研究者认为 NIDDM 病人的血浆高密度脂蛋白(HDL)水平降低,HDL 颗粒从周围组织摄取胆固醇的能力降低,导致胆固醇在这些部位的大量积聚,这可能是 NIDDM 病人动脉粥样硬化发病的重要因素。

体重与高密度脂蛋白有什么关系

超重和肥胖的人,其血中高密度脂蛋白－胆固醇低于 0.9 毫摩尔/升的占 37.7%,低于 1.17 毫摩尔/升的占 15.1%。而正常体重者中,低于 0.9 毫摩尔/升的占 15.1%,低于 1.17 毫摩尔/升的占 22.5%,两者比较相差显著。若肥胖者在 16 周内减肥 10 千克,则 5% 的人高密度脂蛋白－胆固醇增加,15.8% 的人低密度脂蛋白－胆固醇降低,30.1% 的人高密度脂蛋白－胆固醇与低密度脂蛋白－胆固醇的比值增加。

高脂血症对视力有什么危害

高脂血症在眼睛内部引起的病变,其后果比皮肤或肌腱等部位的黄色瘤严重得多。通过眼底镜观察正常入眼底时会发现人的视网膜上布满了细小的血管网,小动脉呈鲜红色,小静脉颜色略暗,整个眼底背景呈光洁的橘红色。但当病人有严重高脂血症时,血液中含有大量富含三酰甘油的脂蛋白,可使视网膜血管颜色变淡而近乳白色。而这些脂蛋白有可能进一步从毛细血管中漏出,这就是视网膜脂质渗出,在视网膜上呈现出黄色斑片。如果脂质渗出侵犯到黄斑(黄斑处是视觉最敏感的地方),则会严重影响视力。从静脉注入荧光造影剂,可以发现视网膜脂质沉积的地方有荧光物质的漏出。这种漏出是重度高脂血症最常见的视网膜病变。随着高脂血症的控制,视网膜脂质渗出损害可能消除。重度高脂血症视网膜血管通透性增加的机制还不太清楚,可能和病人伴发高血压有关。

高脂血症引起的视网膜静脉血栓形成,后果更加严重,而且不易被及早发现。高浓度的血脂可以激活血小板,使其释放许多凝血因子,造成血小板聚积性增高,血管内血栓形成。若血栓发生于视网膜,可以造成视网膜血管阻塞。英国一家眼科医院进行的一项研究表明,在高血压病、糖尿病和高脂血症 3 种疾病中,高脂血症是引起视网膜血栓形成的最常见的原因。

中央静脉阻塞可表现为视盘周围环状出血和渗出，以及视网膜静脉扩张。这种情况可引起视力严重下降。在老年人严重的视力下降过程中还可能造成双目失明。及早控制严重的高脂血症，有助于防止视网膜静脉血栓形成。

眼睑黄色瘤的出现有什么征兆

某些老年人眼睑周围出现黄色的瘤斑，医学上称作黄色瘤，这是血脂浓度异常增高，引起脂质异位沉积造成的。脂质的异位沉积还可出现在皮肤的其他部位、肌腱，或在眼睛内部造成更严重的损害。眼睑周围的脂质沉积一般先出现在眼睛内眦角，但随着沉积的扩大可逐渐包围整个眼睛周围。个别人的黄色瘤长得很明显，不得不行整容手术，但如果高脂血症没有被控制的话，手术后黄色瘤还会复发。

黄色瘤本身对机体健康没有明显危害。但黄色瘤的出现提示应该检查一下病人血脂水平，并给予必要的医学指导。

至于脂质异位沉积为什么容易出现在眼睑部，目前还不十分清楚。可能与这个部位毛细血管通透性较大或此部位的结缔组织易于和渗到血管外的脂蛋白结合有关。个别血脂水平正常的人，偶可见黄色瘤发生，这类病人的局部组织因素起重要作用。

如果积极治疗高脂血症以后黄色瘤消退，即说明治疗反应良好。所以，黄色瘤的消长可在一定程度上反映高脂血症病情变化和治疗效果。

什么是家族性高胆固醇血症

家族性高胆固醇血症，也称Ⅱ型高 p - 脂蛋白血症。本病可从父母亲那里遗传，据国外报道，每150～200个存活的新生儿中即可发现1例Ⅱ型病儿。我国也已发现不少此类病人，其中部分属近亲结婚。其血中大量增加的胆固醇与低密度脂蛋白沉积于动脉壁、心内膜、肌腱、角膜等处，造成病理损害。临床上主要有以下几种表现：

（1）黄色瘤。可发生于眼睑部，表现为眼周围的一种黄色瘤斑，称为眼睑黄色瘤。若发生于肌腱则称为肌腱黄色瘤。此外，还可见皮下结节状黄色瘤，好发于皮肤易受压迫处，如膝、肘关节的伸侧和臀部。

（2）动脉粥样硬化。约 60% 以上的病例在 40 岁以前即有心绞痛等动脉粥样硬化的表现。

（3）老年环。常在 40 岁以前眼角膜上即可出现典型的老年环,形如鸽子的眼睛。

本症在临床上比较多见,除家族性之外,更多的还是由于其他原因,如饮食不当、缺乏运动等引起。因此,相当多的病人临床表现并不典型,对治疗反应尚比较理想。

什么是血液去脂疗法

血液去脂治疗,是直接将血浆中脂类去除一部分,以达到降脂的目的。这种疗法对于家族性高胆固醇血症和其他用口服药物也难以奏效的高脂血症及需要迅速降低血脂的病人,是一种非常有效的措施。

（1）血浆交换法。是取出病人的静脉血 300～500 毫升,经机器分离出血浆后,把血中的有形成分回输体内。本方法操作方便安全,疗效肯定。缺点是血中的高密度脂蛋白也同时丢失,而且费用昂贵。

（2）选择性低密度脂蛋白祛除法。包括肝素－琼脂糖珠吸附法、低密度脂蛋白抗体琼脂糖亲和层析、双膜过滤装置法及硫酸葡萄糖吸附法等。其中以双膜过滤装置法对降低胆固醇更为显著。这些方法具有安全、简便和易于处理等优点,但费用极其昂贵,病人难以承受。

（3）磁光氧快速去脂降黏疗法。大型血液磁光氧快速去脂降黏治疗机是目前国内外最新高科技心脑血管疾病治疗设备。在全电脑控制下集光、核磁（包括核磁、顺磁）、紫外光、离子氧等高科技为一体,采用分子生物学、分子物理学等高新科学手段,运用去脂转化技术、磁共振技术、射频光辐照技术、离子氧合技术,直接从血液中将多余的脂类、胆固醇、纤维蛋白原、低密度脂蛋白及衰老、死亡的红细胞除去,防止脂类物质及纤维蛋白原在血管内沉积,消除了引起动脉粥样硬化发生的诸多因素,控制了动脉硬化的发生和发展。不仅对高脂血症、高血黏度、高血压所导致的冠心病、脑动脉硬化、脑梗死、脂肪肝、糖尿病及相关病症有明显的预防治疗作用,同时防治脑梗死、冠心病的复发,总有效率达 98%。

为什么不可过于依赖血液去脂疗法

如今优越的生活条件使人越来越懒。人们奉行脍不厌精、食不厌细的生活标准,却对必要的锻炼惧怕有加。殊不知,吃好了喝好了,腰围渐长,血脂自然也高了。于是洗肠、洗血等一类"免动"疗法应运而生。据说时下最流行的就是刚刚开始的"洗血疗法"。虽其价格不菲,但却无法阻挡人们降低血脂的热情,要求洗血的人排起了长队。钟爱美食、拒绝运动的"懒人们"自谓有福了,可专家的建议却与此大相径庭,他们认为:洗血降脂实不可取。所谓"洗血疗法"就是将病人的血液以每秒1毫升的速度,抽进一种称为"血脂分离系统"的仪器里,血液被分成血细胞和血浆,接着血细胞又被输回体内,血浆被送入过滤器。通过过滤,血浆中的低密度脂蛋白等有害物质就此被滤出体外,以达到降低血脂的目的。整个过程大概需时3~4小时。

据介绍,洗血疗法适用于血脂水平超过正常标准1倍以上,依靠吃药也降不下来或副作用严重、对人体危害特别大、不时出现头晕眼花的高脂血症病人。但中国医学科学院阜外心血管医院心内科陆宗良教授告诉记者:利用洗血的方法降血脂只适用于遗传性高胆固醇血症的病人,而此病的发病率仅为十万分之一。也就是说,多数人并不适合使用这种降血脂的方法。况且,一般的高脂血症病人偶尔洗一次血也不能达到降血脂的作用。据专家讲,洗血还有可能造成一些副作用,如在清除体内有害的低密度脂蛋白的同时,对人体有益的部分高密度脂蛋白和免疫球蛋白也被清洗掉了,另外还可能引起变态反应等。所以,专家强调,调控血脂无懒可偷。只有遵循一定的生活规律和药物控制,才有可能健健康康地把血脂降下来。

得了高脂血症应怎样正确对待

虽然血脂轻中度增高本身并不会引起不适症状,但却会导致动脉粥样硬化乃至冠心病、脑卒中等,造成重要器官的严重损害。因此,有些人一旦发现自己血脂增高,精神就非常紧张,整日忧心忡忡,一会儿怕自己马上要得心肌梗死了,一会儿又觉得自己脑动脉硬化已经加重了;要么就是乱用偏方,或过于相信广告盲目吃药,结果是常常给自己的身心健康带来更大的损害。也有一些人，觉得高脂血症不痛不痒没啥要紧，而采取不在乎、无所谓的态度，生活上照样我行我素、饮食上追求肥甘厚味，以至延误诊治，待到心脑血管、肝、肾等重要脏器发生损害时，悔之已晚。那么，我们应该怎样正确地对待高脂血症呢？

我们要把高脂血症看成是自己的敌人，做到重视而不被它吓倒，藐视但不掉以轻心。在高脂血症的防治上我们强调做到"三知"：

一要知病。解除心理上对它的恐惧，认识到高血脂对机体有许多危害，应引起足够的重视，但也不能被它吓倒。高脂血症对机体的危害都是慢性过程，不是几天之内就能引起并发症的，所以我们有足够的时间对付它。因为高脂血症是慢性疾病，对它的防治是艰苦的持久战，每一位病人都必须有足够的信心和决心。

二要知防。通过请教医生或自己多读一些有关的科普文章和书籍，从理论上了解高脂血症是怎样发生的，它又为什么能够带来多种危害，从而能够自觉而又有的放矢地根据自己的具体情况灵活调整饮食结构，养成良好的生活和工作习惯，加强体育锻炼，戒除不良嗜好等。从多方面注意防止高脂血症的发生，并为进行有效的综合治疗打好基础。

三要知治。应该知道，现代医学的许多科研成果给我们提供了不少对付高脂血的武器和方法——治疗措施不断改进、降脂药物层出不穷。祖国医学在治疗高脂血症方面也有独到之处，是我们应该发挥的优势。

应该特别强调的是，经过正规治疗和合理的饮食调控，绝大多数病人的血脂可以很快下降。但治疗必须持之以恒，尤其要坚持饮食疗法和体育锻炼，才能将血脂保持在正常水平。

心理因素对血脂有何影响

国内流行病学调查发现，一些有高脂血症的病人，离退休后血脂浓度却明显下降甚至逐渐恢复正常，且血脂下降特点是稳定、持久的，而并不是短暂的波动。

有人对30名高脂血症的老年人进行了离退休前后的对比观察，发现离退休后，这些老年人在习惯地延续了原来的生活规律和药物治疗的情况下，临床上经过最近三年3～5次血脂复查，其血脂浓度平均值大幅度下降，随着时间的延长，大部分趋于正常范围。而离退休前，这些病人均经过三年以上的药物治疗,效果均不理想。显然其血脂浓度下降与离退休密切相关。

国内外冠心病普查资料表明,长期睡眠不佳、精神经常紧张、忧虑及时间紧迫均能影响血脂代谢。而离退休病人脱离了紧张的工作环境,血脂代谢障碍有可能得到了纠正。情绪紧张、争吵、激动、悲伤时均可增加儿茶酚胺的分泌,非酯化脂肪酸增多,而促使血清胆固醇(TC)、三酰甘油(TG)水平升高。抑郁会使高密度脂蛋白 – 胆固醇(HDL – C)降低。在动物实验中也观察到,对已形成高三酰甘油血症的动物,每天给予安慰及抚摸,结果其动脉粥样硬化病变形成范围均有明显减小。

为什么不要"有病乱投医"

人们已经开始认识到高脂血症与许多疾病密切相关,其根本在于可以导致动脉粥样硬化,而动脉遍布全身,一旦动脉发生严重粥样硬化征兆,会对人体产生严重危害,甚至导致高血压病、冠心病、心肌梗死等危及生命的严重病症。由此而产生的求治心切的愿望是很正常的,但不能乱投医。现在市场上出现较多的降脂减肥药品(或药剂),有的具有较好的短期效果,而相当一部分药品、药剂具有较明显的不良反应。面对人们的减肥心情,一个财源滚滚的减肥行业正在悄然形成并发展起来,降脂的、减肥的品牌很多,有的还冠以"速效"、"神效"等等,真是良莠不齐,鱼龙混杂,甚至促销到通过医生转"投"给病人。由此可见,真不能"有病乱投医"。这里有两点必须高度警示:

①任何药物都有两重性,既可以防病治病,又可能产生不良反应,包括药物副作用、毒性反应、过敏反应、药物依赖性和特异质反应。

②高脂血症病人中的大多数的致病因素与饮食不当(过食暴饮、或结构失调)、运动过少等密切相关,并一直强调锻炼和节食是降脂减肥的主要方法。由此可见,扭转或纠正"有病乱投医"的思维方式,将大大有益于高脂血症的防治。

用药知识

高脂血症的用药原则有哪些

近年来,通过科研人员的努力,在血脂代谢、高脂血症的发病机制及新型药物的开发方面都取得了很大进展,涌现出一批降脂新药。但由于高脂血症是多种因素长期综合作用导致代谢紊乱的结果,所以到目前为止,还没有一种药物能达到一劳永逸的效果,而需要较长期服用才能维持降脂效果,这样就不可避免地带来一些副作用,所以科学的治疗原则是:首先经过数月运动及饮食疗法,如果无效或收效不大,则可根据高脂血症的不同分型选择适当的药物。

在进行药物治疗的同时,应继续遵循以下原则:

(1)服用药物的同时继续坚持运动锻炼和饮食疗法。

(2)从较小剂量开始,逐渐加大剂量直到降脂效果最好、副作用最小为止。

(3)对于严重的高胆固醇血症病人,宜联合用药以提高疗效。

(4)不少降脂药有损害肝、肾功能的副作用,而多数老年人脏器功能又有不同程度的退化。因此,老年高脂血症病人长期应用降脂药物时,一定要注意定期检查肝、肾功能。

(5)积极采用中医中药调治。

什么是高脂血症的用药指征

对经过严格饮食控制及体力锻炼之后效果不佳或不愿意采取饮食治疗的成年病人,在下列情况下,需考虑进行药物降脂治疗。

(1)没有冠心病及其他动脉粥样硬化性疾病,和少于 2 种其他危险因素,但 LDL－C 水平≥4.9 毫摩尔/升。

(2)没有冠心病及其他动脉粥样硬化性疾病,但存在有 2 种或 2 种以上其他危险因素,而 LDL－C 水平≥4.1 毫摩尔/升者。

(3)有冠心病及其他动脉粥样硬化性疾病,只要 LDL－C≥3.4 毫摩尔/升者。

若病人达不到上述标准但又不在正常范围,可根据病人具体情况、药物毒副作用及所需费用做出综合判断。若病人没有冠心病及其他动脉粥样硬化性疾病,治疗的最低目标是 LDL－C＜4.1 毫摩尔/升,或＜3.4 毫摩尔/升(后者指伴有2种以上危险因素者);而有冠心病及其他动脉粥样硬化性疾病的病人,治疗的目的是使 LDL-C≤2.6 毫摩尔/升。

高脂血症病人的用药指征是什么

高脂血症的控制或治疗的重点,不在于药物的使用,而在于如何阻断高脂血症的形成。使用药物治疗高脂血症有一定的规范,一定要先做到严格的饮食控制、戒酒、戒烟和运动与减肥,这需执行3~6个月,之后再复查,仍旧未改善,才会考虑使用降血脂药物。而且,目前知道的降血脂药物或多或少对肝功能都有影响,因此需要充分考虑其副作用。

高脂血症病人皆需先接受3~6个月的非药物治疗,之后若无心血管疾病史、且符合以下条件者才能使用降血脂药。

(1)总胆固醇≥5.2 毫摩尔/升或低密度脂蛋白≥3.38 毫摩尔/升,且有2个以上的心血管疾病的危险因子(指高血压、糖尿病、男性45岁以上、女性55岁以上)或停经未服用激素(荷尔蒙)补充治疗、早发性冠心病家族史、抽烟。

(2)总胆固醇≥6.24 毫摩尔/升或低密度脂蛋白≥4.16 毫摩尔/升。

(3)三酰甘油≥5.2 毫摩尔/升且合并有总胆固醇与高密度脂蛋白的比值>5 或高密度脂蛋白<0.9 毫摩尔/升。

(4)三酰甘油>26 毫摩尔/升且有急性胰腺炎危险者;若有心血管疾病的患者需符合:

①总胆固醇≥5.2 毫摩尔/升或低密度脂蛋白≥3.38 毫摩尔/升。

②三酰甘油≥5.2 毫摩尔/升且合并有总胆固醇与高密度脂蛋白的比值>5 或高密度脂蛋白<0.9 毫摩尔/升。

哪些药物会干扰血脂正常代谢

临床试验研究已证实,降压治疗可明显降低由高血压病引起的脑卒中和心力衰竭的发病率,但未能证实药物治疗对冠心病的防护作用,甚至一些临床药物治疗试验发现,治疗组较对照组有更高的冠心病病死率。其原因何在?经研究发现,许多降压药物尤其是盛行的高血压梯次治疗方案中的第一线降压药(利尿剂、p-受体阻滞剂)可引起血脂代谢的异常,从而增加了冠心病发作的危险性。还有某些口服避孕药也可导致脂代谢紊乱。

（1）利尿剂。双氯噻嗪和氯噻酮在降压的同时可使血总胆固醇和三酰甘油升高。呋塞米可降低高密度脂蛋白，使高密度脂蛋白/低密度脂蛋白＋极低密度脂蛋白的比值明显降低。此作用在小剂量时即可发生。利尿剂引起血脂改变的机制可能与糖代谢异常有关。利尿剂治疗的病人，血中胰岛素水平增高的同时血糖亦升高，糖耐量降低，说明机体对胰岛素产生了抵抗作用。这种抵抗作用一方面可使糖利用率降低，血糖升高；另一方面使胰岛素对脂肪分解的抑制作用减弱。这两方面的作用使脂肪分解加强，血中非酯化脂肪酸增加，肝脏合成极低密度脂蛋白加速，从而使血中极低密度脂蛋白和三酰甘油升高。

（2）p-受体阻滞剂。一般p-受体阻滞剂服用2周对血脂可无明显影响。普萘洛尔服用2个月可使血三酰甘油升高，高密度脂蛋白降低；服用1年不仅三酰甘油增高，高密度脂蛋白降低，且总胆固醇和低密度脂蛋白亦见上升。但应用具有内源性拟交感活性的p-受体阻滞剂（普拉洛尔、吲哚洛尔等）血脂可无变化，而且应用吲哚洛尔者，其高密度脂蛋白还可逐渐升高。因而选用内源性拟交感活性的p-受体阻滞剂治疗高血压可能较为理想。另外，仪-受体阻滞剂哌唑嗪治疗高血压对血脂无不利影响，它可使血总胆固醇和三酰甘油下降，高密度脂蛋白-胆固醇升高，是一种较理想的降压药。最近，钙拮抗剂作为抗高血压（尤其是老年高血压）的理想首选药物已引起人们极大的重视。上海市高血压研究所等11个单位，对1666例老年高血压病人作为长期持续治疗和随访对象，经过约两年半的钙拮抗剂——硝苯地平的疗效观察，发现硝苯地平能改善脑循环血流量，改善血黏度，明显降低了脑卒中的发生率；而且能逆转左心室肥厚，并不引起血脂代谢紊乱，因而由于长期治疗会对血脂代谢产生不利影响的是利尿剂或某些p-受体阻滞剂。所以，抗高血压治疗要根据不同情况进行不同的选择，对原来就有血脂异常或有多种危险因素的病人，应选用对脂类代谢无副作用的降压药。如果以利尿剂或p-受体阻滞剂作为起始治疗药物，则必须定期监测血脂代谢的变化。

（3）口服避孕药。避孕药是由不同类型的雌激素和孕激素按不同剂量组成的人工合成制剂。目前大量研究证实，口服避孕药可引起血清胆固醇、三酰甘油、极低密度脂蛋白和低密度脂蛋白的升高，增加了动脉粥样硬化的危险,促进了冠状动脉疾病的发生和发展。美国10个脂质研究诊所对2606例白人妇女口服避孕药与不用药者的血脂水平进行了研究,发现口服避孕药者低密度脂蛋白－胆固醇和三酰甘油水平明显增高;而影响高密度脂蛋白作用的大小则取决于避孕药中所含雌激素和孕激素的组成比例。那些雌激素占优势的配方增加了高密度脂蛋白,而孕激素占优势者增加了导致动脉硬化的低密度脂蛋白,减少了高密度脂蛋白。夏皮罗等进行的大量病例对照研究再次确定了年轻的妇女中口服避孕药与非致命性心肌梗死之间的密切关系。英国两个大规模的前瞻性研究,也报告了口服避孕药者非致命性心肌梗死的危险性增加。因此,采用口服药物避孕的妇女,一定要在医生的指导下选用避孕药,并定期进行血脂等有关方面的检查。国外有人证明,含低剂量雌激素和18－炔诺孕酮的配方较好。

不宜使用降脂药物的病人有哪些

(1)活动性肝炎的病人不宜使用降胆固醇的药物。因为这类降脂药物存在肝脏代谢,因而可以加重肝脏的损害。

(2)怀孕或哺乳期妇女不宜使用降胆固醇药物。因为动脉粥样硬化是慢性过程,所以妊娠期停用降脂药物,对治疗原发性高胆固醇血症的远期效果影响较小;而且,胆固醇及其生物合成途径的其他产物是胎儿发育的必需成分,包括类固醇和细胞膜的合成。他汀类降脂药物在降低胆固醇生物合成的同时,也减少了胆固醇生物合成通路的其他产物,所以孕妇服用这类降血脂药物可能有损于胎儿。降血脂药物及其代谢产物是否经人乳分泌,目前还缺乏研究。由于许多药物经人乳分泌,而且因降脂药物潜在的不良反应,因此哺乳期妇女不宜服用降脂药物。

(3)70岁以上高龄的老年病人,慢性充血性心力衰竭、痴呆、晚期脑血管疾病或活动性恶性肿瘤的病人,都不宜采取药物降脂治疗。

常用降脂药有哪些? 如何使用

当进行运动和饮食治疗数月(一般以半年为限)以后无效或效果不明显,各项血液脂质和脂蛋白浓度仍处于中度危险或高度危险以上者,需要进行药物治疗。下面就当前常用的降脂药物简介如下:

1. 主要以降三酰甘油（TG）为主的药物

（1）烟酸类。以往作为治疗原发性高脂血症的一线药物，目前认为较贝特类降三酰甘油的疗效确切，但也有人主张不用此类药物。

①烟酸。

药理：每日服3克烟酸，能够降低血浆三酰甘油26%，长期用药也能降低血浆胆固醇10%，升高高密度脂蛋白。其降低极低密度脂蛋白和低密度脂蛋白的确切机制尚不清楚。

用法：100毫克，每日3次，渐增至每日1～3克，口服。

副作用：较大。部分病人可有皮肤潮红、瘙痒、心悸、胃肠道反应，并且可能加重溃疡。长期大量服用，个别病人可发生肝组织纤维化、胆管炎。

禁忌：溃疡病人禁用。

②烟酸铝。

药理：同烟酸。

用法：1～2克，每日3次，饭后服。

副作用：长期大量使用可导致低磷血症及骨软化症。

③烟酸肌酯。

药理：口服吸收后经酶分解为烟酸和肌醇，从而发挥改善脂质代谢异常、降三酰甘油和胆固醇的作用。扩张血管作用较缓和，肌醇尚有抗脂肪肝的作用，并能降低毛细血管脆性，防止胆固醇在肝内沉着。

用法：0.2～0.4克，每日3次，口服。

副作用：皮肤瘙痒、恶心、多汗等。

④烟酸戊四醇酯。

药理：降脂作用同烟酸，但较持久，而且耐受性好。

用法：1～2克，每日3次，口服。

副作用：偶有血清转氨酶升高，停药后可恢复。

⑤烟酸维生素E酯。

药理：除有烟酸药理作用外，还能抑制胆固醇的合成，同时可促使胆固醇排泄到胆汁内，并能抑制胆固醇在血管壁内沉积。

用法：0.1～0.2克，每日3次，口服。

副作用：食欲不振、恶心、腹痛、便秘或腹泻等消化道反应。

⑥灭脂灵。

药理:属烟酸类药物,具有一定的降低血浆三酰甘油、胆固醇及低密度脂蛋白作用。对纤溶酶有激活作用,还有扩张血管作用。

用法:0.1～0.2克,每日3次,口服。

副作用:皮肤瘙痒和胃肠道反应。

⑦阿昔莫司。

药理:系烟酸衍生物,口服吸收后抑制非酯化脂肪酸从脂肪组织中分解,因此非酯化脂肪酸进入肝脏减少,三酰甘油合成受阻,形成极低密度脂蛋白也相应减少,低密度脂蛋白也随之降低。同时,该药还能升高高密度脂蛋白。所以,阿昔莫司是调整脂类代谢较好,而且副作用较小的一种。

用法:250毫克,每日3次,2个月为1个疗程。

副作用:较少见。

⑧吡啶甲醇。

药理:吸收后在体内氧化成烟酸而发挥降脂作用,可以降低血浆三酰甘油、胆固醇,也可以用于周围血管及脑血管障碍性疾病。

用法:0.5克,每日3次,口服。

副作用:可有食欲减退、恶心等。

⑨阿昔呋喃。

药理:吸收后可显著降低低密度脂蛋白,降低三酰甘油、胆固醇,并且增加高密度脂蛋白。

用法:0.1克,每日3次,口服,连续4～6周为1个疗程。

副作用:较少见。

(2)贝丁酸类(贝特类)。多年的临床实践表明,烟酸类副作用明显,病人不易接受。目前,应用最多的是贝丁酸类药物,适用于三酰甘油升高为主和胆固醇升高的混合型病人。常用的有非诺贝特、苯扎贝特、吉非贝齐等。有些学者将此类药称为苯氧芳酸类药。

①非诺贝特(苯酰降脂丙酯、力平脂、普鲁酯芬、降脂异丙酯)。

药理:具有显著的降低血浆三酰甘油和胆固醇作用,并能升高高密度脂蛋白－胆固醇,还可以清除血管壁内胆固醇沉积,抑制动脉粥样硬化斑块形成。适于各型高脂血症。

用法:100毫克,每日3次,口服。或微粒型0.2克,每日1次,口服。连服4周为1个疗程。

副作用:疗程确切而迅速,耐受性好,副作用少,偶有轻度消化道反应。

②苯扎贝特(必降脂)。

药理:吸收后能明显降低血浆三酰甘油、胆固醇及极低密度脂蛋白－胆固醇,并能升高高密度脂蛋白－胆固醇,尚有抗血小板黏性及血液黏度作用。

用法:200毫克,每日3次,口服。或缓释型400毫克,每日2次,口服。亦可缓释型900毫克,每日1次,口服。

副作用:少有消化道反应,偶见肌炎样综合征、性功能减退、脱发等。

③吉非贝齐(诺衡、洁脂、甲氧苯戊酸)。

药理:主要是降低三酰甘油和极低密度脂蛋白的合成,还可以使血中过低的高密度脂蛋白－胆固醇升高,促进极低密度脂蛋白的分解。所以,总的作用是降低三酰甘油、胆固醇及极低密度脂蛋白。

用法:300毫克,每日3次,口服。或600毫克,每日2次,口服。亦可用缓释型900毫克,每日1次,口服。

副作用:有人报道,长期大量服用可诱发胆结石。因能增强洛瓦汀副作用,故二者不宜配伍。

(3)氯贝丁酯类。与贝丁酸类同属苯氧乙酸类(苯胺芳酸类)。常用药物如下:

①氯贝丁酯(安妥明、降脂乙酯、祛脂乙酯、冠心平)。

药理:口服吸收良好。能显著降低病人血浆中三酰甘油和极低密度脂蛋白。使三酰甘油和极低密度脂蛋白在血浆中易被分解成脂肪酸和甘油,后两者又被脂肪组织摄取后合成三酰甘油而储于脂肪组织,从而使血浆三酰甘油及极低密度脂蛋白显著减少。此外,还可以抑制肝脏合成极低密度脂蛋白。因停药后血浆胆固醇可逐步回升到原有水平,故需要长期服药。有时在服药1个月内无明显疗效,但继续服用可有显著效果。

用法:0.25~0.5克,每日3次,饭后服。

副作用:少数病人可有恶心、呕吐、食欲不振等胃肠道反应以及头痛、乏力、肌痛、肌炎样综合征,剂量由小到大,可减少此反应。长期服药(8

个月后)偶见转氨酶轻度升高。

禁忌：肝肾功能不良者慎用。另外药能透过胎盘屏障,故孕妇禁用。

②其他常见制剂。

降脂平(复方氯贝丁酯钙片)：系氯贝丁酯钙、司坦唑醇、烟酸、二异丙胺、维生素 B_6 等复方制剂。每片 0.2 克,每次 1~2 片,每日 3 次,饭后口服。降胆固醇作用略强,降三酰甘油作用与氯贝丁酯相似。对肝脏不良影响较轻。

脉康片(复方槐芹片)：系氯贝丁酯钙、芹菜籽的复方制剂。每次 2 片,每日 3 次,饭后服用。

心脉康片：每片含氯贝丁酯丙二酯 0.017 克、灵芝 0.42 克、山楂 0.035 克、三七 0.042 克、双嘧达莫 3.3 毫克。每次 4 片,每日 3 次,口服,3 个月为 1 个疗程。

脉舒片：为含氯贝丁酯丙二酯、烟酸肌醇、银杏黄酮、维生素 C、维生素 B_6 的复方制剂。每次 3 片,每日 3 次,口服。

临床应用较多的贝特类药还有利贝特(降脂新、氯贝丁酯、降脂哌啶,25~50 毫克,每日 3 次,口服),双贝特(双安妥明)(0.25~0.5 克,每日 3 次,口服),环丙贝特(50~100 毫克,每日 1 次,口服),苄氯贝丁酯,氯烟贝特,依托贝特等等。

目前认为,贝特类药物降三酰甘油水平的疗效确切,升高高密度脂蛋白－胆固醇的水平强于他丁类,但降胆固醇及低密度脂蛋白－胆固醇水平的效果明显弱于他丁类。

(4)天然鱼油浓缩剂。为天然鱼油浓缩物制品,主要有效成分为二十碳五烯酸和二十二碳六烯酸,同属于 ∞－3 不饱和脂肪酸,为人体所必需的脂肪酸。近年来,对二十碳五烯酸和二十二碳六烯酸的研究表明,二十二碳六烯酸能够很容易通过大脑屏障进入脑细胞,对脑细胞的形成、生长和发育起着重要作用,是人类大脑形成和智商开发的必需物质。二十碳五烯酸在人体内将代谢成前列腺素而强化性功能,并可扩张血管、抑制血小板聚集。高脂血症病人应用,能使血浆三酰甘油、胆固醇、极低密度脂蛋白和低密度脂蛋白降低,升高高密度脂蛋白－胆固醇。并且还有抗血栓及降低血浆黏度作用。

用法：每日 20~30 克,分 2~3 次口服,连用 4~6 周。

2. 主要降低血浆胆固醇的药物

（1）羟甲基戊二酰辅酶 A 还原酶抑制剂。

药理：羟甲基戊二酰辅酶 A 还原酶抑制剂简称他丁类，是目前公认的主要降低胆固醇的药物。通过抑制体内胆固醇合成而降胆固醇。吸收后可诱导低密度脂蛋白受体效能，使低密度脂蛋白摄入肝内，增加肝内胆固醇的需要量，肝内合成胆酸增加。另外，由于羟甲基戊二酰辅酶 A 还原酶受到抑制，体内胆固醇合成随之减少，因此血浆胆固醇水平明显下降。是一种强有力的降胆固醇药物。常用的药物品种有：

①洛伐他汀（脉温宁，美降脂，美降之，甲基康派丁，洛瓦定，洛瓦斯汀，美维洛林）。

药理：羟甲基戊二酰辅酶 A 是合成胆固醇的限速酶，该药抑制羟甲基戊二酰辅酶 A 还原酶，使内源性胆固醇合成减少，是抑制内源性胆固醇合成的药物，可显著降低血浆胆固醇和低密度脂蛋白，并且能够升高高密度脂蛋白－胆固醇。

用法：20～40 毫克，每日 2 次，口服。有人主张以夜间 1 次顿服为佳，因为胆固醇多在夜间合成。

副作用：少数病人有一过性转氨酶升高及肌痛、胃肠道反应。

②非诺贝特（立平脂，立平之）。

药理：系苯氧乙酰类降脂药。作用机制是抑制羟甲基戊二酰辅酶 A 还原酶，从而减少胆固醇在细胞内合成；增加低密度脂蛋白受体的数量，加速低密度脂蛋白从血中摄入肝细胞；使三酰甘油分解加速。综合作用是降低胆固醇、三酰甘油及 p－脂蛋白，并可使动脉粥样硬化斑块消退。

用法：100～200 毫克，每日 2 次，口服，4 周为 1 个疗程。

副作用：少见。

③其他制剂。

近年来应用较普遍的还有：辛伐他汀（5～40 毫克，每晚 1 次，口服），普伐他汀（10～40 毫克，每晚 1 次，口服），氟伐他汀（10～40 毫克，每晚 1 次，口服）等。类似制剂有新唯诺林（40 毫克，每日 2 次，口服，4 周为 1 个疗程）、康巴停（15～30 毫克，每日 2 次，口服）以及血脂康（除含羟甲基戊二酰辅酶 A 还原酶抑制剂外，还含有多种必需氨基酸、不饱和脂肪酸等有效成分）等，可酌情选用。

（2）不饱和脂肪酸类。

①亚油酸。

药理：本品系由大豆油的皂合物中提取和减压蒸馏后制得的不饱和脂肪酸，含纯亚油酸约 65% 以上，并加入维生素 E 作为抗氧化剂。口服吸收后能与胆固醇结合成酯，并可能促使其降解为胆酸而排出，故有降低血浆胆固醇作用。同时也可降低三酰甘油，但以降胆固醇为主。

常用制剂有：脉通、益寿宁、血脂平、心脉乐。

用法：250～300 毫克，每日 3 次，口服。有人主张把剂量增至每日 10 克。

②多烯康。

药理：为高度不饱和脂肪酸类药物，能够降低血浆胆固醇、三酰甘油、低密度脂蛋白－胆固醇。多烯康内含二十碳五烯酸和二十二碳六烯酸。

用法：1.8 克，每日 3 次，口服，连服 4～6 周为 1 个疗程。

（3）胆酸隔置剂。

过去称为阴离子交换树脂类药物。常用药物有：

①考来烯胺（降胆敏，降脂树脂 1 号，消胆胺，消胆胺脂）。

药理：本品为苯乙烯型强碱性阴离子交换树脂，口服后不被吸收，在肠道以其氯离子与胆酸络合后从肠道排出，使肝脏中胆酸下降，胆固醇转化胆酸的量增加；胆酸又是三酰甘油在肠道吸收所必需的物质，胆酸缺乏可导致三酰甘油吸收减少，因而三酰甘油下降；胆酸络合剂还能刺激低密度脂蛋白受体活性，从而加速清除血浆低密度脂蛋白。

用法：4～24 克，每晚 1 次或分 3 次进餐时服。

副作用：本药用量较大，味道不良，限制了该药的使用。服药后可有食欲减退、恶心、便秘等。长期服用可导致脂肪吸收不良，应适当补充维生素 A、维生素 D、维生素 K 等以及钙盐。

②考来替泊（降胆宁，降脂树脂 2 号）。

药理：同考来烯胺。

用法：5～20 克，每晚 1 次，口服。或每日分 2 次，口服。

（4）激素类。

①脱羟雌酮。

药理：系雌性激素，可阻碍胆固醇合成，使胆固醇转化为胆汁酸，从而降低血浆胆固醇水平。

用法:0.5毫克,每日2~3次,口服。

副作用:男性服药后可引起乳房胀痛、女性化及水肿。

禁忌:乳腺癌病人禁用。

②羟甲烯龙(康复龙,羟次甲氢龙)。

药理:本品系雄性激素,其蛋白同化作用为甲睾酮的4倍。能抑制胆固醇合成,促使胆固醇转化为胆酸,因而可用于治疗高脂血症。

用法:5~10毫克,每日1~3次,口服。

副作用:服药后可有恶心、水肿和男性化作用,肝功能障碍及黄疸。女性病人可出现月经推迟。

禁忌:前列腺癌病人及孕妇禁用。

③夫拉扎勃(去脂舒,呋喃美雄诺龙)。

药理:本品系蛋白同化激素,具有降血脂作用。机制可能是抑制体内胆固醇的合成的起始阶段,并具有促进胆固醇转化成胆酸而排出体外的作用。此外,还能够抑制脂肪组织释放的脂肪酸进入肝脏,阻止肝脏合成三酰甘油。

用法:0.5毫克,每日3次,口服。待血脂明显下降后,可减少至每日0.5~1毫克,1个月为1个疗程。

副作用:女性服药后偶可导致男性化和月经异常、水肿;男性前列腺肥大以及转氨酶升高。孕妇禁用。

④右甲状腺素钠。

药理:增加分解代谢,促进肝脏将胆固醇转变为胆酸而排出,并且加速低密度脂蛋白分解,从而降低血浆胆固醇及低密度脂蛋白。

用法:开始小剂量,0.5毫克,每日3次,口服,4周为1个疗程。

副作用:服药后可有类似甲状腺功能亢进症状,也可以出现神经过敏。少数病人有失眠、震颤、多汗、月经失调等。

禁忌:肝功能不好者慎用;心力衰竭、冠心病、心律失常者禁用。

(5)谷甾醇(谷固醇、麦甾醇)。

药理:本药是一种植物固醇,其结构与胆固醇近似,它能竞争性地降低胆固醇在肠道内吸收。也有人认为,谷固醇与肠道内胆固醇结合成一种难溶性复合物,从肠道排出而降低血浆胆固醇。

用法:4~5克(或者用20%混悬液20~30毫升),每日3次,口服。

副作用:大剂量服用时可出现食欲减退、胃肠道痉挛、腹泻等。

(6)维丙(维丙胺)。

药理:保肝药,也有降低血浆胆固醇的作用。适用于肝病伴血脂增高者。

用法:50~75毫克,每日3次,口服。

副作用:服药后偶有口干、头晕、皮肤瘙痒、失眠、消化道反应等。

(7)普罗布考(丙丁酚,普鲁布可)。

药理:属有效抗氧化剂,具有以下药理作用。促进低密度脂蛋白分解代谢,增加胆固醇转运和胆酸排出,从而降低血浆低密度脂蛋白水平;加快胆固醇的运转,以利胆固醇从病变动脉壁清除,使血浆高密度脂蛋白水平升高;阻止动脉粥样硬化病变的进展,促进病变消退。

用法:500毫克,每日3次,口服。

副作用:少数病人服药后有消化道反应及头痛症状。

(8)卵磷脂(胆碱磷脂)。

药理:具有降胆固醇和三酰甘油作用,还能抑制凝血因子的激活,防止血栓形成。因具有保肝作用,所以适用于肝病合并高脂血症病人。又可用于脂肪肝的治疗。

用法:1~2克,每日2~3次,口服。

副作用:不明显。

(9)酶类药物。

①弹性酶。

药理:吸收后能阻止胆固醇在体内合成,并促使其转化为胆酸,因而可降低血浆胆固醇水平。还有防止动脉粥样硬化及抗脂肪肝的作用。

用法:10~20毫克,每日3次,口服。或者15毫克,每日1次,肌注,2~8周为1个疗程。

②酶脂定。

药理:为复方制剂,每支2毫升,内含脂酶30毫克、单胺氧化酶20毫克和酪氨酸酶20毫克。有降低血浆胆固醇的作用,并可增加磷脂含量。

用法:2毫升,隔日1次,肌注。

(10)糖酐酯(葡萄糖酐酸酯)。

药理:具有降低血浆胆固醇、增强纤维蛋白溶解活性、防止纤维蛋白沉积、改善血管壁通透性等多种作用。

用法:150～300毫克,每日3次,饭前口服,连用4周后停药2周,继续服药。

副作用:服药后偶见胃肠道不良反应。

禁忌:有出血倾向者禁用。

(11)泛硫乙胺(潘特生,潘托新)。

药理:为泛酸类药物,吸收后能改善脂质代谢,抑制脂质过氧化物产生,预防胆固醇沉积于动脉壁,增加血浆高密度脂蛋白含量。能明显降低血浆胆固醇和三酰甘油。

用法:100～200毫克,每日3次,口服。

副作用:服药后可有轻微腹泻、食欲不振、腹胀等不良反应。

(12)肝素类药物。

①益多酯(降脂宁,降脂灵)。

药理:本品为动物十二指肠黏膜提取物,主要含酸性黏多糖,能促进脂质血浆的净化,有降低血浆胆固醇及三酰甘油作用。

用法:20毫克,每日3次,口服,1～2个月为1个疗程。

副作用:个别病人服药后有轻度恶心、腹胀、乏力等。用量大时有出血倾向。

②藻酸双酯钠。

药理:本品为类肝素药,有抗血细胞凝集和降脂作用,对血浆胆固醇、三酰甘油和低密度脂蛋白－胆固醇均有降低作用,还有扩张血管作用。

用法:0.1～0.2克,每日3次,口服。

副作用:部分病人服药后出现消化道反应,有时比较明显。

(13)其他有降脂作用的药物。

①新霉素。

药理:抗生素类,因其可与胆固醇形成一种复合物,阻止胆固醇吸收,使血浆胆固醇水平降低。鉴于此,有的国家已将它列入降脂药物。

用法:0.2～0.5克,每日2次,口服,4周为1个疗程。

副作用:服药后可有恶心、腹泻等消化道不良反应。

禁忌:肝肾功能不良者慎用。

②甲硝唑(灭滴灵、甲硝基羟乙唑)。

药理:常用作杀灭滴虫药,并且具有抗阿米巴原虫、抗厌氧菌感染作用。本药还有抑制胆固醇合成作用。

用法:0.4~0.6克,每日3次,口服,2周为1个疗程。

副作用:消化道反应严重,剂量大时可导致周围神经炎和惊厥,偶可导致粒细胞减少。

禁忌:肝功能不良时应减量,服药期间限盐,以免水钠潴留。服药时禁酒,孕妇禁用。

③药用炭。

药理:通过吸收外源性胆固醇,并且干扰肠肝循环,从而降低胆固醇和低密度脂蛋白-胆固醇,效果满意,但无降三酰甘油作用。

用法:0.4克,每日3次,口服。

副作用:服药后可有消化道反应、便秘等。

④蝮蛇抗栓药。

药理:能显著降低血浆胆固醇、三酰甘油水平,可试用于高血脂。

用法:0.5~0.75单位,加入生理盐水或糖盐水中静脉点滴,每日1次,3周为1个疗程。

禁忌:有出血倾向者禁用。

⑤葡萄糖酐。

药理:可使血浆胆固醇、三酰甘油和低密度脂蛋白-胆固醇显著下降,并使高密度脂蛋白-胆固醇升高。其机制可能与改善微循环,增加低密度脂蛋白受体功能有关。

用法:常用6%低分子葡萄糖酐250~500毫升静脉点滴,每日1次,连用2周。

⑥曲克芸香苷(维脑路通)。

药理:可显著降低三酰甘油、胆固醇水平。

用法:400毫克,加入液体中静脉点滴,每日1次,3周为1个疗程。

⑦吡卡酯(血脉宁,安吉宁,吡醇安酯)。

药理:为缓激肽拮抗剂,它能使动脉粥样硬化的病变进展明显减慢,尚能降低二磷酸腺苷引起的血小板聚集。

用法:250~500毫克,每日3次,口服,6~24周为1个疗程。

高脂血症病人为什么要慎用维生素 E

人体生理学研究表明,血清中维生素水平过低或过高对人体健康都是有害的。一般认为,体内缺乏维生素并不可怕,只要改善饮食或补充维生素类药物,即可使体内缺乏维生素的问题得到改善,而体内维生素含量过高却是比较难对付的医疗难题。

近年来,老年病病人大多服用维生素药物,许多心血管病病人都服用维生素 C 和维生素 E。实际上,多数老年病病人无须补充维生素 E,高脂血症病人更不需要补充维生素 E。研究人员发现,血脂较高的老年人如果额外补充维生素 E,不但没有任何降血脂作用,还会出现胸闷、憋气、腹泻、血栓性静脉炎、乳腺增生等不良反应,老年男性病人每天补充 0.1 克维生素 E,就可能因乳腺增生而呈现乳房女性化。对高脂血症病人来说,还是不补充维生素 E 为好。

用谷维素降血脂有什么特点

谷维素在临床上通常用于调节自主神经功能,减轻内分泌紊乱,改善精神神经失调。近年来有的医生将此药试验用于治疗高脂血症,收到了较好效果,其降胆固醇的效果与传统降脂药物烟酸肌醇相当,而降三酰甘油的效果明显高于烟酸肌醇。此药疗程短,没有副作用,克服了多数降脂药对肝脏有损害作用的缺点,还能防止动脉粥样硬化的发生与发展。

用于治疗高脂血症时,谷维素用量比常规剂量大得多,每次 100 毫克,每日 3 次,2 周为 1 个疗程。降胆固醇的总有效率为 73%。对三酰甘油中、重度增高者效果最佳,有效率分别达到 80%～97%。对轻度三酰甘油升高者效果较差。

谷维素中的三萜烯醇可抑制肠道对胆固醇的吸收,而阿魏酸则可抑制过氧化脂质增高,调节脂代谢。此外,谷维素还能抑制血小板聚集等,因而对冠心病防治亦有意义。因为本药对肝、肾无损害,所以对高脂血症伴有肝、肾功能不全的病人尤为适宜。

中医治疗高脂血症的原则是什么

祖国医学认为,人到 40 岁以后,肾气渐衰,肾阳肾阴皆虚,肝火易妄动,导致肝阳上亢,甚则化火,木旺则克土,引起胃脾功能失调,实热郁结,痰湿内生、浊阻而引起高脂血症。进一步发展到痰湿浊阻愈甚,最终导致经脉阻塞而出现胸痹心痛等冠心病症状。因而祖国医学多采用滋阴补肾、清热化痰、健脾利湿的原则治疗高脂血症。

(1)滋阴补肾。若高脂血症病人伴有年迈体衰、腰膝酸软、耳鸣眼花、舌苔薄、舌质红、脉细沉,则属虚证,可用制首乌(大便干燥者用生首乌)、枸根、麦冬、生地(大便稀溏者去除)、黑芝麻各 10～12 克,沙参、菟丝子、桑寄生、黄精、杜仲各 10～15 克。煎服,每日 1 剂,分早、晚 2 次服。

(2)祛湿除痰。老年高脂血症病人伴有四肢倦怠、腹胀食欲不振、咳嗽多痰、大便溏泻、脉滑、舌苔腻者,可以用陈皮、半夏、竹茹、茯苓、胆南星、白金丸(包煎)、杏仁、沙参各 10 克,全瓜蒌 15～20 克煎服。

(3)清肝泻火。若老年高脂血症病人同时又有面红目赤、心烦易怒、口干舌燥、大便干、脉弦、舌苔黄腻,这类病人多并发高血压,应用泻法。常用钩藤、葛根、草决明、黄芩、菊花各 10～15 克,大黄、生地各 10～12 克煎服。

(4)活血化淤。如果病人血脂增高且有心痛胸闷、痛处固定、脉弦、舌苔薄、舌质紫暗,说明病人气滞血淤并有冠心病可能。可选用丹参、生蒲黄、红花、茺蔚子、赤芍各 10～15 克,川芎 10～12 克煎服。

应当指出的是,在临床上,老年高脂血症常较复杂,病人可兼有多种症状,医生应灵活掌握。

中药降血脂的机理有哪几方面

中草药中有降脂作用的很多,总的来说它们从三个方面起作用:

(1)调节血脂代谢。人参对人体许多功能具有双向的调节作用,能调节多种组织细胞中的环磷腺苷(cAMP)的含量,环磷腺苷可以促进脂类分解代谢,减少脂质在血管壁内的沉积。灵芝则通过抑制脂质的结合转化作用,使血脂降低。首乌不仅能抑制胆固醇的吸收,还能阻止脂质在血清中滞留或渗透到动脉壁中去。蜂王浆、泽泻均能提高高密度脂蛋白的水平,促进胆固醇的转运和清除。

(2)抑制胆固醇吸收。泽泻等含有三萜类化合物,能影响脂肪分解,使合成胆固醇的原料减少,从而具有降血脂、防治动脉粥样硬化和脂肪肝的功效。豆类、蒲黄、海藻等多含有谷甾醇、豆甾醇、菜油甾醇等植物甾醇。植物甾醇与动物性固醇的化学本质是一样的,因而可以在肠道进行竞争,从而减少胆固醇吸收。何首乌、草决明、大黄含有能促进肠蠕动、导致轻泻的酮类化合物。植物药中所含的纤维素、琼脂、果胶等能减少胆固醇吸收。番茄果胶能加速食物通过消化道,减少胆固醇吸收。

(3)促进胆固醇的排泄。胆固醇被脂蛋白转运到肝脏后,90%转化成胆汁酸,排入肠道,其中大部分被重吸收(这一过程叫肝肠循环),小部分随粪便排泄出体外。柴胡、姜黄、茵陈等均有增加胆汁排泄的功效。

高血脂病人怎样科学进补

一般来说,多数中药补品不但不会使血脂升高,反而有降血脂的作用,人参还有双向调节血脂构成的作用,只有极少数补品,如饴糖、蜂蜜、鸡蛋黄等对高血脂病人不利。

既有补益作用又能降血脂的中药至少有 10 余种,除人参外,还有如黄芪、当归、灵芝、制首乌、杜仲、桑寄生、枸杞子、黄精、玉竹、芡实、金樱子、昆布、女贞子等。

"补"的目的除为了补充人体必需的营养成分外,还应包括调整人体脏器功能及物质代谢平衡,所以对高脂血症病人来说,凡能减少脂质吸收或能促进脂质清除的药物均有一定补益作用。首乌含有酮类物质,能促进肠蠕动,因而有通便作用,可以减少胆固醇在肠道中的吸收,从而使血浆胆固醇下降。其他如瓜蒌、决明子也有类似的作用。它们均起到补益机体的效果,对血脂增高合并有便秘的病人更为适宜。后两种药虽不属补药,但属于中医的"以通为补"之类。

患有高脂血症的病人可以服用首乌片,每次 5 片,每日 3 次;瓜蒌片,每次 5 片,每日 3 次;灵芝片,每次 5 片,每日 3 次。也可用决明子、茶叶等冲水喝。在饮食中要注意多吃些植物油,如豆油、芝麻油、玉米油等,少吃动物油脂。多吃新鲜水果及蔬菜。此外,大蒜、圆葱、胡萝卜、豆芽、甲鱼都有良好的降低胆固醇的作用。

常用降血脂的中药有哪些

(1)灵芝。药用其子实体,性温,味甘淡。灵芝含甾醇、生物碱、蛋白质、多糖、氨基酸、酶类等。具有益精气、强筋骨之功效。主治精神疲乏、心悸失眠、高血压、高胆固醇血症、脑血管硬化等。

(2)人参。药用其干燥根,味甘微苦,性微温,归脾、肺二经。人参含有多种药用元素,人参中的人参试能抑制动物高胆固醇血症的发生;当高胆固醇血症发生时,能使胆固醇降低。注意:人参为补虚证之药,实证慎用,收缩压>24千帕(180毫米汞柱)者不宜使用,发热时不用,防其助火,可佐以凉润的麦冬、天门冬等,小剂量使用对中枢有兴奋作用,大剂量使用则起麻痹作用,本品习惯上不与藜芦同用。

(3)首乌。药用其干燥块根。气味苦寒、甘、涩,性温,归肝、肾二经。首乌含丰富的卵磷脂(4% ~4.2%)、淀粉等,有助于脂肪运转。首乌含蒽酯衍生物,主要为大黄酚及大黄泻素,其次为大黄酸、大黄素甲醚等,能使肠蠕动增强和抑制胆固醇吸收。首乌还能阻止胆固醇在肝内沉积、在血清中滞留或渗透到动脉内膜中,以减缓动脉粥样硬化形成。血脂下降可能与首乌有效成分与胆固醇结合有关。首乌配银杏叶、钩藤等治疗心脑血管病,能消除或改善症状。注意:首乌对个别病人有引起腹泻的副作用。另外,首乌浸出液可能含有肾上腺皮质激素类似物。临床常用何首乌片口服,每次5片,每日3次,连用1~3个月,有效率可达89%。何首乌有补肝肾、益精血、通便泻下等功效,尤其适用于老年高脂血症兼有肝肾阴虚、大便秘结的病人。上海、新疆等地以首乌治疗高胆固醇血症208例,有效率分别为86.7%、61.8%。

(4)银杏叶。为银杏科落叶乔木植物银杏树的干燥叶,含莽草酸、白果双黄酮、异白果双黄酮、甾醇等成分。实验研究和临床证明,有降低血清胆固醇、扩张冠状动脉的作用。对治疗高血压、高脂血症及冠心病心绞痛有一定作用。单用或配川芎、红花,如银川红片,用量每日5~10克。

(5)茵陈。天津等地以茵陈代茶饮或片剂治疗高胆固醇血症共104例,发现本品有明显的降低血胆固醇作用。茵陈中所含的香豆素类有降脂活性,可降低动物血清胆固醇,使主动脉硬化减轻。

(6)柴胡。药用部分为柴胡的根或全草,味苦,性微寒,入肝、肾二经。主要含柴胡酮、植物甾醇、脂肪酸、柴胡皂苷。具有疏气、解郁、散火之功效,柴胡皂苷具有降血脂作用。

(7)大黄。药用其干燥根茎,味苦性寒,归脾、胃、大肠、肝、心包五经。泻热通便、破积行淤、清湿热功能。大黄主要含2种成分:

①蒽醌衍生物,约为2%~4%,包括大黄素、大黄酚、大黄酸、芦荟大黄素等。

②大黄鞣苷类,主要为葡萄糖没食子鞣苷。此外,还含有非酯化没食子酸。大黄配枳实、白术等,能消食行滞。蒽醌衍生物在体内易于吸收,口服后血中浓度 2～3 小时达高峰,其后慢慢下降,最后由胆汁、粪便排出。同时,大黄能引起肠管收缩,分泌增多而产生泻下作用。大黄有降血压、降胆固醇作用。

(8)姜黄。药用其根茎,味苦辛,性温,归肝、脾二经。主要成分含挥发油,例如姜黄精、去氢姜黄精、姜烯等。姜黄能宣通血中之气,使气行而血不壅滞,且有通经止痛之功效。姜黄能增加胆汁形成和分泌,使粪便中排泄的胆酸和胆固醇增加。虽然姜黄促进胆汁分泌的作用较弱,但较持久。姜黄还能增加纤维蛋白的溶解活性,有抗血栓形成的作用。注意:据药理研究发现,姜黄有兴奋子宫的作用,能使子宫收缩,怀孕妇女慎用。

(9)蒲黄。为香蒲科水生草本植物水烛蒲黄的花粉,性平味甘,含有谷甾醇、豆甾醇、菜油甾醇等植物甾醇,能抑制肠道吸收外源性胆固醇,从而起到降低血脂的作用。但只有生蒲黄有作用,蒲黄油及残渣无此药效,对三酰甘油的作用较不明显。临床上所用片剂或冲剂,每日量相当于生蒲黄 30 克,1～2 个月为 1 个疗程,有显著的降胆固醇作用。

(10)决明子。药用其干燥成熟的种子。决明子味甘苦,性微寒,归肝、胆、肾三经,具清热、明目、润肠之功效。决明子含有蒽甙类物质,分解后产生大黄素、大黄素甲醚、大黄酸、大黄酚及葡萄糖等,还含有维生素 A 类物质。实验证明,决明子具有降血压、降血脂、抗菌等作用,对高脂血症有一定疗效。临床上常用草决明 50 克,加水适量,煎后分 2 次服用。连服 1 个月,可使胆固醇逐渐降至正常水平。据报道有用决明子煎剂、糖浆片剂治疗高胆固醇血症 100 例,总有效率为 98%。实验证明决明子具有抑制血胆固醇升高和动脉粥样硬化斑块形成的作用。其降脂作用可能与决明子所含芦荟大黄素、大黄素等促进肠管运动、抑制胆固醇吸收有关。注意:有大便泄泻与低血压者慎用决明子制剂。

(11)红花。为菊科二年生草本植物红花的花,味辛而性温,含有红花甙、红花油、红花黄色素、亚油酸等,其有扩张冠状动脉、降低血压以及降低血清总胆固醇和三酰甘油的作用。临床上常用量每次 20 毫升,每日 3 次,口服,连续服用 4～5 个月,降胆固醇有效率为 72%。

(12)虎杖。药用其根,性微温,具有活血通经、利湿功能,传统用于治疗风湿、痹痛、黄疸、闭经、痛经等。据现代药理研究证明,虎杖含蒽醌类化合物和黄酮类多种成分,从其根茎中可提取具有降血脂成分的白藜芦醇苷等。有关实验证明,虎杖有降低胆固醇和三酰甘油的作用。

(13)泽泻。药用部分为干燥的块茎,味甘咸,性寒,归肾、膀胱二经。主要成分为挥发油,内含糠醛,其乙醇提液含生物碱、植物甾醇及天门冬素,其水及苯提取物有抗脂肪肝成分。

(14)山楂。药用其干燥成熟果实。味酸甘,性微温。山楂果实含山楂酸、苹果酸、枸橼酸、咖啡酸、内脂、脂肪、金丝桃苷、解脂酶、鞣质、蛋白质、槲皮素、维生素 B_2、胡萝卜素、碳水化合物及维生素类等多种成分。药理研究发现,家兔连服山楂制剂 3 周后,血清胆固醇显著下降。山楂与菊花、丹参、延胡索、金银花、红花、麦芽等配伍,可用于治疗高脂血症、高血压、冠心病所致的胸闷隐痛。

(15)大麦根。有降三酰甘油作用,对降低胆固醇也有一定的作用。

(16)花粉。能提高 HDL 及降低胆固醇。

(17)茺蔚子。有降三酰甘油和胆固醇作用。

(18)丹参。活血通经,可降低肝脏脂类的含量。

(19)没药。有降低血中胆固醇作用。

(20)三七。通经益气,有降胆固醇作用。

常用降血脂的中成药有哪些

(1)脂可清胶囊。主要成分为葶苈子、黄芩、茵陈蒿、山楂、泽泻、大黄、木香等。服用量每次 2～3 粒,每日 3 次,1 个月为 1 个疗程。可使胆固醇、三酰甘油和低密度脂蛋白明显降低。306 例临床观察显示,总显效率为 70.9%,总有效率高达 94.1%。

(2)降脂平。主要成分为平菇多糖(每片含平菇多糖 9.5 毫克),口服量每次 4 片,每日 3 次,连服 45 日。有明显的降胆固醇、降三酰甘油作用,并可使低密度脂蛋白下降,高密度脂蛋白上升。未见毒副作用。

(3)大黄醇片。每片含大黄醇 0.25 克,口服量每日 3 片,空腹 1 次服用,3 周为 1 个疗程。可使胆固醇、低密度脂蛋白、三酰甘油降低。

(4)消补减肥片。主要成分为黄芪、蛇床子、白术、大黄、香附、姜黄等,每片 0.5 克。口服每次 6～8 片,每日 3 次,饭前半小时服用,疗程为 1

个月。结果显示,消补减肥片对血清三酰甘油、低密度脂蛋白及总胆固醇有明显降低作用,有效率87%。还能明显地降低载脂蛋白B。除此之外,消补减肥片还可明显改善症状,降低体重。

常用降血脂的中药方剂有哪些

常用的降脂中药方剂有:

(1)消脂方。黄芪15克,党参15克,防己15克,白术15克,首乌30克,泽泻60克,山楂30克,茵陈30克,水牛角30克,仙灵脾30克,大黄10克。每日1剂,水煎分2次服。适用于高脂血症及单纯性肥胖症。

(2)清消饮。荷叶12克,泽泻15克,茯苓15克,草决明15克,薏米15克,防己15克,白术12克,陈皮10克。每日1剂,分3次服。适用于高脂血症,证属脾虚痰浊者。

(3)茵陈降脂汤。茵陈30克,生山楂15克,生麦芽15克。加工成口服糖浆,每瓶500毫升,口服每日3次,每次30毫升,连服2000毫升。适用于高脂血症早期病人。服药1周少数病人有不同程度胃部不适,胃纳减少,甚则轻度腹胀、泛恶感,至第2周逐渐适应。

(4)加味防己黄芪汤。黄芪30克,防己12克,白术10克,甘草4克,生姜10克,大枣3枚,草决明20克,黄芩10克。每日1剂,分2次服。适用于高脂血症,证属脾虚、湿热并重者。

(5)桑寄生首乌降脂汤。桑寄生18克,制首乌20克,制黄精20克。水煎服,每日1剂。适用于高脂血症,症见头晕目眩,心悸气短,心前区疼等。

运动调养

运动与血脂有什么关系

经常运动和不运动对血脂的影响有显著的差异。改善饮食结构、控制体重、参加体育锻炼是治疗高脂血症的最基本措施。

运动可以增加高密度脂蛋白－胆固醇和减少低密度脂蛋白－胆固醇。

运动对于减少高脂血症病人的冠心病危险因素具有十分重要的意

义。体育锻炼可以降低血压,降低糖尿病的危险性,改善脂蛋白状况。大量研究表明,运动和体力劳动一方面可以使血清胆固醇和三酰甘油以及低密度脂蛋白和极低密度脂蛋白含量降低;另一方面又能使抗动脉粥样硬化的高密度脂蛋白含量升高。这一作用与体育锻炼能提高脂蛋白酯酶的活性,加速脂质的运转、分解和排泄过程有关。运动和体力活动可以使热量的消耗大大增加,有利于预防肥胖、高脂血症和冠心病。

体育锻炼可以改善机体的血细胞凝集状态,改善血小板功能,降低血液黏稠度。这对处于高凝状态的高脂血症和冠心病病人起到了保护作用。

体育锻炼可以改善心肌功能,增强心肌细胞代谢,促进冠状动脉侧支循环的建立,对于预防心肌梗死的发生和发展起到了十分积极的作用。因此,急性心肌梗死病人,若无严重的并发症,早期应适当进行体育锻炼,以促进冠状动脉侧支循环的建立。

研究还表明,体育锻炼可以改善葡萄糖代谢,增强细胞对胰岛素的敏感性,从而降低血糖和减少病人对胰岛素的需要量。由于糖尿病病人常常合并高脂血症,而且糖尿病本身又是冠心病的危险因素之一,因此体育锻炼对高脂血症和糖尿病的治疗均有非常重要的意义。

体力劳动与体育锻炼有什么区别

有许多人认为体力劳动一样可以消耗掉很多热能,因此可以代替体育锻炼,这种看法是片面的。体力劳动虽然同样可以消耗热能,但有计划的体育锻炼的目的不仅仅是为了消耗热能,它可以使全身各个部位平衡、协调地得到锻炼和发展。体力劳动往往不是全身协调运动,而是某些部位的肌肉、关节过度活动,甚至造成劳损,而其他一些部位则得不到锻炼。所以科学的体育锻炼对老年人,特别是平时活动少的老年人,保持各个关节的灵活性及各部位肌肉的力量,保持机体活力有很大意义。

经常活动对优化血脂状态有何益处

运动尤其是较剧烈运动能显著升高高密度脂蛋白－胆固醇与降低冠心病的危险因素。例如,在41名35～59岁男性长跑运动员中,其平均高密度脂蛋白－胆固醇要比同龄不活动的男性高0.52毫摩尔/升,低密度脂蛋白－胆固醇低 0.36 毫摩尔／升。有人发现经过 4 个月运动耐力训练后,能降低血三酰甘油、低密度脂蛋白－胆固醇与升高高密度脂蛋白－胆固醇。42 名划船运动员,每周进行 24 小时的训练,能使高密度脂蛋白－胆固醇升高 0.22 毫摩尔／升,低密度脂蛋白－胆固醇降低 0.52 毫摩尔／升。很多试验都证明,每周进行 4 次运动,每次半小时,如长跑、骑自行车、游泳能在健康人中降低血三酰甘油、低密度脂蛋白－胆固醇与升高高密度脂蛋白－胆固醇。降低低密度脂蛋白－胆固醇的生化机制,尚不十分清楚。但有人发现,运动后,肌肉和脂肪组织中的脂蛋白脂酶水平升高。

哪些高脂血症病人不宜进行体育运动

无严重并发症的高脂血症病人、低 HDL－胆固醇血症病人均可参加一般的体育锻炼。合并有轻度高血压、糖尿病和无症状性冠心病及肥胖的病人,可在医生指导下,进行适度的体育锻炼。

当高脂血症病人合并下列疾病时,禁止进行体育锻炼:

(1)急性心肌梗死急性期。

(2)不稳定型心绞痛。

(3)充血性心力衰竭。

(4)严重的室性和室上性心律失常。

(5)重度高血压。

(6)严重糖尿病。

(7)肝、肾功能不全。

高脂血症病人合并下列疾病时,应尽量减小运动量,并在医疗监护下进行体育锻炼:

(1)频发室性早搏和心房颤动。

(2)室壁瘤。

(3)肥厚型梗阻性心肌病、扩张型心肌病和明显的心脏肥大。

(4)未能控制的糖尿病。

(5)甲状腺功能亢进。

(6)肝、肾功能损害。

怎样灵活掌握运动的时间和方式

随着社会工业自动化程度的提高,家用电器广泛普及,交通工具日益发达,把人们从繁重的体力劳动中解放出来,但随之而来的问题就是缺乏运动给健康带来的麻烦,如肥胖、高脂血症、冠心病、精神紧张综合征等。

解决这些问题的唯一途径是增加运动。除了进行有计划的运动锻炼外,还要在日常生活中有意识地增加体力活动。每天至少增加 1 次为时 1 小时的体力活动。外出时尽可能步行,如果必须乘车,那么也要提前几站下车,然后步行到达目的地,不乘电梯,改为步行上下楼梯。避免使用可以减少劳动或减少体力活动的用具。以站立代替坐位。工间休息要多做些活动,如广播操、上下楼梯、原地跑步。业余时间更应积极参加活动,如多做些家务、跳交际舞、经常散步和参加娱乐性运动项目等。

为什么运动方式忌过于剧烈

体育锻炼对调节血脂好处很多,但运动量也不是越大越好。过度的剧烈运动,反而会抑制机体免疫系统的功能,加速体内某些器官(特别是心脏)的劳损,从而诱发疾病或发生意外。

有位学者曾把 3000 多名男女的运动量分成 5 个等级,并进行了为期 5 年的调查研究。结果发现,死亡率最低的不是那些热衷于体育锻炼的运动健将,而是那些从事低强度运动的人群。

从锻炼身体的意义上看,要使身体每个部位都得到有效的锻炼,每天只需室外锻炼 20～40 分钟。即使比较轻度的运动锻炼,如平时走路以快 1/4 的速度走 20～30 分钟,也可以使心脏得到有效的锻炼。常见的低强度运动方式有:散步、慢跑、打太极拳、爬楼梯、扭秧歌、骑自行车和跳慢步舞等。老年高脂血症病人应避免打网球、打篮球、赛跑和踢足球等运动,以免发生意外。

如何掌握合适的运动强度

前面我们讲到,运动时心率至少要达到最高心率的 70% 并持续 20～40 分钟才能起到促进代谢的作用,而且受损伤的危险性很小。运动达到 40～60 分钟时可明显减少体重,改善脂质及碳水化合物代谢,当运动心率接近最大心率的 80% 时,运动时限应相应缩短。

从热能消耗的观点看,每次锻炼最好消耗 1255 千焦(300 千卡)热能(相当快步走或慢跑 4.8 千米),而每周运动耗能至少达到 4184 千焦(1000 千卡)。对于平时不运动的人,尤其是老年人,要从最大心率的 60%、每次运动 10 分钟开始,用几星期至几个月的时间达到要求的强度和时间。

运动的频度可因人而异,但至少每周运动 3 次,最好渐渐达到每周 5 次,这样可使运动效果更好,继续增加运动次数意义不大。

怎样估计运动的强度

鼓励老年人参加运动的目的是提高心肺功能,改善其代谢和生理状态,运动强度是实现这一目的的决定因素。那么,怎样估计运动强度呢?

用来表示运动强度的方式很多,其中确定最大心率的百分数是估价运动强度最实用、最简便的方法。运动时,能量的消耗与心率的增加呈正比,直至达到最大心率。达到最大心率的 70% 或稍多,并持续 20~40 分钟便可以提高心肺功能,改善代谢。运动强度过大,可使心率过快,出现心律失常的危险性增加。因此,参加运动的成年人的运动心率一般要求在最大心率的 70%~80%,达到这个水平时一般要伴有气喘和出汗。

最大心率随年龄的增长而降低,因而老年人与年轻人进行同样的运动量时,要求达到的心率要低得多。例如,为了改善功能,25 岁的人需要达到心率 140 次/分的运动量,而 60 岁的老年人,只要达到 110 次/分即可。

老年人怎样掌握运动的强度

老年人进行运动锻炼时,一定要从小强度(约最大心率的 60% 或略小)、短时间(约 10 分钟)、长间隔(每周运动 2~3 天)开始,经过 3~6 个月的时间达到要求的运动标准,并一直坚持下去。如果中途停顿或中断,则已经获得的锻炼效果会很快消失,重新开始锻炼时,一切又要从头开始。绝不可冒进。如果运动后有持续的较明显的疲劳,说明运动时间过长,就应该适当减少运动时间或次数。运动时若出现胸痛、心律失常、憋气、心慌,应停止运动并请医生检查。

为何老年人运动锻炼要循序渐进

运动虽然可以给人们带来许许多多的好处,但是运动不当仍然有潜在危险,对于平时不运动的老年人来说更是如此。大肌肉群动态运动可以降血脂,防止冠心病,但运动前必须做好必要的准备活动,运动强度要由小渐大。过于剧烈的运动可使肌肉及其附属结构受到严重损伤。更有甚者,个别平时没有明显心脏病史的人,可能在运动时或运动后发生猝死。这多是由于过度或不正常的体力活动所致。有冠心病史的病人运动时发生猝死多是由于继发性心律失常所致。而科学的运动训练可降低交感神经系统活性和儿茶酚胺分泌对运动的反应,从而减少致死性心律失常的发生。

老年人进行运动锻炼之前,要先请医生全面检查一下,尤其应注意心肺功能状况。有可能时,应进行阶梯运动心电图试验,然后在医生指导下制订一个运动锻炼计划。

对于老年人我们再次强调:第一必须参加运动;第二运动必须循序渐进。用几周或几个月的时间缓慢地逐渐达到标准运动量。

老年人晨起锻炼应注意什么

虽然傍晚锻炼最能达到健身效果,但并不是说早晨就不能锻炼。由于习惯上的原因,早晨仍然是许多人,尤其是老年人锻炼的重要时间。老年人在晨练时应注意以下几点:

(1)不宜过早。因为越早、天越黑、气温也越低,不仅易发生跌跤,而且易受凉,诱发感冒、慢性支气管炎急性发作、心绞痛、心肌梗死和脑卒中等疾病。因此,老年人应在太阳初升后外出锻炼,并注意保暖。

(2)空腹不宜。老年人新陈代谢率较低,脂肪分解速度较慢,空腹锻炼时易发生低血糖反应。因而,老年人晨练前应先喝些糖水、牛奶、豆浆或麦片等,但进食量不宜过多。

(3)雾中锻炼有害身体。雾是空气中水汽的凝结物,其中含有较多的酸、碱、胺、酚、二氧化硫、硫化氢、尘埃和病原微生物等有害物质。锻炼时吸入过多的雾气,可损害呼吸道和肺泡,引起咽炎、支气管炎和肺炎等疾病。

（4）运动量不宜太大。老年人早上锻炼的时间宜在半小时左右，可选择散步、慢跑和打太极拳等强度不大的运动项目。如做 5 分钟的整理运动后，慢跑 20 分钟，再打一套太极拳，就可达到健身的效果。

什么时候锻炼最利于健康

下午 4～6 点，是体内与代谢有关的激素分泌最活跃的时候，此时大脑皮质的兴奋性集中，机体对外界刺激的应激反应能力最强，肌肉活动的协调性和敏感性也最好，故能达到最佳的健身效果。

相反，在清晨，由于人们刚从睡眠中醒来，机体的反应能力较差，加上早晨气温较低，如进行长时间、大运动量的锻炼，就极易诱发心肌梗死、脑卒中、低血糖反应、肺部感染和骨折等病症。

因此，老年人应将主要锻炼时间放在傍晚。选择公园和草地等环境适宜的地方进行锻炼，这样才能收到良好的健身效果。

健身走的方法有哪些

（1）散步。每分钟 70～90 步或者更慢些（每小时 3～4 千米）。

散步就是不拘形式、闲散、从容地踱步，这是一种全身运动。闲散的缓步行走，四肢自然协调地动作，可使全身关节筋骨得到适度运动，锻炼肌肉，强健腿足。散步可通过加速腿足的血液流动，有节奏地舒缩双腿的肌肉，促进全身血液循环，改善心脏功能，调节内脏机能的平衡，促进新陈代谢。散步也可以消除大脑疲劳和精神的紧张，使情绪轻松畅达，是一种简便易行的锻炼方法，也是中老年人喜欢的健身项目。

（2）慢步走。每分钟 90～120 步（每小时 4～4.5 千米）。

（3）快步走。每分钟 120～140 步（每小时 5～7 千米）。

健身走的速度，取决于自己的健康状况，可快可慢，或者不快不慢的中速行走，如身体条件可以，尽可能快速行走。刚开始健身走时，以慢速为宜，锻炼 2 周后可采取中速，第 4 周后可采用快速，每次健身走，最好匀速进行。

健身走的基本要领，是走路时要昂首挺胸，眼视前方，双肩放松，直腰收腹。走路时要脚跟先着地，通过脚跟过渡到全脚掌，然后至脚尖蹬地，而后再迈动另一只脚向前。行走时要双臂前后摆动，身体稍前倾。

健身走能减少心血管疾病和脑卒中等病症,有效提高心肺功能,增强肌肉和骨骼强度,降低血脂和胆固醇,消耗身体多余的热量以控制体重。此外,健身走还能提高人的智能,有利于心理健康。

健身走每日 30~60 分钟,距离 2000~3000 米,每周应不少于 5 次。

健身走的地点,应选择在公园、林间小路、河旁等环境清静、空气新鲜的地段。清晨或傍晚都是健身走的黄金时段。目前,城市许多人在公路边上活动,这种环境不是理想的健身场所:一是人来人往,二是汽车尾气排出有害气体,加之噪声较大,所以不利于健康。因此,健身走要尽量避开公路。

健身走的量要达到每次走不少于 2000 米,尽量快走。身体不适时以及气候恶劣时,不适宜健身走。

健身走要在饭后休息半小时到 1 小时再进行。我国民间有"饭后百步走,活到九十九"的养生之道。然而,近年来国外医学研究表明,饭后静坐或卧床休息半小时再活动有益健康。其理由有两点:一是饭后食物集中于胃内,需要充分的消化液和血液来帮助消化,此时适当休息,全身血液就能较多地集中到胃里使胃能很好地消化食物,反之则影响消化;二是胃肠消化液在食物的条件反射下才能大量分泌,如果饭后立即活动,会使胃肠蠕动加快,将没有充分消化的食物过快推入小肠,既影响了消化液的分泌,又增加了小肠的负担,食物中的营养成分得不到充分消化和吸收。在世界上平均寿命最长的日本人,就有饭后静坐或小睡的习惯。

慢跑健身有几种方法

慢跑健身是一种长时间、慢速度、远距离的运动方法,可增强心肺功能、促进机体大量吸收氧气,有利于人体健康。

慢跑可采取以下几种方法:

(1)慢速放松跑。快慢程度根据各人的体质而定,老年人和体弱者一般比走步稍快一点。最大负荷强度不应使心率超过 180 减年龄,如 60 岁老人应控制在 180－60＝120 次/分以下,呼吸也以不喘大气为宜。跑步时,步伐要轻快,全身肌肉放松,双臂自然摆动。运动量以每天 20~30 分钟为宜。

(2)反复跑。是以一定的距离作为段落,进行反复多次的跑步,段落可长可短,短者 100 ~ 400 米,长者 1000 ~ 2000 米,视各人情况而定。初练反复跑者可采用较短距离的段落,跑的次数也不要太多,一般以 10 次 ×100 米或 5 次 ×200 米为宜,在两个跑段之间可以慢走几分钟作为休整。

(3)变速跑。跑时是快一阵慢一阵,而把慢跑本身作为两次快跑之间的恢复阶段。在平时进行变速跑锻炼时,快跑段落的距离及其数目应加规定,并且必须以同样速度跑完所有的快跑段落。比如在使劲快跑400 米之后,以慢跑一定距离或时间作为休息,然后再快跑 400 米,接着又慢慢跑,如此快慢交替,周而复始。

(4)原地跑。是一种不受场地、气候、设备等条件限制的跑步锻炼方法。初学者以慢跑姿势进行较好。开始可只跑 50 ~ 100 复步,锻炼 4 ~ 6个月之后,结合自己身体情况和锻炼效果,每次可跑 560 ~ 800 复步。在原地跑时可以用加大动作难度的方法控制运动量,如采用高抬腿跑等都可使运动强度加大。

(5)定时跑。一种是不限速度和距离,只要求跑一定时间;另一种有距离和时间限制,如在 6 分钟之内跑完 800 米,以后随运动水平提高可缩短时间,从而加快跑的速度。这种跑步方法,对提高年老体弱者的耐力、体力大有益处。

高脂血症病人选择跳绳运动有什么益处

跳绳运动只需 1 条合适的绳子及一块平坦的地面即可,简便易行。跳绳运动在我国有悠久的历史,远在唐代称其为"透索",到了宋朝、明朝相继称之为"跳索""白索",直至清代称"绳飞",并被现代认同为健身强体的跳绳运动。跳绳是一种快速跳跃性运动,其运动强度比较大,既可以锻炼速度和耐力,又可锻炼全身的平衡能力和协调能力等,且由于运动较剧烈、消耗体能较多。因此,对高脂血症患者(以及伴有肥胖症者)具有较好的降血脂和减肥作用。

跳绳动作多种多样,基本原则是双脚必须同时离地。但近年来发展为跳绳与舞蹈、武术、体操相结合,即持绳可以左右甩打,也可以为绳操、绳舞、绳技。不仅加大了跳绳的难度与强度,也提高了趣味性,是一种很有前途的降脂减肥运动,尤其适合青少年肥胖症合并高脂血症者。

对于中老年高脂血症(及其并发肥胖症)患者来说,采用缓慢的左右脚轮跳的跳绳运动可以代替健身慢跑。而跳绳不受时间、气候和场地条件的限制,是一种极受欢迎的降脂减肥、强身健美的运动。

1. 锻炼要点

(1)先掌握一般的跳绳法,即双手握绳的两端,向前甩绳,双脚同时跳起,让绳从脚下经过,可双脚跳,也可左右脚轮换单跳,每次连跳20次。

(2)每次连跳后可休息1分钟,再继续下一次连跳。

(3)制订适合自己的运动计划,并循序渐进。

(4)每时间段运动可控制在30~60分钟之间,使心率保持在100~200次/分。

2. 注意事项

(1)选取跳绳的长度,以脚踩绳的中间,其绳两端与肩平齐为宜。

(2)甩绳跳过绳时,要求绳不能触身,并做到甩绳有弧度,跳绳有弹性。

(3)锻炼时,以空气新鲜,地面平整的场所为宜。避开雾天,倘遇阴雨、冰雪时期,亦可选择合适的室内场所。

(4)跳绳的速度可视各人的体力情况而定,自行调节。

(5)严重高脂血症伴心肺功能不全者,不宜练习跳绳运动。

防治高脂血症应怎样科学步行

外国有句谚语:"腾不出时间运动的人,早晚会被迫腾出时间生病"。运动、阳光、空气与水,是生命的四大基石。运动可以使身体的心肺、血液、消化、内分泌系统得到锻炼,对外界的反应更加灵敏,使全身肌肉、骨骼强壮,陶冶情操,回归自然。1992年,世界卫生组织(WHO)提出:最好的运动是步行。这是因为人是直立行走的,人类的生理与解剖结构最适合步行。美国最新研究表明,适当有效的步行可以明显降低血脂,预防动脉粥样硬化,防止冠心病。步行对于高脂血症病人来说,不仅可以强身健体,还可以治疗疾病。但步行要达到防治高血脂的目的,还要掌握科学要领:坚持、有序、适度。

(1)坚持。运动贵在坚持。步行最为简单而且方便,不需要特殊的场地,一年四季都可以进行。将其融入生活与大自然,轻松、快乐的进行锻炼,比如尽量少乘车、多走路、多走楼梯、多参加郊游等等。

(2)有序。循序渐进。开始时不要走得过快,逐渐增加时间,加快速度。例如最近几个月活动很少,或有心脏病以及年龄超过 40 岁,开始的时候可以只比平时稍快,走 10 分钟;也可根据情况,一次走 3 分钟,多走几次。1 周后,身体逐渐适应,可以先延长运动的时间,直至每天锻炼半小时,并逐渐增加步行速度。

(3)适度。三个三、一个五、一个七。

三个三:每天应至少步行 3 千米、30 分钟,根据个人的情况,一天的运动量可以分成 3 次进行,每次 10 分钟,每次 1 千米效果是一样的。

一个五:每周至少运动 5 天以上。

一个七:步行不需要超负荷,只要达到七成就可以防病健体。

还有一种简单的方法,脉搏(次/分)= 170 - 年龄,但如果服用了心脏疾病的治疗药物,测脉搏的方法就不准确了。可以根据在锻炼时轻微的呼吸急促能在休息后 4 分钟内减轻,并不出现胸部疼痛、头晕、持续咳嗽等不舒服的表现,观察运动量是否适度。

怎样科学地进行游泳锻炼

游泳能增强人体四肢肌力,改善关节功能,改善肺组织弹性,增加膈肌的活动度,从而提高呼吸功能。游泳有明显改善新陈代谢的作用,对于中老年高脂血症病人(以及兼有肥胖症者)来说,每次游泳时间不宜超过 1 小时,且游泳前要做好准备活动,入冷水前要先用冷水擦身,不要到水层复杂及河岸陡峭处游泳。高脂血症病人并发心肺疾病、高血压病、精神病和皮肤病等,以及酒后、妇女经期、饭后,均不适宜游泳锻炼。如果出现抽筋、溺水等意外,应立即停止游泳,尽快出水,必要时急送医院治疗。

什么是揉腹降脂法

高血脂病人可利用早上起床前和晚上睡觉前的时间,平躺在床。右手在下、左手在上绕肚脐顺时针揉,稍用点力揉 60 次;然后左手在下、右手在上逆时针揉 60 次。范围是顺时针时由中间向外至整个腹部,逆时针时再由外向中间揉。每次揉完一般会感到头上出汗,脚心发热,很舒服。通常,经过持续 2 个月的揉腹可以见到较为明显的效果。

什么是循经摩擦拍打降脂法

采用循经摩擦、拍打、握捻手足肩臂脂肪堆积处皮肤的方法，以达到消除脂肪的目的。

（1）用鬃毛刷、毛巾或手掌在脂肪丰厚处摩擦，时间不限。

（2）用毛刷或手掌沿足少阴肾经——大小腿内侧至足心部位，来回做 5 次螺旋状摩擦。再由小腹向胸部沿肾经支脉循行部位摩擦。支脉循行线由会阴上经腹（正中线旁开 1.5 厘米），走胸（正中线旁开 2 厘米），止于俞府穴。

（3）将左手甩到背后用手背拍打右肩 10 次，再用右手背拍打左肩 10 次，用左手从右臂内侧拍打至颈部 10 次，再用右手拍打左臂内侧至颈部 10 次。可消除肩臂部脂肪。

（4）用左手握、捻右肩、臂脂肪丰满处 10 次，再用右手握、捻左侧 10 次。然后向前、向后旋转双肩各 10 次。可消除肩臂部脂肪。

怎样做降脂操

健美操除了一般体操对肌肉关节的锻炼作用外，还有一种保持形体美的特殊作用。本操是针对中老年高脂血症病人（及肥胖症者）伴有颈肩退行性变，胸腹部脂肪堆积，腰髋部活动不灵等编制的，目的在于消耗体内多余的脂肪（及脂质），提高新陈代谢率，改善身体素质，消除精神压力，保持健美体形，达到降脂减肥与健体强身的双重目标。

选择适宜的降脂健美操与运动强度应根据个人的年龄、性别、工作、生活条件、环境、体力以及原有的运动基础综合判断和制订具体计划，具体实施中逐渐增加运动量，每次运动时间也要逐渐增加到 30 分钟以上，才能获得较为满意的效果。

做本套降脂健美操时，一般以消耗 1344 千焦热量的强度最为合适。若做操时出现头晕、心慌等不适反应，应停止操练。对中老年高脂血症病人伴有严重心、肺、脑疾病的病人及年老体弱者不宜做降脂健美操。具体操练如下：

（1）转体运动。两脚开立，与肩同宽，两手叉腰，上体向左转动至最大限度，还原。依此法再向右转动至最大限度，还原。连续转体 20 ～

40 次。

（2）手摸脚踝。两脚开立，比肩略宽，上体前屈，两臂侧伸展，与地面平行，转肩左手摸右脚外侧（踝部）；转肩右手摸左脚外侧（踝部）。重复10 次。

（3）下蹲起立。两脚开立与肩宽，下蹲，膝关节尽量屈曲，起立，再下蹲。连续做 20 次。

（4）仰卧起坐。仰卧位，两手上举向前，带动身体向上坐起，还原，再坐起。连续做 20 次。

（5）对墙俯卧撑。面对墙站立，距墙 80 厘米左右，两手掌贴墙做双臂屈伸练习。连续做 20 次。

（6）原地高抬腿。两脚并立，两臂下垂，掌心紧贴同侧大腿外侧面，先将左脚高抬至尽可能高位，下踩，再将右脚高抬至尽可能高位。交叉连续做 20 次。

以上锻炼的量根据个人体力情况而定，开始时次数可少些，以后逐渐增加次数，操练中感到全身温热、自觉有汗为度。做操的同时，还应控制饮食，减少热量摄入，这样才能取得满意的降脂减肥效果。

为何练太极拳有益健康

太极拳是我国传统的武术体育项目。太极拳有独特的锻炼特点，以意引气，动作轻缓、柔和、稳定，手、眼、腿、脚、腰、背都参与活动，作为强身、防病与延寿的健身方法，特别适宜中老年人锻炼。

经常打太极拳，能使关节运动灵活，改善关节韧带弹性，增强肌肉力量；可以使心脏冠状动脉供血充足，心肌收缩有力，血液循环加速；能够调节中枢神经的兴奋性，改善、调节内脏器官的协调活动，改善供血、供氧；能够调节血压和血脂。常打太极拳的人发生高血压及动脉硬化的较少。

经常打太极拳，由于呼吸自然深沉，所谓气沉丹田，久练可增大肺活量，改善通气功能，且通过腹压的节律性改变，活跃腹腔血液循环，促进胃肠运动，改善腹内脏器的血液供应，有助于保持中老年人的活动能力。

太极拳运动对骨骼、肌肉及关节活动作用明显。以脊柱为例，练习时要求"含胸松腰"、"进退变化由腰转动"等技术要领，都说明打太极拳与腰部活动有关系。因此，经常打太极拳对脊柱的形态、功能都有良好作用。老年人骨质疏松是一种衰老退行性变化,骨质疏松就易造成骨折,关节活动也不灵活。而经常打太极拳就能防止骨质疏松,有延缓衰老的作用。

太极拳动作复杂,前后连贯、绵绵不断,故能协调平衡。

太极拳的强身健体作用已被人们认识到,太极拳对防治中老年人高血压、动脉硬化、神经官能症等都是有益的。

饮食知识

高脂血症饮食治疗的主要内容和目的是什么

饮食治疗高脂血症总的目标是:通过调整饮食结构和尽量降低已升高的血脂,维持营养上的合理要求,同时保持体重在标准范围内。饮食治疗的主要内容和目的是:逐步减少饱和脂肪酸和胆固醇的摄入,通过减少总热能的摄入和增加有氧锻炼以减轻体重。医学家推荐,日常饮食中脂肪成分不超过总热能的30%(甚至20%),饱和脂肪酸摄入量必须低于总热能的10%(甚至6%~8%),多不饱和脂肪酸摄入量每天应限制在250~300毫克(有的病人限制在150~200毫克),增加食物中的纤维素成分,每天达到356克,食物蛋白质、维生素、无机盐应在合理范围内。对于各种不同类型的高脂血症,尚有一些特殊要求。

日常的饮食与高脂血症有什么关系

动物实验证明,饲以高胆固醇和高脂肪的膳食,可引起多种动物血脂升高而发生实验性动脉粥样硬化,撤除高脂膳食后,动脉粥样硬化即行消退。大量的人群调查也观察到,食入动物性脂肪(主要含饱和脂肪酸),可使血胆固醇和低密度脂蛋白含量增高,但高密度脂蛋白-胆固醇则降低;而食入植物性脂肪(主要含不饱和脂肪酸)、植物纤维及植物蛋白等则可使血脂下降。美国学者通过对846名男子(其中大部分有临床动脉粥样硬化疾病的证据)作为实验组进行研究,给予大量低饱和脂肪酸和低胆固醇膳食,并增加了膳食中不饱和脂肪酸的含量,发现血浆总胆固醇、三酰甘油水平均下降,而高密度脂蛋白|胆固醇并不降低,随访8年半后,

发现致命性动脉粥样硬化疾病发作总数明显降低(包括冠心病猝死、脑血管意外等),与对照组比较,病死数减少31.4%;非致命性和致命性动脉粥样硬化疾病的总发病率也明显减少,与对照组比较减少31.3%。可见个体日常的饮食习惯和营养状况,直接影响着血脂和脂蛋白的含量,并与动脉粥样硬化的发生和发展有着密切的关系。了解了这方面的知识,可自觉地养成良好的饮食习惯,达到预防高脂血症的目的。

预防高脂血症饮食有哪些原则

健康人不必禁食高胆固醇、高三酰甘油食品,但也不要过多食用肉类和奶油等制品,要维持饱和脂肪酸(主要存在于肉类和乳制品中)和不饱和脂肪酸(主要存在于植物性脂肪和鱼油中)的平衡。预防高脂血症的饮食除了控制胆固醇以外,主要是预防其他不良生活习惯所致的疾病。健康饮食的基本原则:

(1)必需摄取的能量,可根据标准体重来制订。

(2)主食要好好摄取,副食要注意营养平衡。

(3)不要偏食,每餐注意品种多样化。

(4)以1周为单位,变化食谱。

(5)一日三餐要有规律。

(6)每餐的能量要均衡,特别注意晚上不要吃得过饱。

(7)细嚼慢咽,保持心情愉快。

(8)不要边吃饭边做事。

(9)必须充分摄取的食品。蔬菜,特别是绿色蔬菜;鱼贝类,尤其是背部发青的鱼类(沙丁鱼、青花鱼、秋刀鱼、竹英国等);豆类制品;牛奶和乳制品(不包括黄油和奶油);富含膳食纤维的食品(蔬菜、海藻、蘑菇等)。

(10)应该尽量避免食用的食品。动物性脂肪;点心类,特别是含有动物脂肪的点心;含盐量过高的食品。

防治高脂血症怎样调整膳食结构

(1)每日保持热量的均衡分配,饥饱不宜过度,不要偏食,切忌暴饮暴食,改变早餐单一、晚餐丰盛和入睡前吃夜宵的习惯。

(2)主食应以谷类为主,粗细搭配,粗粮中可适量增加玉米、莜面、燕麦等成分,保持碳水化合物供热量占总热量的 55% 以上。

(3)增加豆类食品,提高蛋白质利用率,以干豆计算,平均每日应摄入 30 克以上,或豆腐干 45 克,或豆腐 75 ~ 150 克。

(4)在动物性食物的结构中,增加含脂肪较低而蛋白质较高的动物性食物,如鱼、禽、瘦肉等,减少陆生动物脂肪,最终使动物性蛋白质的摄入量占每日蛋白质总摄入量的 20% ,每日总脂肪供热量不超过总热量的 30% 。

(5)食用油以植物油为主,每人每日用量以 25 ~ 30 克为宜。

(6)膳食成分中应减少饱和脂肪酸,增加不饱和脂肪酸(如以人造奶油代替黄油,以脱脂奶代替全脂奶),使饱和脂肪酸供热不超过总热量的 10% ,单不饱和脂肪酸占总热量 10% ~ 15% ,多不饱和脂肪酸占总热量 7% ~ 10% 。

(7)提高多不饱和脂肪酸与饱和脂肪酸的比值。西方膳食推荐达到比值为 0.5 ~ 0.7,我国传统膳食中因脂肪含量低,多不饱和脂肪酸与饱和脂肪酸的比值一般在 1 以上。

(8)膳食中胆固醇含量不宜超过每日 300 毫克。

(9)保证每人每日摄入的新鲜水果及蔬菜达到 400 克以上,并注意增加深色或绿色蔬菜比例。

(10)减少精制米、面、糖果、甜糕点的摄入,以防摄入热量过多。

(11)膳食成分中应含有足够的维生素、矿物质、植物纤维及微量元素,但应适当减少食盐摄入量。

(12)少饮酒,最好不饮。

(13)少饮含糖多的饮料,多喝茶;咖啡可刺激胃液分泌并增进食欲,但也不宜多饮。

高脂血症病人的饮食原则是什么

高脂血症的治疗应采取综合措施,其中膳食控制是最重要的防治措施之一,对于减缓高血脂的发展,阻止动脉粥样硬化的发生,具有十分重要的意义。从选择膳食入手,应遵循以下原则:

(1)控制糖的摄入量。碳水化合物以占总热能的 45% ~ 60% 为宜。由于碳水化合物在体内能转变为脂肪,故老年人及高血脂病人应控制饮食,每餐不要吃得过饱,尤其是晚餐,因为夜间睡眠时能量消耗低,多余的糖易于转化为脂肪而使血脂升高。

(2)控制脂肪的摄入。饮食对血中的三酰甘油的影响很大,正常人食用脂肪后,血中外源性脂肪产生乳糜微粒,其高峰在进食后 3~5 小时出现,消失时间约需 10 小时,对于患高脂血症者来说,其反应更加显著,持续时间更长,危害性增强。故要求在整个膳食中,老年人的脂肪摄入量在总热量中不要超过 20%。应少食高脂肪食物,如牛、羊、猪肉及纯脂肪、奶油等。

(3)减少膳食中胆固醇的摄入。老年人每日胆固醇摄入量应控制在300 毫克以下,血胆固醇中度以上升高者应控制在 200 毫克以下。忌食胆固醇含量高的食物,如动物脑、肾、肝、鱼子、蟹黄等。每个鸡蛋约含有200 毫克胆固醇,但鸡蛋黄含有丰富的卵磷脂,卵磷脂可使血液中的胆固醇和脂肪颗粒变小,呈悬浮状态,从而阻止胆固醇和脂肪颗粒在血管壁上沉积,对心血管疾病有较好的防治作用。故建议冠心病、高血压、高脂血症病人每日应食鸡蛋 1 个,不宜多食,也不可不吃。

(4)增加不饱和脂肪酸的摄入。营养学家认为,膳食中饱和脂肪酸、单不饱和脂肪酸和多不饱和脂肪酸的比例以 1:1:1 为佳,对中老年人健康十分有益。海鱼中含有大量高级不饱和脂肪酸,对降血胆固醇有利,渔民冠心病发病率明显低于内陆居民就是强有力的证据。植物油也含有较多人体必需的不饱和脂肪酸,能降低血液中总胆固醇的含量,其中以芝麻油、玉米油、花生油的降脂作用最为明显。

(5)宜多食豆类及豆制品。大豆及其制品含有丰富的不饱和脂肪酸、卵磷脂及维生素 E,三者均有降低血中胆固醇的作用。有学者研究发现,每天吃 115 克豆类,一段时间后血胆固醇可降低 20%。这是因为食用豆类食品可以使导致动脉粥样硬化形成的低密度脂蛋白明显降低。

(6)多食具有降脂作用的食物。每日膳食中应有富含纤维素的食物,如蔬菜、水果、粗粮等。因纤维素可促进胆固醇排泄,减少胆固醇的合成,能降低血液中胆固醇。此外,大蒜、洋葱、茄子、海带、香菇、木耳、山楂等食物,均具有降低血脂,预防动脉粥样硬化的作用。

高脂血症如何进行饮食控制

高脂血症饮食调节的主要内容是降低饱和脂肪酸和胆固醇的摄入量、控制总热量和增加体力活动来达到热量平衡。这是治疗高脂血症的第一步，同时也要贯彻在降脂治疗的全过程。简而言之，就是降脂先管住"口"。在饮食方面做好以下禁忌：

（1）忌就餐次数少。有人认为，空腹时间越长，体内脂肪积聚的可能性越大。国外一组调查发现，每日就餐 3 次或 3 次以下者，患肥胖病者占 57.2%，胆固醇增高占 51.2%；每日就餐 5 次以上者，患肥胖病者占 28.8%，胆固醇偏高者仅占 17.9%。

（2）忌晚餐时间太晚。有人研究，晚餐时间晚，吃厚味和难以消化的食物，会促进胆固醇在动脉壁上沉积，促进动脉硬化的发生。因此，许多学者都主张晚餐时间应早点，吃得清淡些。

（3）要避免烟酒。据观察，吸烟者中高密度脂蛋白低于正常人，而高密度脂蛋白不仅能使胆固醇不易在动脉中沉积，还可以动员和运走动脉壁中的胆固醇，送到肝脏分解，促使动脉硬化斑块的消退。酒能够抑制脂蛋白酶，可促进内源性胆固醇和三酰甘油的合成，导致血脂升高。长期饮酒者也可诱发血脂升高，心肌中脂肪增加，心脏功能减退，心脏肥大。特别是长期大量饮啤酒的人，心脏更容易出现这种变化，医学上称"啤酒心"。

（4）忌晚餐过量。晚间人的基础代谢率高，消化酶的分泌增多，食物容易消化和吸收；同时晚上的活动量少，能量消耗少。若进食过多，可转化成脂肪，使人发胖。因此，主张晚餐摄入的热量应不超过全天总量的 30%。

（5）忌不限制总热量。凡体重不超过常人，并有三酰甘油升高的病人，应限制膳食中的总热量。从事一般工作的成年人，每日摄入 10376 千焦（2480 千卡）的热量已足够。有些人不吃荤腥油腻，但饭量大也会发胖，因为肝脏能把碳水化合物转变成脂肪储存起来。

（6）忌偏食。提倡混合饮食，以广泛吸收维生素及微量元素。维生素 C、维生素 B_6、维生素 B_{12}、泛酸、硫酸锌，对预防和治疗冠心病有辅助作用。在全谷类、豆类及坚果中，含有铬、锰，能预防动脉硬化。碘能防止脂质在动脉壁上沉着，多吃海带对预防冠心病有好处。大蒜、洋葱等有良好的降血脂作用。因此，切忌挑食及单吃加工精制的食品。

（7）忌盲目节食。长期限制饮食，体内缺糖，葡萄糖转变成仪－磷酸甘油不足，使肝脏和脂肪中的仪－磷酸甘油下降，导致磷酸甘油合成减少，因而血中含量也降低；而胆固醇并不受糖代谢的影响，仍然升高。故病人盲目过量节食或限制饮食，反而可造成营养不良，从而使病情加重或损害身体。

（8）忌多饮咖啡。过多饮用咖啡的人，血中胆固醇的浓度比不喝咖啡的人高5％。

（9）忌过饮浓茶。喝茶好处很多，常饮浓茶却有害，会加重病情。故高脂血症病人只能适量饮茶，不宜太浓。

为什么说预防高脂血症宜平衡饮食

人们一生的健康依靠每日从外界获取营养物质，这些营养物质来源于各种各样的食物。因此，要保持身体健康就必须营养全面，做到平衡饮食。所谓平衡饮食，是指饮食中各种营养素，包括蛋白质、脂肪、碳水化合物、无机盐和维生素等，要种类齐全，数量充足，比例适当。任何一种过多或过少都会给健康带来危害。

我们可以将日常生活中的食物分为4大类：主食类、蛋白类、蔬菜水果类、油脂类。

（1）主食类。国人的主食为谷物，是热能的主要来源，应占食物热能的60％左右。由于各种谷物中所含营养成分不尽相同，而且经过精加工的食品虽然口味较好，但营养素损失很多，因而对于粮食的摄入原则应该是粗细搭配，并尽可能吃新鲜粮食。每天进食量的多少，可根据活动量而有所不同。一般以400～600克为宜。其余热能由鱼、肉、蛋、奶等副食品提供。但总热能不能超过标准，否则将引起体重超重。

（2）蛋白类。鱼、瘦肉、蛋、乳制品、豆制品都含有丰富的蛋白质。那么哪种食物含的蛋白质较高？我们每天吃多少为宜呢？我们不仅要看食物中蛋白质含量的高低，而且要看它是否容易被人体消化吸收和利用。蛋、奶类不仅蛋白质含量高而且非常容易被消化吸收，因而是很好的蛋白质来源。但是蛋、奶不能代替肉类,因为动物肌肉中的血红蛋白型铁容易被人体吸收利用,因而从补铁的角度说,吃瘦肉的意义很大。豆类含有丰富的蛋白质,其蛋白质的氨基酸比例接近人体需要,是高质量的蛋白质,而且豆类还含有不饱和脂肪酸,对降低血脂有一定作用。总的来说,蛋白质的来源应该广泛,不可偏食。

蛋白质是人体必需的营养素,但也不可食之过量。营养学家建议,正常人每日应摄入 50～100 克禽畜瘦肉或鱼肉、50～100 克豆制品、1～2 个鸡蛋及 1 杯牛奶。

(3)蔬菜、水果类。人体中的维生素、无机盐、微量元素和纤维素主要来自蔬菜和水果。新鲜蔬菜含有大量人体必需的营养成分,但各种蔬菜的成分及其含量各有不同,所以要经常换吃不同菜种或几种菜炒在一起吃,可以使营养素相互补充。

水果含有丰富的有机酸和各种蛋白酶类,有助于消化。其中所含的果胶、纤维素等还可促进肠蠕动,减少胆固醇的吸收,有降胆固醇的作用。正常人每天摄入的新鲜蔬菜量应大于 400 克,水果摄入量应大于 200 克。水果一般在饭后 1 小时左右吃比较适宜。

(4)油脂类。有人认为油脂中脂肪、胆固醇含量高,吃了容易得动脉硬化、冠心病,而害怕吃油脂类的食物。这是不对的。油脂有很多重要的生理功能,如给机体提供热能,促进脂溶性维生素的吸收,提供不饱和脂肪酸等。不饱和脂肪酸对改善血脂构成、防止动脉硬化有益。植物油中不饱和脂肪酸含量较高,所以要适当多吃植物油,少吃动物油。油脂每天摄入量按每千克体重 1 克为宜,其中 25 克为烹调油。

总之,长期缺乏或过多食用上述任何一类食物都不利于健康。要保持身体的健康,平衡饮食是必要条件,要做到这一点只需记住一句话:充分摄入各种新鲜食品。

不同类型高脂血症病人的饮食有什么不同

高脂血症病人一般在治疗的初期,首先应该考虑运动和饮食疗法。那么,如何调整饮食结构呢?

(1)I 型高脂血症。I 型高脂血症又称高乳糜微粒血症,这类病人突出特点是血中三酰甘油(TG)浓度极高,常达到 56 毫摩尔/升以上,而胆固醇则可能是正常的。所以其饮食治疗原则是低脂肪，每日摄入的食物中脂肪含量要低于35克（包括烹调油在内）。脂肪的摄入量应限制到能够减轻和预防腹痛发作及消退黄色瘤等症状的需要量为限度。对蛋白质、胆固醇不限制，尽量减少使用烹调油，多选用蒸、炖、熬、烩、卤、拌等烹调方式，食物应清淡。因低脂饮食易导致铁、脂溶性维生素A、维生素D、维生素E、维生素K等吸收不良，应注意补充。

（2）Ⅱa型高脂血症。Ⅱa型高脂血症又称高β脂蛋白血症。此型病人临床特点为高胆固醇（TC），有时可高达26毫摩尔/升，因此饮食治疗原则自然以降低TC为目的。限制胆固醇摄入，每天摄入量应小于300毫克（相当于90克猪肝、60克猪肾）。动物脑、蛋类含TC最高，其次为鱼子、蟹子等，再次是动物内脏，鱼肉含TC最低。另外，要减少饮食中脂肪总量，增加不饱和脂肪酸的比例，使不饱和脂肪酸和饱和脂肪酸的比值大于1.8，以减少肝脏、小肠等合成胆固醇的原料，抑制内源性胆固醇的生成。由于这种饮食是低胆固醇、低脂的，可使血浆维生素A、维生素E的水平降低，故应注意补充。

（3）Ⅱb型及Ⅲ型高脂血症。Ⅱb型及Ⅲ型高脂血症又叫做高β兼高前β脂蛋白血症。由于Ⅱb型病人β脂蛋白（即低密度脂蛋白）和前β脂蛋白（即极低密度脂蛋白）均增高，Ⅲ型病人的血浆三酰甘油可达1.65~11毫摩尔/升，因此其饮食治疗原则为限制碳水化合物，限制并调整脂肪、胆固醇。具体内容为：

①限制总热量，控制体重至理想水平。

②限制碳水化合物，特别是蔗糖、蜂蜜、甜食等的摄入，使其小于总热量的60%。

③控制脂肪和胆固醇摄入。脂肪摄入量应小于总热量的20%，用植物油代替部分动物脂肪。胆固醇摄入量每日要低于300毫克。

④因这种饮食可能会造成缺铁，故应多吃含铁多的食物和蔬菜，如芝麻、大豆制品、芹菜、菠菜、海带、黑木耳等，必要时以药物补充。

（4）Ⅳ型高脂血症。Ⅳ型高脂血症是一种较常见的高脂血症。其特点为血管病发病率很高，糖耐量低，三酰甘油增高，高尿酸，有家族史。检查可发现三酰甘油增高，胆固醇正常，前β脂蛋白异常增高，而β脂蛋白不升高，无乳糜微粒。饮食治疗原则是控制碳水化合物、脂肪，适当限制胆固醇。具体做法如下：

①控制体重至标准体重。

②控制碳水化合物摄入量占总热量的 50% ~60%，或小于 5 克/千克。不吃甜食。

③胆固醇摄入量为每天 300~500 毫克。

④多食用含不饱和脂肪酸的食物，严禁饮酒。

（5）V 型高脂血症。V 型高脂血症实际是高前 p 脂蛋白血症兼高乳糜微粒血症，胆固醇可增高或正常。饮食原则为限制脂肪，控制碳水化合物，适当限制胆固醇。其做法：限制摄入食物的总量，保持正常体重；限制脂肪在总热量的 20% 以下；碳水化合物摄入量占总热量的 50% ~60%；胆固醇摄入量为每天 300~500 毫克，蛋白质占总热量的 20% ~24%；此种饮食可能会出现缺铁，应注意补充。

饮食对血脂水平有什么短期影响

我们每一次进餐后，其血清脂质和脂蛋白的成分和含量即可发生某些变化。如果进食脂类食物，则血液可出现乳糜微粒，同时三酰甘油含量也可显著增高。这是一种正常的生理现象，是由于血液中脂蛋白脂酶还来不及对脂类彻底水解的缘故。此时抽取的血液相当混浊，测定血清三酰甘油浓度可为空腹时的数倍乃至数十倍，此现象可持续 6~8 小时。除乳糜微粒和三酰甘油含量增高外，其他脂质和脂蛋白成分也有变化，一直到 12 小时以后才慢慢地恢复到原来空腹时的基础水平。即使进食碳水化合物食物，如米饭、馒头、糕点等，也可引起脂质和脂蛋白含量的变化，只是变化的程度不像脂肪那么明显。所以要使血脂检查不发生误差，一定要保证在抽血检查血脂时已经空腹 12 小时以上。

饮食对血脂水平有什么长期影响

动物试验证明，长时间饲以高胆固醇和脂肪的饲料，可引起多种动物血脂持续升高，进而发生实验性动脉粥样硬化；解除高脂饲料后血脂水平逐渐恢复正常，动脉粥样硬化即行消退。大量的人群调查也观察到，食入动物性脂肪（主要含饱和脂肪酸），可使血胆固醇和低密度脂蛋白含量增高，但高密度脂蛋白-胆固醇则降低；而食入植物性脂肪

（主要含多不饱和脂肪酸）、食物纤维及植物蛋白等则可使血脂下降。洛杉矶某研究单位通过对 846 名男子（其中大部分有临床动脉粥样硬化疾病的证据）作为实验组进行研究，给予大量低饱和脂肪酸和低胆固醇膳食，并增加膳食中多不饱和脂肪酸的含量，发现血浆总胆固醇、三酰甘油水平均下降，而高密度脂蛋白－胆固醇并不降低。随访 8 年半后发现致命性动脉粥样硬化疾病发作总数明显降低（包括冠心病猝死、脑血管意外等），与对照组比较，死亡数减少 31.4%。非致命和致命性动脉粥样硬化疾病的总发病率也明显减少，与对照组比较减少 31.3%。可见日常的饮食习惯和营养状况直接影响着血脂和脂蛋白的含量，并与动脉粥样硬化的发生和发展有着密切的关系。了解这方面的知识，可自觉地养成良好的饮食习惯，达到养生保健和防病治病的目的。

高脂血症病人应怎样选用食用油

我们日常生活中食用的油脂有动物油和植物油两大类。一般说来，多数动物油中饱和脂肪酸的含量较高，而植物油中则是不饱和脂肪酸居多，因此高脂血症和冠心病病人宜食用植物油。植物油分为三类：

（1）饱和油脂。如椰子油和棕榈油，这些油中饱和脂肪酸的含量高，经常食用可以使血胆固醇水平增高，饮食中应减少这类油脂。

（2）单不饱和油脂。包括花生油、菜油和橄榄油，这些油中单不饱和脂肪酸含量较高，它们不改变血胆固醇水平。

（3）多不饱和油脂。如大豆油、玉米油、芝麻油、棉籽油、红花油和葵花子油，这些油中多不饱和脂肪酸含量较高，它们可以降低血胆固醇水平。多不饱和脂肪酸主要有 ∞－6 脂肪酸和 ∞－3 脂肪酸两种类型。∞－6 脂肪酸是亚油酸，存在于前面所述的植物油中。∞－3 脂肪酸主要存在于一些海鱼中，故而海鱼和鱼油适宜高脂血症病人食用。因此，高胆固醇血症和冠心病病人应选用富含多不饱和脂肪酸的植物油。

要注意的是，油脂所含的热能高，如果过多食用，可以引起体重增加。

动物油与植物油有何区别

常听人说，少吃猪油，多吃豆油可以预防高脂血症和冠心病，这是为什么？我们前面讲过，不饱和脂肪酸具有抗血栓和降胆固醇的作用，因而可以预防高脂血症和冠心病。植物油与动物油的不同在于植物油的不饱和脂肪酸含量很高，其中油酸和亚油酸的含量高达70%，尤其是大豆油、芝麻油、菜籽油及向日葵油等含的不饱和脂肪酸均在80%以上，而动物脂肪则含有较多的饱和脂肪酸和胆固醇。

国外一些大型的持续多年的研究观察发现，通过改变脂肪膳食（给予低饱和脂肪、低胆固醇、高多不饱和脂肪酸）的实验组，血清胆固醇明显地持续降低，与对照组相比，男性相差15.7%，女性相差13.5%，同时冠心病病死率分别下降53%和34%。由此可见，适当多吃植物油，少吃动物油是有很大益处的。

高脂血症病人的食物烹饪有什么禁忌

（1）尽量选择用油量较少的清蒸、水煮、清炖、凉拌等各种方法烹调食物。

（2）禁用油煎、油炸、烹、过油等烹调方式。

（3）选择瘦肉，应将瘦肉旁附着的油脂全部切除。可食用的肉类有去皮去脂的鸡肉、鱼肉、鸭肉及牛肉、羊肉、猪肉等。

（4）肉类红烧、炖汤时，应于冷藏后将上层的油脂去除，再加热食用。

（5）选用刺激性小的调味品，如糖、醋、香料、葱、蒜等，补充少油烹调的缺点，以促进食欲。

（6）吃火锅时，应选择含脂肪较少的鱼类、瘦肉制品等，并配上白菜、茼蒿、番茄、生菜等蔬菜。火锅汤尽可能少喝，而以喝清汤为宜。西式的浓汤或中式的高汤均不宜食用。

（7）在外进餐时，尽量选择清炖、凉拌的食品，尽量不用餐桌上的调味料，如麻油、沙拉酱等。

（8）甜食的摄入量要在计划之内，应注意不宜过多食用含单碳水化合物的食物、水果或糖果。

（9）因长期食用低油的饮品，应注意脂溶性维生素A、维生素D、维生素E、维生素K的补充。

（10）少食多餐。

哪些烹调方法适应于高脂血症病人

（1）蒸。是利用水蒸气的高温烹制。具体操作是：将食物拌好调料后，隔水煮熟。有用米粉包蒸的叫粉蒸，有用荷叶或菜叶包蒸的叫包蒸，也有将食物直接放入容器中隔水蒸的小哺蒸。可在食物中加入清水或汤汁，也可不加入清水或汤汁蒸。蒸食的特点是原汁原味，也是饮食保健的烹调中使用最广泛的一种方法。

（2）煮。煮也是最常用的烹制方法之一，将食物下锅加水，先用武火煮沸后，再用文火煮熟。一般适宜于体小易熟的食物制作，煮的时间较炖为短。其食物特点是味道清鲜，食物的有效成分较好地溶解于汤汁中。

（3）炖。将食物洗净切块后下锅，并注入适量清水，放入调料，置武火上烧开，撇去浮沫，再置文火上炖至熟烂。其食物特点是质地软烂，原汁原味。

（4）煨。是指用文火或余热对食物进行较长时间加热的烹制方法。具体操作方法有二：一是将食物置于容器中，加入调料和适量的水，再放置文火中慢慢煨熟至软烂；二是传统的方法，用菜叶、荷叶等将食物包裹扎紧，外敷黄泥糊，再置火灰中，利用火灰的余热将其煨熟。其食物特点是熟酥，味香浓。

（5）熬。熬是在煮的基础上进一步用文火熬至汁稠粑烂，比炖的时间更长。多适用于含胶质重的食物。其食物特点汁稠味浓，粑烂易化，适宜于老弱之人食用。

（6）凉拌。是生食或近于生食的一种烹制方法。一般将食物清洗干净、切细之后，用开水烫过，再加调料拌匀即可。此种加工方法一般适用于蔬菜类食物，它能较好地保持食物的营养素和有效成分。其特点鲜嫩而脆、清香可口。

高脂血症病人不宜采用的烹饪方法有：焖、炒、炸、烧等。

高脂血症病人的最佳饮食有哪些

（1）每日1瓶奶。每天早餐后或者临睡前1小时补充1瓶牛奶，养成喝牛奶的习惯。牛奶富含钙，有文献报道，动脉粥样硬化、高血压、结肠癌、老年痴呆症等的发生与进展均与缺钙有关。至于乳糖酶缺乏不能喝牛奶的人，可改喝酸奶。

（2）每日1个鸡蛋。1个约50克重的鸡蛋，蛋黄中所含胆固醇约280毫克，正好适合一个人一天的生理需要。蛋黄中的卵磷脂能降低血液黏稠度，避免胆固醇沉积。蛋类提供的必需氨基酸，其构成比例非常适合人体需要。

（3）常吃豆类。豆类和豆制品既有助于解决营养不良、补充人体所需蛋白质，又可预防营养过剩，不像吃肉那样会增加胆固醇。大豆是现有农作物中蛋白质含量最高、质量最好的作物。

（4）多吃海鱼。海鱼鱼油中含有丰富的不饱和脂肪酸，有降血脂作用，其中多烯酯酸与血液中胆固醇结合后，能降低血小板聚集，降低血黏度，有效地消除血管内脂肪沉积，是血管"清道夫"。

（5）少吃猪肉，多吃禽肉。畜肉、禽肉中的蛋白质是动物蛋白，为人体必需营养物质。但是猪肉含饱和脂肪酸多，所以营养学家赞成多吃鸡肉、鸭肉，少吃一点猪肉，有益健康。

（6）每天最好吃500克蔬菜（含水果50～100克）。蔬菜水果中除了含有丰富的维生素、矿物质以外，还含有丰富的膳食纤维，既可防止便秘，又可减少粪便中有害物质对肠壁的损害，预防肠癌，还对防止肥胖、改善脂质代谢有益。

（7）多吃菌菇类食品。香菇、蘑菇、黑木耳等菌菇类食品，含蛋白质较一般蔬菜为高，必需氨基酸比例合适，含有多种微量元素等人体必需物质，长期食用能起到良好的保健作用。

（8）少吃盐。很多研究表明，缺盐不行，但高盐饮食对人体健康更有害。高盐是导致胃溃疡、胃癌的元凶之一，高盐升高血压的作用尤为明显。另外，高盐饮食还会造成钙的丢失。改变"咸则鲜"的不良饮食习惯，努力做到三口之家每月食盐摄入量控制在500克左右。

（9）控制高糖高脂饮食。据生理学家观察，如果每人每天额外增加一汤匙糖（15克）一汤匙油（15克），那么一年就会增加体重10千克。脂肪少了不行，多了有害。一般成人以每人每天2汤匙（30克左右）为宜；肥胖、高脂血症等病人以每人每天1汤匙为度。

（10）吃好主食。目前生活水平提高了，食品品种丰富了，但人均粮食摄入量却越来越少。如果长期热量摄入不足,碳水化合物提供热能低于膳食热量的55%,人体只能将蛋白质充当产热物质,导致孩子生长发育停止;成人有气无力,提不起精神。除了肥胖、糖尿病病人外,成人每天粮食摄入量一般应为300~400克。

高脂血症病人为什么应多吃绿色蔬菜

高胆固醇血症和冠心病病人应多选用绿色或黄色蔬菜,因蔬菜是无机盐如钙、磷、钾、镁和微量元素如铁、铜、碘、铝、锌、氟的重要来源,尤以绿叶蔬菜含量最为丰富。而钙在苋菜、荠菜和金针菜中含量最高。蔬菜中的钾、镁含量也很丰富,其中不少比水果中的含量还要高。如果每天能吃上500克蔬菜,那么其中的钾、镁等多种元素基本上可以满足人体的需要。

蔬菜也是多种维生素,尤其是维生素C和胡萝卜素的良好来源。维生素C有利于降低血胆固醇和保护动脉壁,而且由于这类病人常常忌吃动物性食物(尤其是动物内脏)而导致维生素A摄入不足,而黄、绿色蔬菜所含的大量胡萝卜素则可以补充。此外,这类病人应多吃洋葱、大蒜以及苜蓿(金花菜)等具有降脂和特别"保护"作用的蔬菜。

多摄食膳食纤维对高脂血症病人有益吗

祖国医学认为肠中粪便污物久积,是招致细菌、真菌、病毒繁殖,引起早衰和导致肠炎、肠癌等多种疾病发生的重要原因之一。正常的排便,则可以调节人体的气机升降,健脾和胃,增加食欲,舒肝利胆,平衡内分泌,并能益肾强腰,清心轻体,养精定神,是非常有益于健康的。

近年来,人们过多地摄入高脂肪、高蛋白、高热量等精细食品,导致高血压、高血脂等疾病大量增加,而纤维素由于有独特的清肠利胃、降脂降压等保健祛病功能,所以富含纤维素的食品逐渐受到人们的欢迎。

纤维素何以有这么大的神通呢?据分析:植物纤维素是一种多碳水化合物,是由1800~3000个葡萄糖分子组成,由于人类的消化液中缺乏催化这种纤维素分解的酶,所以它不易被人体吸收。正因为如此,人们在吃含纤维素多的食品时，首先需经较长时间的咀嚼而促进唾液的分泌，有利于食物的消化分解；其次是纤维素可增加饱腹感，起到较好的节食减肥作用；再就是可推动粪便和肠内积物蠕动，增加肠液以泄积通便，清洁肠道，促进脂质代谢，从而起到降压降脂作用。

据现代医学试验：一组吃富含纤维素食品的中老年人，可保持每日大便 1 次；而另一组吃精细食物的中老年人，则 3～5 日大便 1 次。10 日后，前者粪便中肠道杆菌从 108 个／克降至 104 个／克，后者则无任何变化。这一试验，充分显示了纤维素的防病保健作用。然而，肠道中怎样才能"常清"呢？纤维素在这里面就起着举足轻重的作用，这就是人们之所以说"纤维素是生命的绿洲"、"纤维素是肠道的清洁工"的道理所在。

那么，怎样才能摄入较多的纤维素呢？首先，要选择含纤维素较多的食品，如芹菜、白菜、青菜、萝卜、丝瓜、番茄、青笋、豆芽、香椿、柑橘和带壳果品及主食中的各种粗杂粮等。其次，对吃法也要做到主食多吃带麸的面粉、面包和糙米及带壳类的作物。蔬菜要尽量带叶、皮、茎、根。吃瓜果类也要尽量带皮，食柑橘类还要带内皮、皮上的白膜。食花生、核桃带壳类果品要带内衣等等。

为什么高脂血症病人应常喝牛奶

现代研究表明，牛奶能抑制胆固醇的合成，降低血清胆固醇的含量。动物实验表明，牛奶中所含的蛋白质有清除血中过量的钠的作用，所以能防止动脉粥样硬化、高血压的发生；其中的蛋白还有助于保持血管的弹性，延缓动脉粥样硬化。牛奶中所含乳清酸能影响脂肪的代谢。牛奶中还含有一种耐热的低分子化合物，可以抑制胆固醇的合成，牛奶中所含的钙质和胆碱具有促进胆固醇从肠道排泄、减少其吸收的作用。非洲东部玛萨伊部落的人每日都要饮用大量的牛奶，他们没有人患高血压病和冠心病，体内的胆固醇水平低。美国科学家花了两年时间揭示了其中的奥秘。人体内的胆固醇有两个来源：一个是食物带进来的；另一个是人体内肝脏合成的。肝脏合成胆固醇要经过 26 个环节的反应，而牛奶中的乳清酸能在第二个环节抑制这个反应，它对肝脏合成胆固醇的抑制作用大大超过了牛奶带入人体的胆固醇，这就是以牛奶为主食的玛萨伊人血胆固醇水平低，不会患高血压病和冠心病的奥秘。有人观察，给一些健康人每日喝720毫升牛奶，1周后血清总胆固醇含量显著下降，并在12周以内一直维持在较低水平。非洲有个马西族，习惯每人每天喝数升发酵的全脂牛奶，他们的胆固醇含量都不高，冠心病的发病率也很低。

关于牛奶的吃法很多，可喝鲜奶，也可将牛奶制成酸奶或其他牛奶制品。近年来，科学家发现，酸奶中含有一种特殊的"牛奶因子"，它与牛奶中的钙离子一起，可防止人体对胆固醇的吸收。还有研究发现，这种"牛奶因子"本身就可吸收血液中已经蓄存的胆固醇。有观察表明，给人每日喝700毫升酸奶，1周后血清总胆固醇可下降5%～10%。因此说，常喝酸奶对高脂血症、动脉粥样硬化症、冠心病、高血压病等病人是一种很好的降脂保健食品。至今，民间还流传着"若要长寿不长癌，劝君多喝酸牛奶"的谚语。

番薯对降血脂有利吗

番薯在我国有广泛的栽种。北京人将其称之为白薯，河南、陕西一带称之为红薯，山东一带称之为地瓜，河北人则混称之为白薯、红薯、地瓜。

番薯性平味甘，无毒。中医认为它功用颇多。《本草纲目》记载番薯能"补虚乏，益气力，健脾胃，强肾阴"；《金薯传习录》中则说它能治疗"痢疾下血，酒积热泻，湿热黄疸，遗精淋浊，血在经乱，小儿疳积"等。

番薯含有大量胶原和黏多糖物质，能保持血管弹性，保持关节润滑，防止肝、肾结缔组织萎缩。近代营养学研究还发现，番薯能预防心血管系统的脂质沉积，预防动脉粥样硬化，使皮下脂肪减少，避免出现过度肥胖，是一种有效的长寿保健食品。

土豆有降血脂功效吗

土豆学名叫马铃薯，又叫洋番薯、洋山芋、洋芋等。我国各地都有种植，以东北和华北产量最多，是这些地区仅次于大白菜的一种冬贮菜，也是其他地区冬季重要蔬菜之一。马铃薯营养成分比较齐全，每

100 克中含蛋白质 2.3 克、脂肪 0.1 克、碳水化合物 16.5 克、钙 11 毫克、磷 64 毫克、铁 1.2 毫克、胡萝卜素 0.01 毫克、维生素 B_1 0.1 毫克、维生素 B_2 0.03 毫克、烟酸 0.4 毫克、维生素 C 16 毫克。马铃薯所含的蛋白质为完全蛋白质，赖氨酸含量高。碳水化合物主要以淀粉的形式存在，易为人体消化吸收。除钙、铁外，还含有较多的钾、镁。钾的含量每 100 克高达 502 毫克，是少有的高钾蔬菜之一。实验研究证明，马铃薯和全脂奶同用，可提供人体需要的全部营养素，即人们每日只吃全脂牛奶和马铃薯，营养就不会缺乏。马铃薯可用以代替谷类，又具有蔬菜的功用。因此，它是当之无愧的"植物之王"。另外，马铃薯还有重要的保健功能，它所含的热量低于谷类食物，是理想的减肥食物；马铃薯可减缓胆固醇在体内的合成，并促使其排出。所以，马铃薯是非常良好的减肥降脂食物。

为什么吃茄子能防治高脂血症

茄子又称落苏、矮瓜，是茄科植物茄的果实。茄子原产印度，我国各地均有栽培，嫩果供食用，是夏季主要蔬菜之一。茄子有白茄、紫茄之分，其根、茎、叶、果均可入药。

茄子含有多种营养成分，其中蛋白质及钙的含量要比西红柿高 3 倍多。茄子含有多种维生素，特别是紫茄子中含有较多的维生素 P，每 100 克紫茄子维生素 P 含量可高达 3600 毫克以上，这不仅在蔬菜中是出类拔萃的，就连一般水果也望尘莫及。维生素 P 也就是平时我们所说的芸香苷，它能增强毛细血管弹性和人体细胞之间的黏着力，减低毛细血管的脆性及渗透性，防止微血管破裂出血，使小血管保持正常的生理功能。近年来，医学研究证明，茄子能降低胆固醇，还能防止高脂血症引起的血管损害，能辅助治疗高血压、高脂血症、动脉硬化、咯血、紫癜及维生素 C 缺乏症等症，是降脂保健的佳蔬。因此，经常吃些茄子，对防治高血压、高血脂、动脉粥样硬化等是非常有好处的。

山楂降脂应怎样科学食用

山楂向来以开胃健脾、增进食欲著称。但你也许还不知道，山楂的许多制剂还具有明显的降脂作用，对降低胆固醇和三酰甘油均有一定效果，是降脂药方中最常见的药物之一。

中医学认为，山楂性微温，味酸、甘，归脾、胃、肝三经，有消食健胃、行气散淤等功效。秋季果实成熟时采收，入药生用或炒用。历代医家对山楂有许多论述，这里摘引部分与防治高脂血症有关的内容，以飨读者。《日用本草》说，山楂"化食积，行结气，健胃宽膈，消血痞气块，活血"。并说，"于每食后嚼二三枚，绝佳"。《本草再新》也说，山楂"治脾虚湿热，消食磨积，利大小便"。清代张锡纯在其所著《医学衷中参西录》中指出："山楂，味至酸微甘，能补助胃中酸汁，故能消化饮食积聚，以治肉积尤效。其化淤之力，更能蠲除肠中淤滞，下痢脓血，且兼入气分以开气郁痰结，疗心腹疼痛。若以甘药佐之，化淤血而不伤新血，开郁气而不伤正气，其性尤和平也。"这些深刻的阐述，对山楂用于防治高脂血症仍具有指导意义。

现代医学研究表明，科研人员用 95% 的山楂醇浸膏，可使实验性高脂血症家兔血中胆固醇浓度下降。用山楂总黄酮 4 毫升/千克体重给健康乳幼白鼠腹腔注射，仅 8 天即可出现降胆固醇作用。

因为山楂中含有大量酸性物质，有的老年人过多食用之后会引起反酸等胃部不适；还因为山楂可以明显增进食欲，这对体重已经超重的老年人来说并不是期望的结果。所以，对于肥胖或胃酸过多的老年人不宜多吃山楂，但可以用山楂的果实或叶子提取的总黄酮，如北京生产的复心片（主要成分为山楂叶浸膏），每天 3 次，每次 5 片。

枸杞子有保健作用吗

枸杞子的药用与食用，在我国已有很悠久的历史。《本草述》云："疗肝风雪虚，眼赤痛痒昏翳。""治卒中眩晕，虚劳，诸血证，咳嗽血，痿，厥，挛，消瘅，伤燥，遗精，赤白浊，脚气，鹤膝风。"《食疗本草》亦云："坚筋耐老，除风，补益筋骨，能益人，去虚劳。"明代《本草汇言》记载："枸杞使气可充，血可补，阴可长，阳可生，火可降，风湿可去，有十全之妙用。"明代大医药家李时珍对枸杞特别钟爱，在其所著《本草纲目》中记载："枸杞，主五内邪气，热衷消渴，周痹风湿，久服，坚筋骨，轻身不老，耐寒暑。下胸胁气，客热头痛，补内伤大劳嘘吸，强阴，利大小肠。补精气不足，易颜色，变白，明目安神，令人长寿。"枸杞子"坚筋骨，耐老，除风，去虚劳，补精气。主心病嗌干心痛，渴而引饮；肾病消肿，滋肾润肺"。由此可见，枸杞子对防治肥胖症、高脂血症、糖尿病、冠心病、高血压等"富裕病"有着极其重要的医疗保健作用。

枸杞子含有甜菜碱、胡萝卜素、玉蜀黍黄素、维生素 B_1、维生素 B_2、维生素 C、烟酸、酸浆红素、钙、磷、铁、p-甾固醇、亚油酸、天仙子胺等。

饮茶对高脂血症病人有何作用

茶叶中含有茶碱和鞣质，不仅有兴奋神经、利尿、清暑等功能，更重要的是它还能有效地调整脂代谢紊乱，有去脂去腻、消食减肥的功效；所含儿茶素、茶多酚、维生素 C 及维生素 P，有增加血管弹性、防止脂质沉积的作用。

在各类茶叶中，以云南普洱茶（即沱茶）降脂效果最佳。法国国立健康和医学研究所的研究证明，高脂血症病人饮用普洱茶 2 个月使血脂下降了 22%，并且证明普洱茶质地纯净，不含有害物质，既是日常饮料，又有较高药用价值，符合法国药典要求，因而普洱茶在法国药房也有售。

荞麦对血脂有何影响

我国种植、食用荞麦有数千年的历史。在不少土质差的荒寒地区，荞麦是人们日常生活中必不可少的粮食作物。

荞麦面中含有蛋白质 7%～13%，比大米、白面含量略高，其必需氨基酸含量，如赖氨酸含量比大米和小麦面粉丰富。据研究，从营养效价来看，小麦面中蛋白质的生物价为 59，大米为 70，而荞麦面则为 80，个别地区出产的荞麦面甚至高达 92。荞麦含脂肪 2%～3%，这些脂肪有 9 种脂肪酸，其中最多的是油酸和亚油酸。油酸在人体内可以合成花生四烯酸，它起着降低人体血脂的作用，同时还是人体神经系统重要组成成分，特别是人脑的组成成分。在人体的生理调节中起极大作用的前列腺素，更离不开花生四烯酸的合成。

据科学家的研究，荞麦的胚乳中所含的糖分比一般粮食淀粉更易于消化吸收。荞麦含有的微量元素和维生素等营养物质也是出类拔萃的。有资料表明，荞麦面含有的维生素 B_1 和维生素 B_2 比小麦面粉多 2 倍，比烟酸多 3~4 倍。突出的是荞麦面中还含有其他食品所不具有的芸香苷——即芸香苷成分。烟酸和芸香苷有降低人体血脂和胆固醇的作用，是治疗高血压、心脏病的重要药物。在喜马拉雅山南面山腰的尼泊尔人，不仅大量摄食荞麦面，而且还吃荞麦的茎和叶。据研究，风干的荞麦茎叶中芸香苷成分比荞麦含量大 10 倍。因此，那里很少有人患高血压。

荞麦面中的矿物质高于许多天然食品，含量为精白米和小麦面粉的 2~3 倍。其中铁的含量为小麦面粉的 3~20 倍，它是人体造血和血液循环必不可少的重要成分。镁的含量在荞麦面中也高于其他粮食品种，比大米和小麦面高 1 倍。它能促进人体纤维蛋白溶解，使血管扩张，抑制凝血酶的生成，具有抗血栓形成的作用，也有利于降低血清胆固醇，对于急性贫血性心脏病和高血压都有一定的治疗作用。

燕麦是降脂保健食品吗

燕麦性温、味甘，具有补虚止汗的功效，适用于体虚自汗、糖尿病、高血脂等。现代研究表明，燕麦含有极丰富的亚油酸，占全部不饱和脂肪酸的 35%~52%，燕麦中的维生素 E 含量也很丰富，燕麦中的甙素可降低血浆胆固醇的浓度。临床观察表明，燕麦确有明显的降低血浆总胆固醇、三酰甘油及 p 脂蛋白的作用，并且能升高血浆高密度脂蛋白，不论对原发性还是继发性高脂血症，都有较好的疗效。燕麦是一种高纤维食物，可增加胃肠蠕动，使脂肪和氮排泄增加，从而降低人体内胆固醇含量，防止动脉粥样硬化的形成。有人观察，以燕麦和大麦做成的麦片，有降低胆固醇的作用，如果坚持食用燕麦片做早餐，可使 70% 的高脂血症病人血清总胆固醇和三酰甘油显著降低。这主要是由于燕麦片中含有较丰富的纤维素。有人测定，进食一碗煮好的燕麦片，就可摄取 3 克的可溶性纤维，可使血清总胆固醇下降 5%~10%，相当于发生冠心病的危险性降低了 10%~20%。

因此，燕麦对高血脂、冠心病、糖尿病、高血压病等病人有很好的药用保健价值。

麦麸有降脂保健功效吗

麦麸所含的营养成分非常丰富，每100克麦麸含有31.3克膳食纤维，是所有粮食食品中含量最高的，另外还富含胡萝卜素120微克、烟酸12.5毫克、维生素E4.47毫克、钙206毫克、镁382毫克、铁9.9毫克、锰10.85毫克、锌5.98毫克、铜2.03毫克、磷682毫克、硒7.12微克等，以上这些营养素在所有粮食食品中有许多都是独占鳌头的。值得一提的是，麸皮中的含钾量十分丰富，而含钠相对低得多，每100克麸皮中含钾862毫克，含钠12.2毫克，是优质高钾食物。而且，麸皮中还含有极丰富的铬元素，是人体缺钾、缺铬的极好补充食物。现代医学研究证实，人体长时期的缺铬和含钾偏低，是诱发动脉粥样硬化、高血压病和高脂血症的主要因素之一。坚持在膳食中应用麸皮类食品，可有效地遏制以上病症的发生和发展，对于已患有上述病症的病人来说，可明显改善临床症状，有的甚至可使病症向好的方向转化，并达到较好的康复状态。

麦麸是一种含高纤维食物，如果食用含大量高纤维素食物，将增加胃肠的蠕动，可使脂肪及氮排泄量增加，改善大便习惯，并增加排便量。医学专家们认为，这在临床上很有意义。临床常见的"纤维素缺乏性疾病"有：高血脂、糖尿病、动脉粥样硬化症、冠状动脉疾病、结肠癌、痔疮、肠过敏综合征、老年性习惯性便秘等，患这类疾病者，常食麦麸及其制品有明显的治疗效果。

据有关研究报告，动脉粥样硬化病因的动物药理实验证明，食用多种不同的富含纤维素食物，即使系高脂肪饮食，也能减少动脉粥样硬化的形成；经观察，摄入高纤维素食物，能增加粪便中粪固醇的排出量，可使血浆胆固醇下降，减慢动脉粥样硬化的形成。美国乔治顿大学医院进行了一项实验，让7名志愿者食用玉米、麸皮添加剂，头6周每人每日吃20克，第2个6周每人每日吃40克，其他饮食习惯和生活方式照旧。7名受试者平均年龄55岁，其平均胆固醇都比较高，已在医院接受2年多的治疗。实验后发现，7名受试者血液中的三酰甘油都降低了，其中6人的胆固醇也有降低。

目前，我国很少见到八五粉、九零粉。面对这种市场供应情况和

"富裕病"向人们直逼而来的严重状况，对于所有的人来说，定期、适量补充麦麸类食品是十分必要的，尤其是患有高血脂、动脉粥样硬化症、冠心病、高血压病等"富裕病"的人，更应坚持每周数日服食麦麸及其制品，以期缓解病情，标本兼治，达到康复痊愈的目的。

高脂血症病人常食玉米有哪些益处

玉米营养丰富，主要为复合碳水化合物，并含有一定量的蛋白质和脂肪，其脂肪含量可达 3.8% 左右。另外还含有生物碱、槲皮素、异槲皮甙、果胶、谷胱甘肽以及维生素 B_1、维生素 B_2、维生素 B_6、维生素 E 和烟酸、泛酸、生物素等，并且含铁、锰、锌、铜、铬、硒等微量元素，所含磷、镁等矿物质的量相当高。而且不论是黄玉米，还是白玉米，其含钾量均很丰富，而含钠量则很低，是优质含钾食物。玉米还含有一定数量的卵磷脂。

现代医学研究证实，玉米不仅有较好的降血脂作用，而且还有较好的降血糖、降血压效果。经研究分析，玉米提取的玉米油是一种富含多不饱和脂肪酸的油脂，是一种胆固醇吸收的抑制剂。近年来，国外学者进行了许多膳食控制实验，结果表明，食用富含多不饱和脂肪酸的油脂，包括玉米油，再限制并减少进食动物内脏及蛋黄等，对预防冠心病的初发及复发均有好处。此外，对年龄较轻而血浆胆固醇浓度已较高的人来说，玉米油降低血浆胆固醇的效果及预防冠心病的效果均较好。

临床应用研究发现，长期食用玉米油，可降低血中胆固醇并软化动脉血管，因其所含的维生素 E 相当高，因而是高血脂、动脉粥样硬化症、冠心病、高血压病、脂肪肝、肥胖症病人和中老年人的理想食用油。研究中还观察到，凡长期食用玉米油的，伴随血中胆固醇的下降，其临床症状均有显著改善。玉米主要含复合碳水化合物，每 100 克玉米干品，其复合碳水化合物含量可高达 66.7 克。流行病学调查资料表明，以复合碳水化合物为主食的国家或地区，居民平均血胆固醇含量和冠心病发病率均较低。这可能与玉米等谷类中含有较高的纤维素有关。临床研究还表明，用复合碳水化合物（玉米等谷类）代替单碳水化合物，可使高脂血症病人的三酰甘油含量降低。

大豆对高脂血症病人有什么保健功效

大豆按其色泽可分为黄、青、黑、褐和双色大豆5种，其蛋白质含量较高，脂肪中等，碳水化合物较少。我国居民经常食用的主要为黄豆。豆制品的种类繁多，我国居民经常食用的有豆腐、豆浆和豆芽。

大豆类及其制品的营养成分，因品种和种类不同相差较大。蛋白质的含量以大豆为最高，一般可达35%～40%，大豆蛋白质为优质蛋白质，含赖氨酸较多，是谷类蛋白质理想的互补品。有人计算，500克黄豆的蛋白质含量相当于1000克肉或1500克鸡蛋或6千克牛奶中蛋白质的含量。所以，黄豆被人们称之为"植物肉"、"绿色的牛乳"等。大豆油中所含人体必需脂肪酸达到了50%以上，又有较强的抗氧化能力，为优质食用油。

大豆类及其制品的蛋白质不仅含量高而且质量也好，氨基酸组成接近人体的需要，其组成比例类似动物蛋白质，所以一般认为大豆蛋白质是优质蛋白。大豆中赖氨酸丰富，若与赖氨酸含量较少的谷类食物混合食用，可相互补充，提高蛋白质的吸收利用率。

大豆类的脂肪组成，以不饱和脂肪酸居多，达86.1%，其中人体必需的脂肪酸占51.7%～57.0%。此外，豆类含有少量的磷脂，故黄豆和豆油常被推荐为防治高血脂、冠心病、高血压病、动脉粥样硬化症的理想食品。

为什么高脂血症病人宜食绿豆

我国历代医家都很重视绿豆的食用、药用保健价值。中医学认为，绿豆性凉味甘，归心、胃二经，有清热解毒、消暑利水、止渴明目等功效。唐代药王孙思邈就极赞绿豆，"治寒热、热衷，止泻痢，利小便胀满"。唐代著名食医孟诜说，绿豆"研煮汁饮，治消渴，又去浮风，益气力，润皮肉"。《日华子本草》上说，绿豆"益气，除热毒风，厚肠胃；做枕明目，治头风头痛"。《开宝本草》上也说，绿豆"宜煮食，消肿下气，压热解毒"。李时珍著的《本草纲目》上说，绿豆"补益元气，和调五脏，安精神，行十二经脉，去浮风，润皮肤，宜常食之。煮汁，止消渴"。并说"绿豆粉，气味甘、凉、平，无毒。主治解诸热，益气"。《本草汇言》上称绿豆"清暑热，静地热，润燥热，解毒热"。《会约医镜》上说，绿豆"清火清痰，疗痈肿痘烂"。清代王士雄著的《随息居饮食谱》上说，绿豆"煮食清胆养胃，解毒止渴，润皮肤，消浮肿，利小便，止泻痢，醒酒弭疫"。从以上论述可见，绿豆所具功效、作用，均与当今防治高血脂、肥胖症、高血压病、糖尿病等"富贵病"直接或间接相关。

现代营养学研究表明，绿豆含有丰富的蛋白质和复合碳水化合物，所含膳食纤维也很丰富，而脂肪含量较少。绿豆还含有胡萝卜素以及维生素 B_1、维生素 B_2、维生素 E 和尼可酸及多种矿物质。绿豆所含蛋白质主要为球蛋白，并含有蛋氨酸、色氨酸、酪氨酸等多种氨基酸。在所含磷脂中有磷脂酰胆碱、磷脂酰乙醇胺、磷脂酰肌醇、磷脂酰甘油、磷脂酰丝氨酸、磷脂酸等成分。

现代医学研究证实，绿豆中含有一种球蛋白和多糖成分，能促进动物体内胆固醇在肝脏分解成胆酸，加速胆汁中胆盐排出和降低小肠对胆固醇的吸收。绿豆中的多糖成分还能增强血清脂蛋白酶活性，使脂蛋白中三酰甘油水解，达到降低血脂的疗效，从而可以防治高血脂、冠心病、心绞痛。现代药理实验与临床研究均证实，绿豆有降胆固醇的作用，医学专家认为，这可能与绿豆所含植物固醇的竞争性抑制外源性胆固醇的吸收、增加胆固醇排泄有关。有学者报道，用发芽绿豆粉可防止实验性高胆固醇大鼠血、肝和主动脉内的脂质升高。

临床上应用绿豆或绿豆粉治疗高脂血症病人，均获得良好的效果。有学者以每日 50 克绿豆煎汤饮用，并连同绿豆一起吃下，3 个月为 1 个疗程，共治疗高胆固醇血症 31 例，胆固醇平均下降 33.93 毫克/分升（每升 0.88 毫摩尔）。另有报道，临床用绿豆粉 20 克，每日 2 次，每次 10 克，口服 1~3 个月，对降低胆固醇、三酰甘油、p-脂蛋白均有一定疗效。

高脂血症病人怎样用豆腐调理饮食

我国用于制作豆腐的原料有两种：一是用大豆，二是用豆饼。如果在选豆、榨油和保存豆饼的过程中，注意保持豆饼的质量和清洁，则用这种豆饼制成的豆腐，在感官形状和营养价值上与大豆制成的豆腐差别不大，但蛋白质含量却稍有增加，而脂肪略有降低。南豆腐的原料为大豆，含90%的水分，质地细嫩，含蛋白质4.7%，脂肪1.3%，碳水化合物2.8%，蛋白质极易被消化、吸收，并含有丰富的钙和其他矿物质及维生素；北豆腐的原料一般为提取脂肪后的大豆饼粕，质地稍粗。其含水量为85%，蛋白质6.8%，脂肪0.8%，碳水化合物3.4%。

豆腐的制作方法比较简单，据说在两千多年前，中国人就开始制作豆腐了，这是中国人在食品工艺上的一大创造。

在做豆腐时，加在豆浆中的凝固剂，有用石膏的（硫酸钙），有用盐卤的（氯化镁）。最好是用石膏做凝固剂，因为石膏是一种钙盐，可以增加豆腐里的钙质。

在吃豆腐时，可以稍配点动物蛋白质来提高营养价值，例如肉末烧豆腐、鸡蛋烩豆腐、鸡蛋豆腐羹、肉丝豆制品配青菜等，都是利用互补来提高营养价值的经济办法，比单吃肉便宜，而且营养价值还高。

将豆腐进一步压去水分可制成其他豆制品，如豆腐干、豆腐片、豆腐丝；经过油炸处理可制成豆腐泡、千张、素鸡等。总之，用豆腐可制成多种风味的豆制品。

为什么高脂血症病人宜喝豆浆？需要注意什么

豆浆是将大豆用水泡后，磨碎过滤、煮沸而成，是深受人们欢迎的一种食品。它除含钙量比豆腐略低外，其他营养素的含量和豆腐不相上下，蛋白质含量比牛奶略高，含铁量为牛奶的25倍之多，其他营养成分如钙、磷及维生素等比牛奶略少。豆浆还有它的独特之处：一是蛋白质利用率高，可达80%以上；二是豆浆中所含的大豆皂甙，能抑制体内的脂质过氧化、清除自由基等。

在饮用豆浆时，应注意以下事项：要喝煮熟煮透的豆浆。生豆浆里含有胰蛋白酶，喝了未煮透的豆浆，会发生恶心、呕吐、腹泻等症状。因此，煮豆浆时应在煮沸后再继续煮3~5分钟，这样胰蛋白酶抑制物才能被破坏。另外，不宜空腹喝豆浆。

高脂血症病人为什么宜食山药

山药中含有的黏液蛋白能预防心血管系统的脂肪沉积，保持血管弹性，防止动脉硬化，减少皮下脂肪沉积，避免肥胖。山药中的多巴胺，具有扩张血管，改善血液循环的功能。另外，山药还能促进蛋白质和淀粉的分解，从而改善人体消化功能，增强体质。过年期间若有消化不良，可以将山药、莲子、芡实加少许红糖共煮食用。

为什么海带降脂效果不可忽略

海带味道鲜美，取材方便，不仅是一种有益于健康的食品，也是治病良药。海带中含有一种叫做海带多糖的有效成分，可以降低血清总胆固醇和三酰甘油的含量。有资料报道，海带素、褐藻淀粉和昆布素多糖等具有很好的降脂和抗凝作用，已广泛用于高血脂的治疗，并取得一定的疗效。实验研究也表明，海带中所含的昆布素等多碳水化合物，其低程度的硫酸化物与肝素相似，有清除血脂作用，但无显著的抗凝作用，可用于高血脂、动脉粥样硬化症病人的防治。

动物实验表明，海带多糖能减少实验动物动脉内膜粥样硬化斑块的形成和发展。而且海带多糖还具有抗凝血的作用，可以阻止血管内血栓的形成。此外，海带中还含有纤维素，纤维素可以和胆汁酸结合而排出体外，从而减少胆固醇的合成，防止动脉粥样硬化的发生。海带富含牛黄酸、食物纤维藻酸，能调理肠胃，促进胆固醇的排泄，控制胆固醇的吸收。

人们只要经常在日常膳食中加入一些海带，就会使脂肪在体内的蓄积趋向于皮下和肌肉组织，很少在心脏、血管和肠系膜上积存。同时，血液中的胆固醇含量显著降低。因此，海带在人类防治高脂血症、动脉粥样硬化症、冠心病、高血压病、糖尿病、肥胖症以及防治癌症、艾滋病等方面将会发挥更好的作用。

此外，经常食用海带还可以预防夜盲症、干眼症，减少口腔炎症的发生，并有预防骨质疏松症和贫血症的作用。

杏仁有保健降脂功效吗

美国洛玛琳达大学研究人员主张，胆固醇水平正常或者稍高的人，可以用杏仁取代其膳食中的低营养密度食品，以达到降低血液胆固醇并保持心脏健康的目的。研究者认为，杏仁中所富含的多种营养素，比如维生素 E，单不饱和脂肪酸和膳食纤维共同作用能够有效地降低心脏病的发病危险。

大蒜对高脂血症病人有什么保健作用

大蒜所含营养成分十分丰富，除含有丰富的蛋白质外，还含有约0．2%的挥发油。挥发油中含有多种硫醚类化合物及蒜辣素、蒜氨酸、大蒜硫胺素及谷氨酰肽等有机化合物，是人体生理代谢不可缺少的物质。另外，大蒜中所含脂肪极低，但含钾量很高，属高钾食品，且富含硒等微量元素。

研究发现，大蒜及大蒜制剂能有效地降低血清总胆固醇和三酰甘油水平，是防治动脉粥样硬化的重要食物之一。每日含服量相当于50克大蒜新鲜蒜汁或大蒜精油，就能防止饮食所引起的血清总胆固醇水平的升高。动物试验也提示，大蒜油可有效地对抗血脂升高，使血清、肝、肾的胆固醇、三酰甘油及肝总脂维持在正常范围。另有研究显示，大蒜的水溶性提取物对高脂实验动物的总胆固醇和低密度脂蛋白（LDL）有非常显著的降低作用。陈大蒜更能有效地防止高胆固醇饮食所引起的家兔血清总胆固醇水平升高，而新大蒜则可延缓脂肪肝的发生。

据报道，大蒜汁或大蒜提取油不但能升高高密度脂蛋白（UDL），而且能降低低密度脂蛋白（LDL）。有人指出，在进食含有高脂肪的饮食时，同时吃些生大蒜，不仅可以解腻，而且对防止血脂的突然升高有益。德国一位教授让高脂血症病人口服含有 5 克大蒜油的胶囊，结果受试者血清总胆固醇含量明显降低。最近的医学研究资料显示，大蒜精油中可分离出一种1，2，4－烯丙基甲酯三硫的化合物，具有强烈的抑制血小板的作用，为防治高脂血症伴发的高血压病、冠心病、脑梗死等心脑血管疾病增添了一种新的方法。实验结果提示，服大蒜后动物粪便中的胆汁酸盐排出减少，可能与内源性胆固醇合成减少有关。

研究人员曾对 30 名冠心病病人用大蒜进行治疗，8 个月后，这些病人血中胆固醇和三酰甘油的水平明显降低，而对健康有益的高密度脂蛋白则有所增加，因而冠心病的发作危险大为减少。大蒜中的蒜氨酸和环蒜氨酸为其降血脂作用的有效成分。此外，从大蒜中提取的另一种有效成分——甲基烯三硫和二烯丙基二硫，具有很强的抗血小板聚集作用。由于不少冠心病病人除合并高胆固醇血症外，其血液也常处于高凝状态。因此，经常食用大蒜对高血脂和冠心病的防治有良好的作用，并可以预防脑卒中的发作。

大蒜的吃法很多，多吃青蒜、蒜苗、蒜薹等也具有较好的防治高脂血症的功效。吃大蒜必须掌握的要点是：少量吃，空腹不吃，开水余一下再吃，早餐不吃。

高脂血症病人吃姜有什么益处

生姜内含有油树脂，可抑制人体对胆固醇的吸收。生姜内还含有一种类似水杨酸的有机化合物，该物质的稀溶液的稀释剂和防凝剂，对降血脂、降血压、防止血栓形成有很好的作用。

洋葱对防治高脂血症有什么作用

洋葱的重要药用价值是它有很好的降脂作用。葱头中含有一种洋葱精油，可降低人体内的胆固醇，并能提高病人体内纤维蛋白溶解的活性，对防治动脉粥样硬化很有益处。现代药理研究表明，健康男性口服 60 克油煎洋葱就能抑制高脂肪饮食引起的血清总胆固醇升高，并使纤维蛋白溶解活性下降。美国科学家还发现洋葱中含有前列腺素 A，能降低人体外周血管阻力，降低血压，对儿茶酚胺等升压物质有对抗作用，并能促进钠盐排泄，对降脂、降压、防治心脑血管疾病有一定疗效。临床试验表明，洋葱的防治效果优于降脂药氯贝丁酯。另外，现代医学研究还发现，洋葱还含有降血糖的物质（甲苯磺丁脲），经常食用，不仅可以降低血脂、降低血压，而且还可以充饥降糖。所以说，洋葱的降脂、降糖、降压等保健强身作用已愈来愈为人们所了解。

为什么番茄的降脂效果不可忽略

番茄的营养很丰富，经分离可得到番茄果胶、苹果酸、枸橼酸、腺嘌呤、胡卢巴碱、胆碱和少量的番茄碱；番茄还含有胡萝卜素以及多种维生素如维生素 B_1、维生素 B_2、维生素 C、维生素 E 及烟酸和维生素 P（芸香苷）等活性成分。番茄还含有丰富的膳食纤维素及矿物质。

现代医学研究结果表明，番茄具有较好的降血脂作用，被称为降血脂的辅助剂。药理实验研究结果表明，口服番茄果胶，可降低喂饲胆固醇大鼠的血清及肝中胆固醇含量。另有资料报道，若将番茄纤维素与体内生物盐结合后，可由消化道排出体外，而体内生物盐需由胆固醇来补充，这样随着体内生物盐的排出，血液中的胆固醇的含量就减少了。

值得一提的是，番茄所含的维生素 C 相当丰富，且具有以下两大特征：一是由于番茄自身有有机酸的保护，在储存和烹调过程中，维生素 C 不易遭到破坏，人体利用率很高；二是与所含的芸香苷成分活性相伴存在，并协同发挥作用，对末梢血管脆弱和高脂血症、动脉粥样硬化症、高血压病、冠心病等均有一定疗效。

现代医学研究还发现，番茄含钾量相当高，而含钠量却很低，以番茄每100克可食部分计算，含钾量可达163毫克，含钠仅5毫克，是优质高钾食物。在一般情况下，以食用250克番茄折算，机体可摄入400多毫克钾元素，这种源于自然的结合态的活性钾元素成分，不仅有助于防治高血压病，对高脂血症、肥胖症、动脉粥样硬化症、冠心病、心绞痛以及肾病同样有效用。

怎样用芹菜来降压降脂

芹菜是一种别具风味的香辛蔬菜，有旱芹和水芹之分，人们经常食用的多为旱芹，常见的旱芹品种有青芹菜、白芹菜和大棵芹菜。芹菜喜凉爽气候，春秋季节种植产量高，品质好。自古以来，芹菜就以其独特的芳香辛味赢得了人们的喜爱和赞赏。芹菜青翠鲜嫩，清香可口。芹菜入馔，烹法多用炒、炝、拌，或作为一些荤菜的配料，也可用来制作馅心，或腌、酱、泡、渍作小菜。经软化栽培的芹菜的心叶叫芹黄，它色黄、香鲜、肥嫩，炒食味道鲜美。

芹菜的药用保健价值，一直受到我国历代医家的关注和重视。芹菜性凉，味甘苦，具有平肝清热、祛风利湿、醒脑提神、润肺止咳等功效，适用于高脂血症、糖尿病、高血压、失眠、尿血、头风痛、妇女带下、产后出血等症。

芹菜营养丰富，每 100 克中含水分 94.2 克，蛋白质 0.8 克，脂肪 0.1 克，膳食纤维 1.4 克，碳水化合物 2.5 克，胡萝卜素 60 微克，维生素 B_1 0.01 毫克，维生素 B_2 0.08 毫克，烟酸 0.4 毫克，维生素 C12 毫克，钙 48 毫克，磷 103 毫克，铁 0.8 毫克。此外，还含有芫荽甙、挥发油、甘露醇、环己六醇等营养物质。

有人将生芹菜去根，用冷水洗净绞汁，加入等量的蜂蜜或糖浆，每次口服 90 毫升，每日 3 次，治疗高血压及高胆固醇血症，治疗 16 例，有效 14 例，有效率 88%。还有人采用芹菜根 10 个，洗净捣烂，加红枣 10 枚，水煎取汁，每日分 2 次服，15~20 日为 1 个疗程，治疗高血压、冠心病、胆固醇等症大于 5.18 毫摩尔/升者 21 例，其中 14 例胆固醇下降 0.21~1.94 毫摩尔/升，并认为芹菜根以鲜者最好，干者次之，量可适当增减。芹菜降低胆固醇和降低血压的机制目前尚不太清楚，有研究揭示，其降压机制主要是通过主动脉的化学感受器所致。

马齿苋对高脂血症有什么保健作用

马齿苋，又名马齿草、安乐菜，为马齿苋科一年生肉质草本植物马齿苋的全草。现代研究表明，马齿苋含有大量的去甲基肾上腺素和多量钾盐，以及二羟基苯乙胺、苹果酸、谷氨酸、天门冬氨酸、葡萄糖、胡萝卜素、多种维生素和微量元素等十几种活性成分。马齿苋对改善动脉脂质代谢紊乱，防止纤维性变，保护心血管，防治高脂血症等具有重要的临床价值。美国科学家小诺曼·赛勒姆发现，马齿苋中含有丰富的 ∞-3 脂肪酸，该物质能抑制人体内血清总胆固醇和三酰甘油的生成，并可使血管内皮细胞合成的前列腺素增多，使血栓素 Ac（一种强烈的血管收缩剂和血小板凝集剂）减少。因为前列腺素是很强的血小板聚集抑制剂，有较强的扩张血管作用。所以，经常服食马齿苋可预防高脂血症和血小板聚集，防止冠状动脉痉挛和血栓形成，可有效地防治心脑血管疾病。

地中海一带居民由于经常服用马齿苋，其高脂血症、心脏病和癌症的发病率明显低于其他地区的居民。法国人也喜欢食用马齿苋，其心脏病发病率也很低。因此，马齿苋有"长寿菜"的美称。美国农业部的科学家们发现，马齿苋对降低胆固醇效果显著，对心血管疾病有特殊的预防和治疗作用。国外已有马齿苋罐头和马齿苋粉上市。

马齿苋性偏凉，所以脾胃虚弱、寒凉腹泻者以及孕妇应当慎食或忌食。

荠菜的降压降脂作用为什么引人注意

我国历代医家十分看重荠菜的药用功效。荠菜性平味甘，入肺、心、胃、肝、肾五经，有和脾利水、止血明目、宣肺豁痰、温中利气等功效。

荠菜含有各种营养成分，其中很多成分比胡萝卜、大白菜、菜豆还要高。荠菜中的膳食纤维也很丰富，并含有维生素 B_1、维生素 B_2、维生素 C、维生素 E、烟酸等营养素，且含有钙、磷、铁、钠、钾等多种微量元素。其中钙含量很高，每 100 克鲜荠菜含钙量可高达 294 毫克，再加上丰富的纤维素，不仅对防止高血压病有较好的效果，而且对防治高血脂、动脉粥样硬化也有可喜的效果。

荠菜食疗方法很多，可炒、煮、炖、做馅，均鲜嫩可口、风味独特、清香异常，已成为城乡居民常食的蔬菜佳品。如果能够坚持常年食用，对防治高血压病、高血脂等"富贵病"可起到重要作用。

为什么高脂血症病人应常吃黄瓜

黄瓜清香多汁，是人们喜爱的一种夏季蔬菜。黄瓜的吃法多样，可当水果生食，入馔多作凉菜，亦能热炒、做汤等，还可制作腌黄瓜等酱菜。

黄瓜所含的营养成分有：多缩戊糖、烟酸、蛋白质、碳水化合物、纤维素、葡萄糖、半乳糖、鼠李糖、精氨酸、芸香碱、多种非酯化氨基酸及多种维生素等。

黄瓜有清热、解渴、利尿的作用。它所含的纤维素能促进肠道排出食物废渣，并能减少胆固醇的吸收。黄瓜中还含有丙醇二酸，可以抑制体内碳水化合物转变成脂肪，有减肥和调整脂质代谢的功效。患有高脂血症且体重超重的人，多吃黄瓜很有好处。还有资料报告，黄瓜汁可以美容，用捣碎的黄瓜擦洗面部可以减少皮肤皱纹。黄瓜的吃法很多，也很随意。

黄瓜叶及藤性微寒，具有清热、利水、除湿、滑肠、镇痛等作用。近年来，临床实践证明，黄瓜藤确有降压效果，并有降低胆固醇的作用，无不良反应。用时采集秋季自然干燥的黄瓜藤，去掉根、叶后，加水 20 倍浸泡，制成每 100 毫升含生药 100 克的煎剂，若用于高血压、高脂血症病人，可见血压、血脂明显下降，证明黄瓜藤具有直接扩张血管和减慢心率的作用。

高脂血症病人吃花生好吗

花生是人们十分喜爱的食品，作为一种干果，可炒可煮，也可以加工成糕点、酱菜、糖果等食品；花生仁也可以生食，或者浸泡在香醋中并加入适量的红糖腌渍后服食。由花生制成的各类食品有上百种之多，花生还可以作为原料烹饪制作成精美的菜肴。

花生的营养价值很高。主要是含脂肪酸，每 100 克花生（成熟种仁的干品）含脂肪酸可达 44.3%（即 >44 克），并含有蛋白质、碳水化合物以及较丰富的膳食纤维；花生还含有胡萝卜素、多种维生素（如维生素 B_1、维生素 B_2、维生素 C、维生素 E）与钙、磷、铁、硒、钾、钠、镁等微量元素；还含有三萜类皂甙、豆甾醇、菜油甾醇、胆甾醇以及卵磷脂、生物碱、花生碱、甜菜碱、胆碱等活性成分。

花生所含不饱和脂肪酸具有降低胆固醇的作用。食用花生油可使肝内胆固醇分解为胆汁酸，促使其排泄增强。花生油不仅能降胆固醇，还能预防动脉粥样硬化和冠心病的发生。有人用落花生的外壳煮煎浓缩后食用，其降低胆固醇、防治冠心病、动脉粥样硬化的作用和花生种子的效果一样。用花生外壳中的木质素可制成一种既有甜味又不含糖的新兴食品添加剂木糖醇，是糖尿病病人最理想的营养调味品之一。花生红外衣能抗纤维蛋白的溶解，促进骨髓制造血小板，缩短出血时间，从而起到止血的作用，因而对血小板减少性紫癜、再生障碍性贫血的出血、血友病、类血友病、先天性遗传性毛细血管扩张出血症、血小板无力出血等症有一定的治疗作用。花生壳提取液有明显的降压作用，并有随着剂量的增加和疗程的延长而有增强其作用的趋势，其降压作用，主要是在扩张周围血管，降低周围血管阻力的结果。

需要警惕的是，发霉的花生绝不能食用，因其中所含黄曲霉菌素是很强的致癌物质。

高脂血症病人吃核桃有什么益处

在国外，有许多国家将核桃仁列为健康食品。现代研究表明，核桃的脂肪成分主要是亚油酸甘油酯，混有少量亚麻酸及油酸甘油酯。常食核桃不但血胆固醇不会升高，而且还能减少肠道对胆固醇的吸收，对动脉粥样硬化、高血压和冠心病有较好的预防作用。核桃仁中含有丰富的不饱和脂肪酸，其分子中不饱和的双键，具有与其他物质相结合的能力，可以提高大脑功能，并有利于降低胆固醇，防止动脉硬化。常吃核桃仁能促进毛发生长，使人皮肤细腻，提高脑神经功能，有补脑作用。每天早、晚各吃 1～2 个核桃仁，可以起到滋补、抗衰老的作用。核桃仁中所含有的微量元素锌、锰、铬等与心血管健康及保持内分泌的正常功能和抗衰老等都有密切关系。

适量服食核桃仁对身体有益，但应注意切莫过食，尤其是高三酰甘油和肥胖症病人更应注意，以免增加身体的额外负担。痰火炽热或阴虚火旺者应该忌服。

吃苹果有利于高脂血症病人吗

苹果性平，味甘酸，具有补心益气、增强记忆、生津止渴、止泻润肺、健胃和脾、除烦、解暑、醒酒等功效。现代研究表明，苹果中含有较多的苹果酸，可使积存在体内的脂肪分解，能防止体态过胖。苹果酸能降低胆固醇，具有对抗动脉粥样硬化的作用。苹果中含有果胶质，这是一种可溶性纤维质，有助于降低胆固醇。苹果还富含粗纤维，能吸收大量的水分，减慢人体对糖分的吸收，同时它还能刺激肠道蠕动、促进排便。高血压病的发生往往与人体内钠盐的积累有关，而苹果中含有一定量的钾盐，可将人体血液中的钠盐置换出来，有利于降低血压。因此，高血压病、动脉粥样硬化、冠心病病人宜常年四季不间断地食用苹果，持之以恒，对身体大有裨益。

　　研究表明，氧化型低密度脂蛋白胆固醇容易沉积在动脉管壁，引起冠状动脉和脑动脉等动脉的粥样硬化，从而导致心脑血管疾病的发生。类黄酮是一种天然的抗氧化剂，通过抑制低密度脂蛋白氧化，从而发挥抗动脉粥样硬化的作用。此外，类黄酮还能抑制血小板聚集，降低血液黏稠度，减少血栓形成倾向，可以防止心脑血管疾病的发生并降低死亡率。苹果的果胶可以降低血胆固醇水平，有利于预防动脉粥样硬化。但是，由于苹果富含碳水化合物，所以糖尿病病人不宜过多食用。

常吃鱼肉能降血脂吗

　　鱼类品种很多，全世界有 2 万余种，我国的海洋鱼类和淡水鱼类约2000 多种。一般情况下，生活在海洋及咸水湖泊中的鱼类称咸水鱼，生活在河流、湖泊等淡水中的鱼类称淡水鱼。鱼类含有丰富的优质蛋白质和多种维生素以及人体所必需的微量元素，其中许多成分是陆地动植物食品所不能比拟的。越来越多的资料表明，鱼类，尤其是海洋鱼类，是防治高脂血症和冠心病的绿色健康食品。据研究，在人类食用的鱼类中，不论是淡水鱼还是咸水鱼，除了胆固醇含量均较低外，其所含脂肪中的脂肪酸组成十分特殊，主要表现在组成脂肪酸的碳链要比植物油的碳链长得多。一般植物油碳链多为 16～18 碳结构，而鱼油碳链则长达22 碳或更长一些。植物油的双链数目多为 2～3 个，而鱼油的双链可达4～6 个。因此，鱼油降胆固醇的作用要比植物油强得多。鱼油还有一个明显的特征，其脂肪酸具有明显的抗凝血和预防血栓形成的作用，因为鱼油脂肪酸结构就是人们所熟悉的二十碳五烯酸（KPA），这种脂肪酸具有较明显的抗凝、抗血栓形成作用。所以，经常吃鱼可防治高脂血症和冠心病。在某些海鱼中，比如鲐鱼、沙丁鱼、秋刀鱼等，这种脂肪酸的含量更高。

　　美国学者发现，以海鱼为主食的爱斯基摩人很少患冠心病和缺血性脑卒中。他们大量食用海鱼，从中摄取大量的二十碳五烯酸（EPA）和二十二碳六烯酸（DHA）无疑是一个重要的原因。爱斯基摩人很少食用陆生动物的肉和奶，也很少进食植物性食品，主要的食品是鱼肉、鱼肠、鲸油及鱼的其他部位。进一步的研究发现，爱斯基摩人血中总胆固醇和三酰甘油水平普遍较低，而高密度脂蛋白胆固醇水平则较高，而且爱斯基摩人体内的二十碳五烯酸含量较高。二十碳五烯酸主要来源于食物，少量由体内合成。水生动物如牡蛎、鲭鱼、大马哈鱼、金枪鱼、鲸鱼等海鱼中二十碳五烯酸和二十二碳六烯酸的含量很高。二十碳五烯酸可以有效地降低血脂，抑制血小板的凝集，从而有利于预防冠心病和缺血性脑卒中。但过多进食鱼油会影响凝血功能而引起出血，所以爱斯基摩人患脑出血者较多。二十二碳六烯酸对防止记忆力衰退，预防和治疗老年痴呆症很有益。因此，高脂血症病人经常进食海鱼有益于动脉粥样硬化和冠心病的预防和治疗。

蘑菇有降脂作用吗

现代研究表明，蘑菇中脂肪含量少，且以亚油酸为主，所以蘑菇具有很好的降脂保健作用。据日本的铃木博士报道，让老年人食用鲜蘑菇90克或干蘑菇9克，连服7日，可使血清中的胆固醇值平均降低6%～12%。现代研究表明，膳食纤维具有很好的降脂作用，蘑菇中所含的膳食纤维中纯天然的木质素比例很高，再加上蘑菇是有名的高钾食物，所以蘑菇不仅可以降低血脂，同时兼有降低血压、降低血糖以及减肥的特殊作用。

蘑菇还具有降低血液胆固醇的作用，蘑菇中的解朊酶、酪氨酶具有降血压的功能，因而蘑菇是高血压、心血管病人理想的保健食品。蘑菇具有一定的降血糖作用，糖尿病病人消化不良时宜食用蘑菇，因其含有胰蛋白酶等多种酶类，能分解蛋白质和消化脂肪。药理研究表明，蘑菇培养液还具有抑制金黄色葡萄球菌、伤寒杆菌、大肠杆菌生长的作用。

为什么高脂血症病人应常食香菇

现代研究表明，香菇所含不饱和脂肪酸中，亚油酸占80%以上，18种氨基酸中有7种为人体必需氨基酸。香菇中所含的化学物质香蕈太生等活性成分，有明显的降血脂作用。另外，香菇含有丰富的钾、锌、锰、铁、硒、磷、钙、镁等微量元素。每100克香菇（干品）含钾量可高达464毫克。香菇中丰富的纤维素可促进胃肠蠕动，不仅可减少对胆固醇的吸收，还可防止便秘，是中老年人保健的绝妙佳品。同时，香菇中所含的香菇嘌呤等核酸类物质，对胆固醇有溶解作用。有报道，其降脂作用比降脂药氯贝丁酯还要强 10 倍。有人给高脂血症病人每日服用香蕈的有效成分（香蕈太生）150～130 毫克，连服 15 周后，其血清三酰甘油、磷脂等均有所下降，且无任何副作用。所以说，香菇是降脂、降压、降糖和防癌的有效保健食品。香菇应经常作为食疗蔬菜中的佳品，用于日常膳食之中，每次用量无需过多，但需每日食用。

香菇宜荤宜素，是烹制珍馐佳肴的绝好原料，既可作主料，又可用作配料，适宜于卤、拌、炝、炒、烹、炸、煎、烧、炖等多种烹调方法，所以可用香菇做出许多美味可口的菜肴，主要用于配制高级荤菜和冷拼、食疗菜肴。香菇肉质嫩滑，味道鲜香。

黑木耳能防治高血脂吗

现代研究发现，黑木耳含钾很高，每 100 克干品中含钾量可高达 757 毫克，为优质的高钾食物。黑木耳中所含的高纤维素可促进肠道胆固醇的排泄，丰富的维生素、微量元素和高钾对防治高脂血症及冠心病具有一定的积极作用。因此，经常食用黑木耳对高脂血症合并有冠心病、高血压、动脉粥样硬化病人有很好的防治功效。

黑木耳中的多糖有一定的抗癌作用，可用于肿瘤病人的辅助食疗。黑木耳中的一类核酸物质可显著降低血中胆固醇的含量。黑木耳中胶质的吸附力强，可将残留在人体消化系统内的灰尘杂质等吸附集中起来，排出体外，从而可以清胃涤肠。

为什么醋能减肥降血脂

研究人员发现，醋有减肥降血脂作用。因醋中所含的氨基酸除了可使人体内过多的脂肪转变为体能消耗外，还可使摄入的糖与蛋白质等代谢顺利的进行，因而具有良好的减肥作用。如食用醋泡黄豆减肥，更能增加其作用。研究发现，给老鼠喂一定量的醋泡黄豆，老鼠的血压下降了 10%～20%，豆子中的皂素能排除贴在血管壁上的脂肪，能减少血液中的胆固醇含量，所以有助于减肥。醋泡黄豆还能预防动脉粥样硬化和脑血栓。

现代医学研究证明，食醋之所以能降低血胆固醇含量，是因为食醋中含有烟酸和维生素 C 的缘故，它们均是胆固醇的克星。因为食醋中的烟酸能促使胆固醇经肠道随粪便排泄，使血浆和组织中胆固醇含量减少；食醋中的维生素 C 也具有促进胆固醇排出的效果。据报道，给予高胆固醇的人服用维生素 C，不久即可看到血液中胆固醇及中性脂肪降低。食醋还能保护食物中的维生素 C 不被破坏，长期食用醋还能使体内维生素 C 不断增加，从而促使人体内胆固醇含量降低。因此，可以说，为了防病治病，天天应食醋。

过多进食脂肪有什么危害

虽然脂肪为人体不可或缺，但如果摄入过多可造成以下危害：

（1）使组织缺氧。脂肪进入血液后，围绕已有的物质形成脂肪层，可使红细胞及血小板凝集。当凝集增多时，血循环减慢 5%～20%，毛细血管被红细胞填塞，从而使血液向组织提供的氧减少，造成组织缺氧。这种现象可持续 9～12 小时。例如脑组织获得的氧在吃高脂肪饮食 6 小时后，仅为正常的 68%，而吃无油等热能饮食后，脑组织获得的氧为正常的 95%。有心脏病者吃高脂肪饮食后，红细胞凝集，增加心肌缺血，能诱发心绞痛。食入脂肪过多，使血脂升高，因此而产生组织缺氧，是许多退变性疾病共同的基本特征。组织缺氧易导致动脉粥样硬化、心绞痛、老化加速、视野缩小、肿瘤及类风湿性关节炎等。

（2）使血中胆固醇升高，引起动脉粥样硬化，导致冠心病、脑血管病。

（3）可能使尿酸升高引起痛风。

（4）使糖代谢发生紊乱，诱发糖尿病。

为什么要限制进食含胆固醇食物

人体每个细胞都含有胆固醇，也能合成胆固醇，以肝细胞合成最多。胆固醇既然在人体内发挥着重要的生理功能，包括物质的代谢及某些激素和维生素的合成，它是生命活动必不可少的重要物质，可是为什么又要限制胆固醇的摄入呢？因为人们除了从膳食中摄取外，还可在体内大量地合成胆固醇，以维持机体的代谢平衡，如果摄入过多，导致血中胆固醇含量过高时，会引起动脉粥样硬化及冠心病等。大量的研究证明，血液中胆固醇过高易在动脉壁沉积为斑块。当斑块过多时，使动脉管腔变窄，阻碍血液通过，靠血液供氧的心肌可因缺氧而坏死，发生心肌梗死；脑组织缺氧则可发生脑卒中。另外，血胆固醇含量过高还可以引起胆石症的发生。而食入低脂、低胆固醇膳食可使动脉斑块消失，使动脉管腔恢复正常。所以我们要限制胆固醇的摄入，以维持体内胆固醇的代谢平衡。这对保障身体健康和预防动脉粥样硬化具有十分重要的意义。

高脂血症病人为什么不宜饮咖啡

咖啡既香浓味美又能提神解乏，已成为很多人喜爱的饮品。据测定，咖啡含有蛋白质、脂肪、粗纤维、蔗糖、咖啡因等多种营养成分。但因咖啡的主要成分是咖啡因，它可刺激血脂及血糖增高。1 杯咖啡中约含咖啡因 100 ~ 150 毫克。有人研究发现，长期习惯于喝咖啡者，如 1 天喝 2 杯以上，其血胆固醇水平及冠心病发病率比不喝咖啡或每天喝 1 杯以下者明显增高。即使喝咖啡量很小，也可引起血胆固醇成分比例失调。此外，咖啡可帮助消化，可使体重增加，这些对心血管病病人都是不利的。因此，提倡心血管病病人最好不饮咖啡，特别是浓咖啡。

高脂血症病人为何不宜吃动物内脏

一些动物的内脏是不少人的膳食所爱，如爆腰花、熘肥肠等。从营养学的角度来说，动物内脏含有比较丰富的营养素如蛋白质、维生素和微量元素。但是，动物的内脏也含有大量的脂肪和胆固醇。以猪肉及其内脏为例，不同部位的猪肉，其胆固醇和脂肪的含量各不相同。一般来说，猪肉越肥，其胆固醇和脂肪含量越高，例如肥猪肉的胆固醇和脂肪比里脊肉高得多，猪内脏器官的胆固醇和脂肪又比猪肉高；猪脑中脂肪比猪肉高得多。经常食用动物内脏很可能引起高脂血症，而如果本来就患有高脂血症，则更是"雪上加霜"。

虽然高脂血症的发病原因很多，但是不合理的饮食习惯、食物选择（例如甘肥厚味）是其发病的主要原因之一。所以，尽管动物内脏的菜肴味道鲜美，但还是要远离为好。

高脂血症病人只吃瘦肉好吗

人们都认为肥肉脂肪中含有大量饱和脂肪酸，对人体有害，常食肥肉会使人发胖，使血清胆固醇升高，从而引发高血脂、动脉粥样硬化、脑出血等心脑血管疾病。因此，很多人只吃瘦肉，对肥肉采取完全抵制的态度。

最近，英国皇家研究院布比斯医师经过研究分析表明：多吃瘦肉对人体健康的危害更甚于肥肉，虽然瘦肉脂肪中的饱和脂肪酸低于肥肉的含量是无疑的，但不能笼统地讲瘦肉都是低脂肪的。营养学家对各种动物肉的脂肪进行测定，以100克重量为例：兔肉为0.4克，马肉为0.8克，瘦牛肉为6.2克，瘦羊肉为13.6克，而瘦猪肉却高达28.8克，若把瘦猪肉作为日常膳食结构中主要的食物来源，也会发生高血脂、动脉粥样硬化、脑出血等心脑血管疾病。

另外，因为瘦肉在烹制过程中，会自动产生一种致癌物质——杂环胺。动物实验表明：杂环胺是一种损害基因的物质，会使体内的脱氧核糖核酸（DNA）发生诱变。瘦肉中的杂环胺能被大肠直接吸收进入血液中，西方国家肠癌发病率高于其他国家，这与他们常食瘦肉，尤其喜食大量红色牛排有关。

再有，瘦肉中蛋氨酸含量较高，蛋氨酸是合成人体一些激素和维护表皮健康必需摄取的一种氨基酸，但在一些酶类催化激活下，在热理化处理过程中的蛋氨酸会产生一种叫同型半胱氨酸的有机物。现代医学认为：同型半胱氨酸会直接损害动脉血管壁内的内皮细胞，促使血液中的胆固醇和三酰甘油等脂质沉积并渗入动脉血管壁内，而发生动脉粥样硬化。食瘦肉过多，蛋氨酸就会增多，同型半胱氨酸含量也相应地增加，加速动脉粥样硬化症的发生。

西方营养学家通过研究认为：中国、日本等亚洲国家乳腺癌、直肠癌发病率低于西方国家，这与亚洲国家常食大豆及其豆制品有关。大豆中含有一种抗癌活性物质——异黄酮类，其中2/3为三羟异黄酮类，对强致癌物——苯并（a）芘和甲基苯蒽等均有明显的抗诱变作用，对乳腺癌和大肠癌有较强的抑制作用。因此，他们提倡人们少吃些瘦肉，多吃些大豆及其制品，以维护身体的健康。

老年人为什么忌多吃甜食

糖、脂肪和蛋白质是人体不可缺少的三大营养素，人体所需热量的50%以上是由碳水化合物提供的。糖虽然是人体不可缺少的营养素，但不可以多吃，尤其是心血管病人或老年人不宜多吃。

我们传统的饮食结构是以米、面为主食。这类食物中含有大量淀粉。淀粉经消化以后即可转化为人体需要的葡萄糖。从数量上说，通过正常饮食摄入的碳水化合物已足够人体代谢的需要，如果过量地摄入糖会在体内转化成过剩的脂类，造成体脂过多和血脂增高，并进一步引起动脉粥样硬化、冠心病及脑血栓等。

进食过量的糖不仅可使血脂增高，还能加剧老年人的骨骼脱钙和骨质疏松，容易发生骨折。老年人胰腺功能降低，糖耐量下降，过多吃糖可引起糖代谢紊乱，血糖升高，诱发和加重糖尿病。而糖尿病又可加重脂代谢紊乱和加速动脉粥样硬化。所以，要严格限制食糖的摄入。

酒对高脂血症病人是敌是友

酒已是人类几千年的"老朋友"，人们无论是在欢快喜庆，还是悲愁苦闷时总忘不了它。但是正如水能载舟亦能覆舟一样，酒对人亦是利害兼有，少饮则有益，多饮则有害。

少量饮酒可以改善脂代谢状态，防止动脉硬化，减少冠心病发病率。美国哈佛大学医学院的研究证明，每天饮酒量不超过50克，可以减少血中低密度脂蛋白，增加高密度脂蛋白，防止脂肪沉积，从而减少冠心病病死率。哈尔滨医科大学心血管病研究所研究定量饮酒对人体脂代谢的影响，发现不论年龄大小，饮酒组高密度脂蛋白水平显著高于非饮酒组，并可降低冠心病的发病率。饮酒量以每月0.55~1.5千克效果最好。当每月饮酒量超过1.5千克时，冠心病病死率增加2倍。

大量饮酒会损害人体的一切细胞。大量饮酒可抑制脂蛋白脂肪酶，使肝脏合成低密度脂蛋白增多，血中低密度脂蛋白清除减慢，三酰甘油浓度升高，加速动脉粥样硬化。大量酒精可以直接损害肝细胞，造成肝硬化；还可刺激胃肠黏膜引起糜烂、出血、癌变。若1次大量饮酒使血液中酒精浓度达到4‰，即可昏迷不醒；严重时有生命危险。所以，只有适量喝酒才对身体有益，纵酒无度，必定贻害无穷。

高脂血症病人应怎样吃鸡蛋

鸡蛋价廉味美、营养丰富。1 个鸡蛋含蛋白质 5～6 克，而且绝大部分为清蛋白，是所有食物蛋白中生物价值最高的食品。1 个鸡蛋中含脂肪 5～6 克、钙 30 毫克、维生素 A720 国际单位。此外还含有卵磷脂、维生素 B_1、维生素 B_2 和烟酸等成分，其中的卵磷脂可以有效地预防老年性痴呆症的发生。研究人员指出，蛋黄中含有的卵磷脂不但不会增加血清胆固醇的水平，甚至有轻度降低血清胆固醇的作用。然而由于鸡蛋的蛋黄部分含有较多的胆固醇（平均每个鸡蛋含 250～300 毫克），因而使得它的食用受到限制，但是也没有必要过分地害怕它。

健康人在日常饮食条件下，每日食用 1 个鸡蛋，并不会引起血胆固醇含量的明显增高。因此，对血胆固醇含量正常的高三酰甘油血症病人允许适当食用鸡蛋，一般以每周不超过 4 个为宜。但对于高胆固醇血症病人，尤其是重度病人，则应尽量少吃鸡蛋。

吸烟对血脂有何影响

经过多年研究发现，吸烟对血脂有以下几个方面的影响：

（1）升高血清总胆固醇水平。流行病学研究发现，吸烟者血清总胆固醇水平较不吸烟者高，其血中一氧化碳血红蛋白浓度升高达 20% 左右，推测血清总胆固醇水平高可能与血中一氧化碳浓度有关。

（2）降低血清高密度脂蛋白－胆固醇。许多研究认为，吸烟与血清高密度脂蛋白－胆固醇水平呈负相关关系。无论男、女吸烟者，其血清高密度脂蛋白－胆固醇水平均比不吸烟者低 0.13～0.23 毫摩尔/升（5～9 毫克/分升）。国外有人对 191 例 20～40 岁的绝经期前妇女的调查发现，吸烟者平均血清高密度脂蛋白－胆固醇水平较不吸烟者低 0.18 毫摩尔/升（7 毫克/分升），两组相比有显著差异（P＜0.005），每天吸烟超过 25 支者平均血清高密度脂蛋白－胆固醇水平又较每天吸烟 1～14 支者低。但吸烟者的血清高密度脂蛋白－胆固醇与三酰甘油水平呈负相关关系。针对吸烟者血清高密度脂蛋白－胆固醇水平低，不能以三酰甘油升高改变解释，其实际机制目前尚不清楚，认为可能与一氧化碳抑制肝细胞线粒体合成低密度脂蛋白－胆固醇有关。

（3）升高血清三酰甘油。香烟中含有大量的尼古丁和一氧化碳，通过刺激交感神经释放儿茶酚胺，使血浆非酯化脂肪酸增加，非酯化脂肪酸最终被脂肪组织摄取而形成三酰甘油，儿茶酚胺又能促进脂质从脂肪组织中释放，这也导致了三酰甘油水平升高。

（4）促进低密度脂蛋白的氧化修饰。近年实验研究发现，暴露于烟雾中的低密度脂蛋白易被氧化修饰形成氧化低密度脂蛋白，提示可能是一氧化碳增加了低密度脂蛋白被氧化修饰的敏感性。氧化修饰形成的氧化低密度脂蛋白是直接导致动脉粥样硬化的主要物质。

降脂食谱

儿童高脂血症1日食谱举例

1. 儿童高脂血症（＞8岁）

早餐：牛奶250克；

小花卷25克；

炝黄瓜50克；

煮鸡蛋（蛋黄隔日）1个。

午餐：海带烧肉（海带150克、瘦肉100克）；素炒油菜100克；米饭100克。

加餐：西瓜150克。

晚餐：肉末西红柿炖豆腐（豆腐150克、西红柿100克、瘦肉末10克、木耳50克）；

米饭50克。

全日烹调油40克，盐6克。

营养成分：能量6687.75千焦（1599.94千卡），蛋白质80克，脂肪67克，碳水化合物169.22克，钙971.95毫克。

2. 儿童单纯性高三酰甘油血症

早餐：牛奶250克；

两面发糕 1 块（玉米面 25 克、白面 25 克）；

小菜 25 克。

午餐：鲜蘑肉片（鲜蘑菇 70 克、瘦肉 25 克、木耳 70 克）；大米饭 100 克；西红柿炒鸡蛋（西红柿 100 克、鸡蛋 40 克）。

加餐：苹果 100 克。

晚餐：烧豆腐 80 克；

肉末冬瓜（肉末 15 克、冬瓜 85 克）；

花卷 75 克；

玉米面粥（玉米面 30 克）。

全日烹调油 21 克，盐 6 克。

营养成分：能量 5852.59 千焦（1400.14 千卡），蛋白质 52.5 克，脂肪 38.89 克，碳水化合物 210.04 克，钙 569.25 毫克。

3. 儿童肥胖单纯高胆固醇血症

早餐：牛奶 250 克；

葡萄干面包 100 克；

苹果 100 克。

午餐：海带炖豆腐（海带 125 克、豆腐 50 克，去油肉汤）；肉片菜花（瘦肉 25 克、菜花 125 克）；大米饭 150 克。

加餐：西瓜 100 克。

晚餐：肉末西红柿面（肉末 25 克、切面 150 克）；酱菜少许。

全日烹调油 30 克，盐 6 克。

营养成分：能量 8364.14 千焦（2000.99 千卡），蛋白质 65 克，脂肪 44.44 克，碳水化合物 335.25 克，钙 870.87 毫克。

青少年高脂血症 1 日食谱举例

1. 青少年肥胖体型高脂血症（13～16 岁）

早餐：牛奶 250 克；

金银卷 1 个（玉米面 25 克、面粉 25 克）；

芹菜拌豆干（芹菜 30 克、豆干 25 克）。

午餐：海带烧排骨（海带 150 克、排骨 200 克）；

素炒圆白菜 100 克;

西红柿紫菜蛋汤（西红柿 50 克，紫菜、蛋清各少许）;

米饭 100 克。

加餐：西瓜 200 克。

晚餐：肉片西葫芦（瘦肉 100 克、西葫芦 150 克）;烧豆腐 200 克;

米饭 100 克;

小米粥（小米 25 克）。

全日烹调油 30 克，盐 6 克。

营养成分：能量 9034.82 千焦（2161.44 千卡），蛋白质 108 克，脂肪 90 克，碳水化合物 229.86 克，钙 1157.79 毫克。

2. 青少年肥胖体型单纯性高三酰甘油血症

早餐：牛奶 250 克;

花卷 50 克;

五香豆干 50 克。

午餐：清炖排骨冬瓜（小排 50 克、冬瓜 100 克、鲜蘑菇 100 克）;肉丝蒜薹 150 克（瘦肉 40 克、木耳 50 克、蒜薹 60 克）;

米饭 100 克;

酸奶 150 克。

加餐：桃 150 克。

晚饭：西红柿炒鸡蛋（西红柿 60 克、鸡蛋 40 克）;虾皮小白菜（虾皮少许、小白菜 150 克）;

米饭 100 克;

玉米面粥（玉米面 30 克）。

全日烹调油 25 克，盐 6 克。

营养成分：能量 7901.66 千焦（1890.35 千卡），蛋白质 70.88 克，脂肪 52.5 克，碳水化合物 283.58 克，钙 963.52 毫克。

3. 青少年肥胖单纯性高胆固醇血症

早餐：牛奶 250 克;

豆沙包 2 个（红豆沙 25 克、面粉 75 克）;

香干 50 克;

小菜少许。

午餐：海带烧肉（海带 150 克、瘦肉 100 克）；西红柿菜花 150 克；
米饭 150 克；

酸奶 150 克；

西瓜 200 克。

加餐：苹果 100 克。

晚餐：红烧鲤鱼 100 克；素炒小油菜 100 克；米饭 100 克；

小米粥 50 克。

全日烹调油 40 克，盐 6 克。

营养成分：能量 10373. 51 千焦（2481. 7 千卡），蛋白质 89. 98
克，脂肪 67. 73 克，碳水化合物 378. 05 克，钙 1306. 17 毫克。

成年人高脂血症 1 日食谱举例

1. 成年男性肥胖体型高脂血症（＞18 岁）

早餐：牛奶麦片粥（牛奶 250 克、燕麦片 50 克）；椒盐蒸饼 25 克；
煮鸡蛋 1 个；

小菜少许。

午餐：海带小排（海带 70 克、小排 100 克）；豆腐干芹菜（豆干
50 克、芹菜 100 克）；冬瓜清水汤（冬瓜 50 克，调料少许）；米饭
125 克。

加餐：草莓 200 克。

晚餐：鲜蘑肉片（瘦肉 50 克、鲜蘑菇 100 克，木耳少许）；西红柿
炖豆腐（西红柿 150 克、豆腐 100 克）；玉米面小窝头 100 克。

全日烹调油 20 克，盐 6 克。

营养成分：能量 8961. 92 千焦（2144 千卡），蛋白质 107. 18 克，
脂肪 74. 43 克，碳水化合物 261. 36 克，钙 1077. 7 毫克。

2. 成年男性肥胖体型单纯高三酰甘油血症

早餐：牛奶麦片粥（牛奶 250 克、麦片 25 克）；全麦面包 50 克；
炝黄瓜条 100 克。

午餐：洋葱肉丝（瘦肉 50 克、洋葱 100 克）；素拌三丝（海带丝

100 克、芹菜丝 25 克、胡萝卜丝 25 克）；

米饭 150 克。

加餐：苹果 150 克。

晚餐：肉末豆腐（肉末 10 克、豆腐 140 克）；鲜蘑油菜（鲜蘑菇
100 克、油菜 150 克）；

玉米面粥（玉米面 50 克）；

馒头 50 克。

全日烹调油 30 克，盐 6 克。

营养成分：能量 7841. 68 千焦（1876 千卡），蛋白质 70. 34 克，
脂肪 52. 1 克，碳水化合物 281. 43 克，钙 926. 91 毫克。

3. 成年男性肥胖体型单纯高胆固醇血症

早餐：豆浆 300 克；

麻酱甜花卷 100 克；

小酱菜少许。

午餐：素菜花 150 克；烧排骨海带豆腐（小排 100 克、海带 150
克、豆腐 100 克，去油肉汤）；

米饭 150 克。

加餐：苹果 100 克；

西瓜 200 克。

晚餐：肉丝豇豆（瘦肉 50 克、豇豆 100 克）；蒸茄泥 150 克；

小米粥 50 克；

馒头 100 克。

全日烹调油 30 克，盐 6 克。

营养成分：能量 10302. 49 千焦（2464. 71 千卡），蛋白质
94. 38 克，脂肪 75. 53 克，碳水化合物 351. 88 克，钙 885. 03
毫克。

中年男性高脂血症 1 日食谱举例

1. 中年男性肥胖体型高脂血症（>45 岁）

早餐：牛奶麦片粥（牛奶 250 克、麦片 25 克）；全麦面包 50 克；

香干芹菜（香干、芹菜各 50 克）。

午餐：烧牛肉 100 克；香菇油菜（香菇 50 克、油菜 200 克）；虾皮紫菜汤；

米饭 100 克。

加餐：桃 150 克。

晚餐：氽丸子冬瓜（冬瓜 150 克、瘦肉 100 克，木耳少许）；豆腐丝芹菜（豆腐丝 50 克、芹菜 100 克）；玉米面小窝头 100 克。

全日烹调油 30 克，盐 6 克。

营养成分：能量 8366.31 千焦（2001.51 千卡），蛋白质 100.08 克，脂肪 60.5 克，碳水化合物 243.93 克，钙 1005.87 毫克。

2. 中年男性肥胖体型单纯高三酰甘油血症

早餐：牛奶 250 克；金银卷 1 个（玉米面 25 克、白面 50 克）；豆腐丝圆白菜（豆腐丝、圆白菜各 50 克）。

午餐：肉片蘑菇（瘦肉 50 克、蘑菇 200 克）；

素芹菜 100 克；

米饭 100 克。

加餐：苹果 150 克。

晚餐：西红柿炖豆腐（西红柿 150 克、豆腐 100 克，木耳少许）；

葱花饼 75 克；

麦片粥（麦片 25 克）。

全日烹调油 30 克，盐 6 克。

营养成分：能量 7153.48 千焦（1711.36 千卡），蛋白质 64.16 克，脂肪 47.52 克，碳水化合物 256.76 克，钙 878.71 毫克。

3. 中年男性肥胖单纯性高胆固醇血症

早餐：豆浆 250 克；

椒盐蒸饼 100 克；

辣白菜 50 克。

午餐：肉丝蒜苗（瘦肉 50 克、蒜苗 200 克）；番茄菜花 150 克；

虾皮紫菜汤；

米饭 150 克。

加餐：西瓜 150 克。

晚餐：肉末豆腐（瘦肉末 10 克、豆腐 240 克）；拌海带丝 100 克；

小米粥 50 克；

花卷 100 克。

全日烹调油 40 克，盐 6 克。

营养成分：能量 9288.8 千焦（2222.2 千卡），蛋白质 8 9.93 克，脂肪 62.16 克，碳水化合物 325.76 克，钙 788.42 毫克。

老年男性高脂血症 1 日食谱举例

1. 老年男性高脂血症食谱举例（例 1）

早餐：脱脂牛奶 250 克；

玉米面发糕（玉米面 100 克）；

拌莴笋丝（莴笋 150 克）。

午餐：馒头或米饭（面粉或大米 100 克）；西葫芦炖豆腐（西葫芦 150 克、香菇 25 克、豆腐 100 克）；炒茄丝（茄子 100 克）。

加餐：苹果 100 克。

晚餐：馒头或米饭（面粉或大米 100 克）；西红柿炒圆白菜（西红柿 50 克、圆白菜 100 克）；清炖鸡块（鸡块 100 克）。

全日烹调用油 10 克，盐 3 克。

营养成分：能量 5064.53 千焦（1211.61 千卡），蛋白质 69.59 克，脂肪 47.49 克，碳水化合物 176.27 克，钙 689.6 毫克。

2. 老年男性高脂血症食谱举例（例 2）

早餐：去脂牛奶（加糖 30 克）；蒸丝糕（白面 25 克、玉米面 50 克）；拌芹菜黄豆。

午餐：海米香菇炖豆腐（海米 5 克、香菇 5 克、豆腐 150 克）；拌茄泥加黄瓜丝（茄泥 200 克、黄瓜丝 50 克）；

馒头（100 克）；

米粥（小米 25 克）。

加餐：梨 100 克。

晚餐：清炖鸡块蘑菇（鸡 100 克、蘑菇 25 克）；西红柿炒圆白菜（西红柿 50 克、圆白菜 50 克）；米饭（大米 100 克）。

全日烹调油 30 克，盐 5 克。

营养成分：能量 6319.37 千焦（1511.81 千卡），蛋白质 75.59 克，脂肪 52.49 克，碳水化合物 184.27 克，钙 769.6 毫克。

3. 老年男性超重体型高脂血症（>65 岁）食谱举例

早餐：牛奶麦片粥（牛奶 150 克、麦片 25 克、水适量）；发糕 25 克；

酱牛肉 50 克；

小菜少许。

午餐：冬瓜余丸子（冬瓜 100 克、瘦肉 80 克、松蘑、木耳各少许）；小油菜 100 克；

米饭 100 克。

加餐：水果 100 克。

晚餐：西红柿鸡丝面（鸡胸肉 30 克、西红柿 100 克、龙须面 65 克）。

全日烹调油 30 克，盐 5 克。

营养成分：能量 5934.97 千焦（1419.85 千卡），蛋白质 76.59 克，脂肪 51.45 克，碳水化合物 179.27 克，钙 68.67 毫克。

4. 老年男性超重体型单纯高三酰甘油血症食谱举例

早餐：牛奶 250 克；全麦面包 50 克；五香干 50 克；小菜少许。

午餐：清蒸鱼块 50 克；肉片鲜蘑油菜（瘦肉 25 克、鲜蘑 100 克、小油菜 100 克）；西红柿蛋汤；

米饭 100 克。

加餐：水果 100 克。

晚餐：馄饨（瘦肉馅 20 克、面粉 35 克、紫菜、虾皮各少许）；小窝头 50 克；豆腐丝圆白菜 200 克（豆腐丝 25 克、圆白菜 175 克）。

全日烹调油 20 克，盐 6 克。

营养成分：能量 5659.22 千焦（1353.88 千卡），蛋白质 50.79

克，脂肪 37. 62 克，碳水化合物 203. 04 克，钙 625. 22 毫克。

5. 老年男性超重体型单纯高胆固醇血症食谱举例

早餐：豆浆 250 克；小花卷 75 克；拌香干芹菜（香干、芹菜各50 克）。

午餐：清炖排骨海带（海带 150 克、小排 50 克）；醋熘土豆丝100 克；

米饭 150 克。

加餐：西瓜 100 克。

晚餐：肉末西红柿豆腐（瘦肉末 20 克、西红柿 150 克、豆腐100 克）；

小米粥 50 克；

馒头 50 克。

全日烹调油 20 克，盐 6 克。

营养成分：能量 7900. 37 千焦（1890. 04 千卡），蛋白质 74. 59克，脂肪 41. 99 克，碳水化合物 303. 44 克，钙 902 毫克

6. 老年男性单纯性高三酰甘油血症食谱举例

早餐：大饼 1 块（面 50 克）；煮鸡蛋 1 个（约 50 克）；

豆浆 1 碗（250 毫升）；

拌莴笋丝（莴笋 150 克）。

午餐：米饭 1 碗（大米 100 克）；肉片木耳黄瓜（瘦肉 50 克、水发木耳 25 克、黄瓜 150 克）；

炒青菜 1 盘（油菜 250 克）；豆油共 10 克。

加餐：苹果 100 克。

晚餐：米饭 1 碗（大米 100 克）；炒鸡丁柿椒丁 1 盘（鸡脯肉 50克、柿椒 100 克）；炝黄瓜条 1 盘（黄瓜 150 克）；豆油共 10 克。

注：鸡蛋每周不宜超过 3 个。

全日用油 20 克，盐 3 克，糖 15 克。

营养成分：能量 7993 千焦（1912. 2 千卡），蛋白质 68. 93 克，脂肪 59. 17 克，碳水化合物 298. 72 克，钙 794. 40 毫克。

7. 老年男性单纯性高胆固醇血症食谱举例

早餐：二米粥 1 碗（大米 50 克、小米 50 克）；牛奶 1 杯（200 毫升）；拌黄瓜 1 盘（黄瓜 50 克、麻油 25 克）。

午餐：米饭 1 碗（大米 140 克）；肉末炒柿椒豆腐干半盘（瘦肉末 30 克、豆腐干 50 克、柿椒 100 克）；

炒圆白菜 1 盘（圆白菜 250 克）；豆油共 10 克。

加餐：苹果 1 个（约 150 克）。

晚餐：米饭 1 碗（大米 150 克）；牛肉丝炒洋葱半盘（牛肉丝 50 克、洋葱 100 克）；炒苋菜 1 盘（约 150 克）。

全日烹调油 30 克，盐 6 克。

营养成分：能量 7571.07 千焦（1811.26 千卡），蛋白质 63.12 克，脂肪 51.50 克，碳水化合物 248.73 克，钙 893.76 毫克。

8. 老年男性高胆固醇和高三酰甘油血症食谱举例

早餐：小米粥 1 碗（小米 50 克）；脱脂鲜奶 1 杯（250 毫升）；拌莴笋 1 盘（莴笋 50 克）；麻油 5 克。

午餐：米饭 1 碗（大米 100 克）；牛肉丝炒柿椒豆腐干 1 盘（牛肉 50 克、豆腐干 100 克、柿椒 50 克）；炒西红柿菜花 1 盘（西红柿 50 克、菜花 150 克）；豆油共 10 克。

加餐：酸牛奶 200 毫升。

晚餐：米饭 1 碗（大米 100 克）；清蒸鱼块香菇 1 盘（鱼 75 克，香菇适量）；炝芹菜丁 1 盘（芹菜 200 克）。

全日烹调油 20 克，盐 6 克。

营养成分：能量 5679 千焦（1358.62 千卡），蛋白质 59.72 克，脂肪 60.62 克，碳水化合物 198.01 克，钙 653.23 毫克。

适合高脂血症病人的主食

1. 玉米饼子

【原料】

玉米适量。

【制法】

将玉米研为细末，加清水适量调匀；将玉米糊做成饼状，上笼蒸熟，午餐或晚餐服食。

【功效】

健脾养胃，化痰除湿。

2. 山药玉米饼

【原料】

山药、玉米各等量。

【制法】

将山药、玉米研为细末，加清水适量调匀为稀糊状备用；锅中放植物油适量滑锅后，放入山药玉米面糊摊匀，煎至两面呈金黄色时即可。每日 1 剂，午餐或晚餐服食。

【功效】

健脾和胃，养肝益肾。

3. 南瓜大米饭

【原料】

大米 50 克，老南瓜 150 克。

【制法】

将大米淘净；将老南瓜去皮、籽，洗净，切块；二者同入锅中，加清水适量，煮至饭熟即成。每日 1 剂，午餐或晚餐服食。

【功效】

健脾开胃。

【注意事项】

本品不宜多食，多食则易生湿发黄，令人腹胀。

4. 二米饭

【原料】

玉米、大米各等量。

【制法】

将玉米碾如米粒大小，淘净；大米淘净，两者同放锅中，加清水适量，煮至饭熟服食。每日 1 剂，午餐或晚餐服食。

【功效】

健脾养胃，化痰除湿。

5. 大枣花生米饭

【原料】

大米 50 克，大枣 5 粒，花生 10 粒。

【制法】

将大米淘净，花生去硬壳，大枣去核；先取大米加清水适量煮沸后，下大枣及花生，煮至饭熟服食。每日 1 剂，午餐或晚餐服食。

【功效】

健脾养胃，补中益气。

6. 粟米大米饭

【原料】

粟米、大米各等量。

【制法】

将粟米去皮壳、沙粒，同大米淘净；将二者同放锅中，加清水适量，煮至熟服食。每日 1 剂，午餐或晚餐服食。

【功效】

健脾和胃，消食化痰。

7. 大麦大米饭

【原料】

大麦、大米各等量。

【制法】

将大麦压碎，大米淘净；将二者同放锅中，加清水适量，煮至熟服食。每日 1 剂，午餐或晚餐服食。

【功效】

健脾开胃，通淋利湿。

8. 燕麦大米饭

【原料】

燕麦、大米各等量。

【制法】

将燕麦碾碎，大米淘净；将二者同放锅中，加清水适量，煮至熟服食。每日1剂，午餐或晚餐服食。

【功效】

健脾养胃。

9. 萝卜大米饭

【原料】

大米50克，白萝卜150克。

【制法】

将大米淘净；白萝卜去皮，洗净，切如米粒大小；先取大米放入锅中，加清水适量煮至半熟后，下萝卜粒，煮至饭熟服食。每日1剂，午餐或晚餐食用。

【功效】

开胃消食，行气除胀。

【注意事项】

脾胃虚弱者不宜多食；服食本品时不宜服食人参。

10. 蒸饭

【原料】

大米100克。

【制法】

将大米用清水淘洗干净放入盆内，加水适量；蒸锅内加水适量。待水沸后放入盛米的盆，小火蒸熟服食。每日1剂。

【功效】

本品柔软适口，有健脾益胃、生精补气之功效。

【注意事项】

大米含有丰富的B族维生素，故在淘洗时不要用力搓洗，以免维生素流失；霉变的大米不能食用；大米饭最好现吃现做，一次不能吃完时，应注意保管，以防变馊，再次食用时一定要热透，已变馊的大米饭切勿食用。

11. 香菇大枣白鸽饭

【原料】

大枣 10 枚，乳鸽 1 只，香菇 5 朵，米饭 100 克。

【制法】

将乳鸽洗净，斩块，用菜油、酱油、黄酒、姜、白糖浸泡 6 小时；大枣去皮、核；香菇水发后切丝；将鸽肉、大枣、香菇一并加入米饭内，蒸 15 分钟即可服食。每日 1 剂，作午餐食用。

【功效】

健脾益气，生精温肾。

【注意事项】

便秘者不宜选用；内热炽盛者不宜选用。

12. 红薯饭

【原料】

大米 50 克，红薯 150 克。

【制法】

将大米淘净；将红薯去泥沙，洗净，切细；先取大米放入锅中，加清水适量，煮至沸后，下红薯，煮至饭熟即成。每日 1 剂，午餐或晚餐食用。

【功效】

健脾开胃，消食通便。

【注意事项】

脾胃虚弱者不宜多食，以免腹部胀气。

13. 绿豆米饭

【原料】

绿豆、大米各等量。

【制法】

先将绿豆用清水浸泡 30 分钟，淘净；大米淘净备用；取绿豆加清水适量煮至开花后，下大米同煮至饭熟即成。每日 1 剂，午餐或晚餐服食。

【功效】

健脾养胃，清热化痰。

【注意事项】

脾胃虚寒者不宜久服。

14. 姜汁牛肉饭

【原料】

牛肉 150 克，大米、姜汁各适量。

【制法】

将牛肉洗净，剁为肉糜，加姜汁、酱油、葱花、胡椒、芥末及植物油适量，拌匀待用；大米淘净，加清水适量放入笼中用武火蒸约 40 分钟后，将姜汁牛肉倒在米饭上面，铺平，继续蒸 20 分钟即可，每日 1 剂，作午餐食用。

【功效】

此肴香气浓郁，可健脾益气。

【注意事项】

皮肤溃疡、瘙痒者不宜选用；风热表证者不宜选用。

15. 萝卜粥

【原料】

大米 50 克，胡萝卜 250 克。

【制法】

将大米淘净；萝卜洗净，切如米粒大小，用沸水烫一下备用；先取大米放入锅中，加清水适量煮至熟时，下萝卜粒，用筷子拌匀，煮至熟服食，每日 1 剂，午餐或晚餐食用。

【功效】

开胃消食，行气除胀。

【注意事项】

脾胃虚弱者不宜多食；服食本品时不宜服食人参。

16. 荞麦面饼

【原料】

荞麦面 100 克，调料适量。

【制法】

将荞麦面加清水适量，再加入精盐调匀成稀糊状备用；锅中放植物油适量，放入荞麦面糊，摊匀，煎至两面呈金黄色时即可。每日 1 剂，午餐或晚餐服食。

【功效】

健脾利湿，消积除胀。

17. 参枣米饭

【原料】

党参 10 克，大枣 20 枚，糯米 250 克，白糖 50 克。

【制法】

将党参、大枣放入锅内，加水泡发，而后煎煮 30 分钟左右，捞出党参、大枣，药液备用；将糯米淘净，加清水适量放入大碗内，蒸熟，取出扣入碗内，摆上大枣、党参；将药液煮沸，加白糖适量，文火浓煎取汁，浇在枣饭上即成。经常食用，疗效更佳。

【功效】

健脾益气，开胃消食。

18. 山药面条

【原料】

山药粉 50 克，面粉 100 克，鸡蛋 1 个，豆粉 20 克，调料适量。

【制法】

将山药粉、面粉、豆粉、鸡蛋及清水、精盐适量放入盆内，揉成面团，制成面条；锅内放清水适量，武火烧沸后放面条、猪油、葱、姜煮熟后，食用时再放适量味精、猪油。

【功效】

健脾补肺，固肾益精。

19. 山药汤圆

【原料】

山药 150 克，白糖 90 克，糯米 500 克，胡椒粉少许。

【制法】

将山药去皮，洗净，剁成碎末，放入碗内，将碗再放入盛水的锅内蒸熟，然后取出，加白糖、胡椒粉，搅匀成馅备用；糯米用水浸泡 3 小时后磨成糯米粉，揉成面团，作为汤圆坯子，放入山药馅，包成汤圆煮熟即成。

【功效】

补益脾肾，祛脂化腻。

20. 山药茯苓包子

【原料】

山药粉、茯苓粉各 100 克，面粉 1000 克，白糖 300 克，猪油适量。

【制法】

将山药粉、茯苓粉加清水适量，浸泡成糊，上笼用武火蒸 30 分钟后取出；将山药茯苓糊加面粉 200 克、白糖、猪油调馅；余下的面粉加清水适量，揉成面团，再加发面揉匀，静置 2～3 个小时，至面团发起后，放碱揉匀，然后分成若干个小面团，做成面皮放入馅心做成包子，上笼，用武火蒸 15～20 分钟。每日 1 次，早餐食用。

【功效】

此品性味平和，四季可用。有健脾益肾，利湿降浊之功效。

【营养含量】

茯苓，为多孔菌科真菌茯苓的菌核，茯苓的主要成分为茯苓多糖、茶苓酸、卵磷脂、胆碱及钾盐。药理分析表明，茯苓有缓慢而持久的利尿作用，能促进钠、氯、钾等电解质的排出，并有降低血糖、血脂的作用。

【注意事项】

小便不禁者慎用。

21. 降脂二米

【原料】

山药、芡实、莲子各 30 克，大米、糯米、白糖各 1000 克。

【制法】

将山药、芡实、莲子、大米、糯米五味共磨成细粉；将细粉加清水适量，揉成面团，制成糕状，上笼用武火蒸 20～30 分钟，待熟时，撒上白糖即成。每日 1 次，早餐食用。

【功效】

健脾益肾，祛湿降浊。

【注意事项】

大便秘结者慎用；山药、芡实、莲子三者有收敛固涩止遗之功效，故伴有慢性胃肠疾患及遗精、遗尿者服食尤为适宜。

22. 山药扁豆糕

【原料】

山药 200 克，扁豆 50 克，陈皮 3 克，红枣 500 克。

【制法】

将山药洗净、去皮、切成薄片，大枣去核、切碎，鲜扁豆切碎，陈皮切丝；将四者同放盆内，加清水调和，制成糕坯，上笼武火蒸 15～20 分钟即成。每日 1 次，早餐食用，每次 50 克。

【功效】

健脾利湿，降脂祛腻。

23. 山药糕

【原料】

山药 500 克，豆馅 150 克，金糕 150 克，面粉 60 克，白糖 150 克，香精、青丝、红丝各少许。

【制法】

将山药去皮，洗净，蒸熟，捣泥；将山药泥加入面粉，搓成面团，铺干，拌匀豆馅；再摆上金糕，撒上白糖和青丝、红丝，切成条状入笼蒸熟即成。

【功效】

补脾胃，助消化。

【注意事项】

山药以鲜者为宜，此品可作为两餐之间的补充食品。

24. 内金芝麻山药饼

【原料】

鸡内金、黑芝麻各 5 克，山药面 50 克，调料适量。

【制法】

将鸡内金研为细末，与山药面、黑芝麻加清水适量，再加入精盐调匀成稀糊状备用；锅中放植物油适量，放入内金芝麻山药面糊摊匀，煎至两面呈金黄色时即可。每日 1 剂，午餐或晚餐服食。

【功效】

健脾和胃，养肝益肾。

25．内金山楂面饼

【原料】

鸡内金 5 克，山楂 10 克，小麦面 50 克，调料适量。

【制法】

将鸡内金、山楂研为细末，与小麦面加清水适量，再加入精盐调匀成稀糊状备用；锅中放植物油适量，放入内金山楂面糊摊匀，煎至两面呈金黄色时即可。每日 1 剂，午餐或晚餐服食。

【功效】

健脾和胃，消积祛腻。

26．内金芝麻面饼

【原料】

鸡内金、黑芝麻各 5 克，小麦面 50 克，调料适量。

【制法】

将鸡内金研为细末，与小麦面、黑芝麻加清水适量，再加入精盐调匀成稀糊状备用；锅中放植物油适量，放入内金芝麻面糊摊匀，煎至两面呈金黄色时即可。每日 1 剂，午餐或晚餐服食。

【功效】

健脾和胃，消积祛腻。

27．山楂山药饼

【原料】

山楂、山药、白糖各适量。

【制法】

将山楂去核，洗净；山药去皮，洗净；将山药、山楂放锅中共蒸熟，冷后加白糖搅匀，压为薄饼服食。每日 1 剂。

【功效】

此饼酸甜适口，健脾消食，活血化淤。

【注意事项】

糖耐量异常或糖尿病病人服用时不要加糖。

28．枣泥桃酥

【原料】

枣泥 250 克，核桃、山药各 50 克，面粉 500 克，猪油 125 克，植物油少许。

【制法】

将山药去皮洗净，煮熟，捣泥；将山药、枣泥、核桃共拌匀制成馅心；将面粉 200 克与猪油 100 克拌匀，制成干油酥备用；剩余面粉与猪油加清水适量制成油面团，将干油酥包入油面条内，卷成筒状，用刀切成 25 克 1 只的面坯，并制成圆形皮子，然后包上枣泥馅心，制成有花纹的桃酥饼形状，锅中放植物油烧至六成热时，将桃酥生坯下锅炸至两面呈浅黄色时即可。

【功效】

补益脾胃，降脂祛腻。

29．核桃扁豆泥

【原料】

核桃仁、黑芝麻各 10 克，扁豆 150 克，白糖 100 克，猪油 80 克。

【制法】

将扁豆去皮，取豆，加清水少许，上笼蒸约 2 小时，取出挤水，捣泥，用细纱布过滤，余渣再捣成泥；黑芝麻炒香，研末；核桃炒香，研细；将锅刷净，置火上烘热，放入猪油炒热，倒入扁豆泥翻炒，待水分将尽，放入白糖炒至不粘锅底，再放猪油、黑芝麻、白糖、核桃仁混合炒片刻，候温服食。

【功效】

有健脾益肾，祛脂降浊之功效。黑芝麻有养血润肤、养颜悦色作用，可防止皮下脂肪氧化，增强组织细胞的活力，使皮肤光滑而富有弹性，常食此肴可美容护肤，治疗皮肤干枯粗糙、面色无华。

【注意事项】

黑芝麻、核桃仁均有润肠作用，故大便溏泄者不宜选用。

30. 茯苓莲子山药糕

【原料】

茯苓、莲子、山药、芡实各 10 克，大米 1000 克，白糖 500 克。

【制法】

将茯苓、莲子、山药、芡实、大米共磨成细粉；将山药粉与白糖同放盆内，加清水适量，揉成面团，做成糕状，上笼蒸熟。每日 1 次，早餐食用。

【功效】

补虚损，益脾胃。

31. 马齿苋包子

【原料】

面粉适量，马齿苋、韭菜各等量，鸡蛋及各种调料少许。

【制法】

将马齿苋、韭菜分开洗净，阴干 2 小时，切碎；鸡蛋炒熟切碎，与马齿苋、韭菜及精盐、酱油、猪油、味精、葱末、姜末拌馅；面粉揉成面团，做成面皮，放入馅做成包子，蒸熟服食。

【功效】

活血散结，化淤消脂。

32. 韭黄面条

【原料】

韭黄 50 克，面粉 100 克，鸡蛋 2 个，蘑菇 100 克，蒜薹 50 克，各种调料适量。

【制法】

蘑菇洗净，切为两半；蒜薹洗净，切段；韭黄洗净，剁碎；将鸡蛋打入面粉里，加清水适量，用筷子使劲搅，至面粉发透，放韭黄、精盐，揉成面团，做成面条；将蘑菇放锅内，武火烧沸后，转文火续煮 3~5 分钟，再下面条煮熟，调入蒜薹、精盐、黄酒、醋、胡椒粉即成。

【功效】

疏肝理气，化淤降脂。

【注意事项】

阴虚内热者不宜选用；患有疮疡、目疾者不宜选用；韭菜又名"壮阳草"，故性功能亢进者慎用。

33. 茯苓薏米饼

【原料】

茯苓、薏米、面粉各 30 克，白糖适量。

【制法】

将茯苓、薏米共研细末；将茯苓、薏米末与面粉及白糖和匀，加水和匀压制成饼，蒸熟服食。

【功效】

健脾和胃，化痰消腻。

【注意事项】

汗少者不宜选用；大便秘结者不宜选用。

34. 茯苓包子

【原料】

茯苓 50 克，面粉 1000 克，猪肉及调料各适量。

【制法】

将茯苓切片，加水煎取浓汁，共煎 3 次，取汁备用；将面粉倒在案板上，加酵面及茯苓液调成发酵面团，待面团发酵后，加碱水适量，揉匀碱液，搓制成面皮约 20 个；将猪肉洗净，剁碎，加酱油、姜末、精盐、麻油、黄酒、葱花、胡椒粉、骨头汤等，搅拌成馅，放入面皮中，制成包子生坯，上笼蒸熟服食。

【功效】

养心安神，健脾开胃，除湿化痰，利水消肿。

35. 芸豆大枣卷

【原料】

芸豆 500 克，大枣 250 克，红糖 150 克，桂花适量。

【制法】

将芸豆用水泡发后，加水适量煮熟、稍凉，放在洁净布上搓成豆泥；大枣去核，洗净，煮熟，加红糖、桂花，压成枣泥；芸豆泥摊在面板上，上面平铺一层枣泥，然后纵向卷起，再用刀与糕条垂直方向切块即成。每日 1 次，早餐服食。

【功效】

健脾利湿。

【注意事项】

芸豆有利湿水肿之功效，故高脂血症病人伴有水肿者服食尤宜；芸豆食用时应充分煮熟，因其所含的植物凝血素是一种蛋白质或多肽，能凝集人的红细胞，经过充分蒸煮后，这种物质可被破坏，若吃了未煮熟的芸豆，可在数小时内或 1~2 日内出现恶心、呕吐、腹痛、腹泻，甚至出现溶血中毒等症状。

36. 消食健脾

【原料】

山药、莲子、白茯苓、薏米各 5 克，炒麦芽、炒扁豆、芡实各 20 克，柿霜 2 克，白糖 500 克，糯米粉 1000 克。

【制法】

将前 8 味加清水适量，武火煮沸后，转文火煮 25~30 分钟，去汁取渣；将药渣放入盆中，加入糯米粉、白糖揉成面团，做成糕，上笼蒸25~30 分钟即成。每日 1 次，早餐服食。

【功效】

补虚损，健脾胃，消食积。

适合高脂血症病人的菜肴

1. 凉拌双耳

【原料】

银耳、木耳各 50 克，调料适量。

【制法】

将双耳发开，洗净，置沸水锅中焯一下，捞出候凉；将双耳沥干水分装盘，调入精盐、味精、白糖、胡椒粉、麻油各适量，拌匀服食。每日 1 剂。

【功效】

补气养血。

2. 银耳蛋奶

【原料】

白木耳 30 克，鹌鹑蛋 5 个，牛奶 150 克，白糖适量。

【制法】

将白木耳洗净，撕块；鹌鹑蛋打碎调匀；将白木耳放入锅中加清水适量，文火煮约 2 小时，调入鹌鹑蛋、白糖拌匀，煮沸后调入牛奶，再次煮沸即可食用，每日晨起空腹温服。每日 1 剂。

【功效】

滋阴润肺，益胃生津，调补五脏。

3. 养生鸭块

【原料】

核桃仁 200 克，荸荠 150 克，老鸭 1 只，鸡肉 100 克，调料适量。

【制法】

将老鸭宰杀去毛杂，洗净，加入葱、姜、精盐、黄酒各适量拌匀，上笼蒸熟，取出切为 2 块；鸡肉剁成泥，与蛋清、玉米粉、黄酒、味精、精盐调成糊；核桃仁、荸荠捣碎加入糊内调匀，再放入鸭膛内用油将鸭炸酥，切成条块状，放入盆内，四周撒些香菜即可服食。

【功效】

补肾生精，滋阴清热。

4. 核桃仁炒韭菜

【原料】

核桃仁 50 克，韭菜 150 克，姜末、葱末、精盐、味精各适量。

【制法】

将韭菜洗净，切段；锅中放食用油，烧热后下姜末、葱末、椒略炒，而后下核桃仁，炒至变色时再下韭菜，调入精盐、味精，炒熟后即可食用。每日 1 剂。

【功效】

补肾助阳。

5. 韭菜炒鹌鹑

【原料】

韭菜 15 克，鹌鹑 1 只，葱、姜、椒、黄酒、精盐、味精各适量。

【制法】

将韭菜洗净，切段备用；鹌鹑去毛杂，洗净，切块；锅中放植物油适量，烧热后下鹌鹑煸炒，而后调入葱、姜、椒、黄酒等，待熟时纳入韭菜，炒热后用精盐、味精调匀即可食用。

【功效】

益肾补精。

6. 核桃仁蒸鸭块

【原料】

核桃仁 200 克，枸杞子 50 克，老白鸭 1 只，蛋清 1 个，葱、姜、椒、黄酒、精盐、味精各适量。

【制法】

将老鸭宰杀后去毛杂，洗净，切块；将鸭块置入大碗中，放入核桃仁、枸杞及葱、姜、椒、黄酒等，盖严盖，上笼蒸熟，用精盐、味精调味后服食。

【功效】

补肾益精。

7. 沙锅鱼头豆腐汤

【原料】

鲢鱼头 500 克，豆腐 300 克，冬笋片 100 克，香菇 10 克，花生 10 克，各种调料适量。

【制法】

将鱼头洗净，剖开，用酱油浸 5 分钟；锅中放植物油适量，烧热后将鱼头煎至两面呈黄色，调味，加入温水 500 毫升，煮沸后倒入沙锅中，下豆腐、笋片、香菇、大蒜等，煮至鱼头熟后调入味精，适量服食。

【功效】

补肾健脾。

8. 芝麻海带蜜膏

【原料】

黑芝麻 500 克，海带粉 250 克，蜂蜜适量。

【制法】

将黑芝麻炒香；黑芝麻同海带粉混匀，加蜂蜜拌和备用。每日服食1～2汤匙，温开水送服。

【功效】

养血美颜，降低血脂。

【注意事项】

夏日为防变质，可放入冰箱中保存；大便溏泄者不宜选用。

9. 香蕉蘸芝麻

【原料】

香蕉500克，黑芝麻25克。

【制法】

将黑芝麻炒熟；将香蕉去皮，用香蕉蘸芝麻嚼食。每日1剂，分2～3次食完。

【功效】

降低血脂，润肠通便。

营养含量：香蕉为芭蕉科植物香蕉的果实。营养分析表明，香蕉含淀粉、蛋白质、脂肪、糖分及维生素A、维生素B、维生素C、维生素E等。临床观察发现，每天吃香蕉3～5根或饮香蕉茶，可治疗高血压、高血脂、动脉硬化、冠心病等。

【注意事项】

香蕉性寒滑肠，大便溏泄者不宜多食；香蕉含钾量为水果之冠（每百克含钾472毫克），钾对维持人体细胞功能和酸碱平衡、改善心肌功能均是有益的。因此，高血压、心脏病病人常食香蕉有益无害，但伴有肾功能不全者不宜选用。

10. 芝麻兔

【原料】

黑芝麻30克，兔1只（约1000克），各种调料适量。

【制法】

将黑芝麻炒香备用；兔去皮、杂、爪，洗净，放沸水中余去血水，撇去浮沫后投入葱、姜、花椒等，将兔肉煮熟捞出，凉一会儿后，放入卤汁锅中，文火煮约 1 小时后取出剁块，装盘；碗内放味精、麻油调匀，边搅边将芝麻放入，而后浇在兔肉上即成。

【功效】

补血润燥，宽中益气。

【注意事项】

大便溏泄者不宜选用。

11. 桂圆童子鸡

【原料】

桂圆 100 克，童子鸡 1 只，调料适量。

【制法】

将子鸡去毛杂、洗净，放入沸水锅中汆一下；将桂圆肉择洗干净，放于鸡腹中，调入葱、姜、椒、精盐、味精等，置碗中上笼蒸约 1 小时，取出葱、姜即成，每周 2~3 剂。

【功效】

补气血，安心神。

【注意事项】

大便溏泄者不宜选用；痰湿内停者不宜选用。

12. 生煸杞叶

【原料】

枸杞叶 25 克，冬笋、水发冬菇各 50 克，各种调料适量。

【制法】

将枸杞叶洗净，冬笋切丝，冬菇切丝；锅中放猪油，烧至七成热时下笋丝、冬菇，略炒后下枸杞叶，翻炒几下，加精盐、味精、白糖各适量，再翻炒几下即可装盘食用。

【功效】

补肾益精，祛风明目。

13. 枸杞桃仁鸡丁

【原料】

嫩鸡肉 500 克，枸杞子 90 克，核桃仁 150 克，各种调料适量。

【制法】

将鸡肉洗净,切丁,加精盐、黄酒、味精、胡椒粉、蛋清、水淀粉各适量调匀上浆;另将精盐、味精、白糖、胡椒粉、鸡汤、麻油、水淀粉调成芡汁备用;锅中放植物油适量,烧至五成热时下核桃仁,用温火炸透,再将枸杞子倒入,翻炒片刻即起锅沥油;锅中再放植物油适量,烧到五成热时投鸡丁入锅,快速划散,即可盛起;锅内留余油,下葱、姜、蒜稍炒,再投鸡丁,接着将芡汁倒入速炒,随即投核桃仁和枸杞子炒匀即成。

【功效】

补肾强腰,明目益精。

14. 银耳枸杞鸡肝羹

【原料】

鸡肝1副,水发银耳15克,枸杞子5克,茉莉花24朵,各种调料适量。

【制法】

将鸡肝洗净,切片,放入碗中,加湿淀粉、黄酒、姜汁、精盐拌匀备用;枸杞子、银耳、茉莉花洗净;锅中放鸡清汤适量煮沸后,加入黄酒、姜汁、精盐、味精,煮沸后下银耳、鸡肝、枸杞子,煮至鸡肝熟后放入茉莉花,再煮沸,装碗即可。每周2~3剂。

【功效】

补益肝肾,清心明目。

15. 乳鸽枸杞汤

【原料】

乳鸽1只,枸杞子30克,精盐少许。

【制法】

将枸杞子择洗干净;乳鸽去毛杂、洗净,与枸杞子同放锅中,加清水适量,文火炖熟后调入精盐适量服食。

【功效】

补气养血。

16. 枸杞鸽蛋汤

【原料】

鸽蛋2个，枸杞子15克，白糖适量。

【制法】

将枸杞子择洗干净；将鸽蛋煮熟去壳，同枸杞子共放碗中，加清水适量蒸熟，白糖调味后即可服食。每日1剂。

【功效】

养心益肾，降脂祛腻。

营养含量：鸽蛋含蛋白质、脂肪、维生素等。

17. 枸杞鸡蛋

【原料】

枸杞10克，鸡蛋2个。

【制法】

将枸杞择洗干净；将枸杞、鸡蛋加清水适量同煮，待熟后去蛋壳，再煮5～10分钟服食。每日2剂。

【功效】

益气养血。

18. 枸杞烧鲫鱼

【原料】

枸杞子15克，活鲫鱼2条（约500克），香菜及各种调料适量。

【制法】

将鲫鱼去鳞杂、洗净，在鱼身上斜切成十字花样；枸杞子洗净；锅中放植物油适量，下葱、姜略炒，而后加清水、精盐、黄酒、米醋等煮沸，而后下鱼及枸杞子，煮沸后，文火慢炖至鱼熟，下香菜、味精调味即成。

【功效】

健脾利湿。

19. 枸杞肉丝

【原料】

枸杞子100克，竹笋150克，猪瘦肉250克，各种调料适量。

【制法】

将猪肉洗净，切丝、勾芡；竹笋洗净、切丝；枸杞子择洗干净；锅中放入植物油适量烧热后，下肉丝、笋丝，滑散，烹入料酒，加白糖、精盐、味精炒匀，再下枸杞子翻炒数次，淋入芝麻油，炒熟即成。

【功效】

补益肝肾。

【注意事项】

外邪实热、脾虚便溏者不宜选用；历代本草述及枸杞子有明显的增强人体性功能的作用，故有"离家千里，勿食枸杞"之说，因此性功能亢进者不宜选用。

20. 杞叶猪肝羹

【原料】

枸杞叶 250 克，猪肝 100 克，各种调料适量。

【制法】

将枸杞叶洗净；猪肝洗净，切片，勾芡；锅中放植物油，下猪肝煸炒至变色后，下枸杞叶及葱、姜、精盐等，炒熟服食。每日 1 剂。

【功效】

补肝明目。

【注意事项】

脾虚便溏者不宜选用；性功能亢进者不宜选用。

21. 生姜鲢鱼

【原料】

鲢鱼 1 条，生姜 10 克，精盐适量。

【制法】

将鲢鱼去鳞杂，洗净，切块；生姜去皮，洗净，切细，与鲢鱼同放碗中，加入精盐等，蒸熟服食。

【功效】

温中健胃，散寒除湿。

【注意事项】

皮肤溃疡、瘙痒者不宜选用；风热表证者不宜选用。

22. 韭菜淡菜蒸排骨

【原料】

韭菜 50 克，淡菜 60 克，猪排骨 100 克，白酒及调料各适量。

【制法】

将韭菜洗净，切段；淡菜用白酒浸泡胀发，洗净；排骨洗净，剁块。以上三者同放碗中，加黄酒、葱、姜、椒、精盐、味精及米粉适量，拌匀，蒸熟服食。

【功效】

养肝益肾，降脂祛腻。

【注意事项】

淡菜可浓缩金属铬、铅等有害物质，故污染的淡菜不能食用；大便溏泄者不宜选用。

23. 韭菜鸡蛋

【原料】

韭菜根、白糖各 50 克，鸡蛋 2 个。

【制法】

将韭菜根洗净，切细；将韭菜、鸡蛋同放锅中，加清水适量煮至蛋熟后，去壳再煮片刻，白糖调味，食蛋饮汤。每日 1 剂。

【功效】

温肾助阳。

【注意事项】

大便溏泄者不宜选用；患有疮疡及目疾者不宜选用；性功能亢进者不宜选用。

24. 核桃鸡丁

【原料】

核桃仁 100 克，鸡肉 250 克，各种调料适量。

【制法】

将核桃仁炸黄备用；鸡肉洗净，切丁；锅中放猪油适量，烧热后下鸡丁，炒至七成熟时下核桃调味，炒至鸡丁熟透即成。

【功效】

益气养血，补肾壮阳，明目益精。

【注意事项】

大便溏泄者不宜选用；阴虚火旺、痰热咳嗽者不宜选用。

25. 萝卜蜜

【原料】

萝卜1个，蜂蜜50克。

【制法】

将萝卜去皮，洗净，切丝，捣烂成泥；将萝卜泥与蜂蜜拌匀，分2次食完。

【功效】

健脾，和中，养胃，解毒，消脂。临床观察发现，萝卜、蜂蜜同用有很好的降脂、降压作用。

【注意事项】

脾胃虚寒者不易生食；服食萝卜时不宜同时服用人参。

26. 豆花煎鸡蛋

【原料】

鲜白扁豆花30克，鸡蛋2个（乌鸡蛋尤宜），精盐少许。

【制法】

将扁豆花洗净，切细；鸡蛋打入碗中，加扁豆花及精盐调匀；锅中放植物油适量烧热后，下扁豆花鸡蛋糊于油锅内煎炒至熟服食。每日1剂。

【功效】

和中下气，化湿降浊。

27. 山药什锦饼子

【原料】

山药500克，面粉150克，白糖150克，核桃仁、什锦果料、蜂蜜、猪油、淀粉各少许。

【制法】

将山药去皮，洗净，蒸熟；核桃仁炒熟，研细；山药加面粉揉成面团，按成圆饼状，摆上核桃仁、什锦果料，上笼蒸20分钟，再在圆饼上浇一层糖蜜汁即成。

【功效】

滋阴补肾，降脂化浊。

【注意事项】

山药以鲜者为宜；便溏者不宜服食。

28. 麻油拌萝卜丝

【原料】

白萝卜250克，大蒜2瓣，麻油及各种调味品适量。

【制法】

将萝卜洗净，去皮，切丝；大蒜拍扁，切碎；锅中放清水适量，煮沸后放入精盐适量调味，再放入萝卜丝，煮2~3分钟后取出放入盘中，加蒜末、酱油、醋、麻油等，拌匀服食。

【功效】

解腻轻身，下气化痰。

【注意事项】

此菜应现拌现食，不宜过夜；夏日食用时尤应注意放大蒜及食醋。

29. 麻油拌豆芽

【原料】

新鲜绿豆芽250克，大蒜2瓣，麻油及调味品各适量。

【制法】

将大蒜去皮，拍扁，切碎；绿豆芽洗净；锅中放入清水适量，煮沸后下豆芽及精盐适量，焯1分钟后取出装盘，调入蒜末、酱油、食醋、味精、麻油等拌匀服食。

【功效】

降脂减肥，利尿解腻。

【注意事项】

此菜应现拌现食，不宜过夜；夏日食用时尤应注意放大蒜及食醋。

30. 冬瓜香菇菜

【原料】

冬瓜200克，香菇50克（新鲜为宜），各种调味品适量。

【制法】

将冬瓜去皮，洗净，切成小方块；香菇用水发开，去蒂柄，洗净，切成丝；葱、姜洗净切丝；锅中放植物油适量烧热后，下葱、姜爆香，而后下冬瓜及香菇和泡香菇的水，闷烧数分钟，待熟时调入精盐、味精等，翻炒几下即可。每日1剂。

【功效】

下气消痰，利水渗湿，降脂减肥。

【注意事项】

脾胃虚寒者不宜服食。

31. 香酥山药

【原料】

山药500克，白糖125克，淀粉100克，植物油、米醋、味精各适量。

【制法】

将山药洗净，武火蒸熟，去皮，切成3厘米长的段，再一剖两半，拍扁待用；锅中放植物油烧至七成热时，放山药，炸至黄色时取出；锅内留余油少许，再将炸好的山药、白糖、两勺水，用文火烧5~6分钟后，转武火，加米醋、味精，用水淀粉勾芡，淋上熟油，装盘即成。

【功效】

健脾胃，补肺肾。高血脂伴有高血糖、糖尿病者服食尤宜。

【注意事项】

煎炸时注意不要炸糊，以两面呈金黄色即可。

32. 软炸兔肉

【原料】

兔肉300克，山药粉30克，各种调料适量，植物油500克。

【制法】

将兔肉洗净，切块，放入碗内，加黄酒、精盐、酱油、味精拌匀，再加山药粉，拌至每块兔肉都均匀地粘牢干山药粉；将植物油放入锅中，烧至七成热时，取兔块放油锅中炸，反复用漏勺捞起又抖落油中，使其不相互粘连，待炸至金黄色，浮在油面上，捞出，用花椒、精盐等调味服食。

【功效】

补中益气，健脾补肺。

【注意事项】

煎炸时注意不要炸糊，以两面呈金黄色即可；高血脂伴有高血糖、糖尿病者服食尤宜。

33. 冬笋爆鸡片

【原料】

山鸡脯肉50克，冬笋25克，黄瓜25克，蛋清1个，各种调味品适量。

【制法】

将鸡肉洗净，切为4厘米长、1厘米宽的片；冬笋洗净，切片；葱、姜切丝；黄瓜切片；将鸡肉用盐、味精略腌，再放蛋清、生粉勾芡；锅内放植物油烧至五成热时，放鸡片，用炒勺划散、捞出，沥去油；用鸡汤、精盐、味精、黄酒对成汁；锅内放猪油烧至六成热时，放葱、姜、笋片煸炒，再下黄瓜片、鸡片烹上兑成的汁，颠翻几下，浇上麻油即成。

【功效】

此菜味美可口，清香袭人，有补肾益精、降低血压、降低血脂之功效。

【注意事项】

鸡肉以嫩者为宜，老母鸡肉不堪食用；黄瓜以鲜嫩青皮带刺者为佳。

34. 芹菜炒肉

【原料】

芹菜150克，猪里脊肉100克，植物油40克，香油、酱油、精盐、味精、黄酒、淀粉各适量，鲜红辣椒1个，葱半根，生姜3片，高汤适量。

【制法】

将芹菜洗净、沥干水分、切成2厘米段，猪瘦肉洗净、切丝，用淀粉、黄酒、酱油适量勾芡，葱、姜、辣椒洗净，切丝；将炒锅置灶上烧热后，下植物油烧至七八成热时，下葱、姜爆炒，炒出香味后下瘦肉丝，翻炒 2 ~ 3 分钟，烹入黄酒、酱油、高汤稍炒，而后下芹菜段、辣椒，急火炒 3 ~ 5 分钟后，下精盐、味精炒匀，淋上香油以增光，盛入盘中即成。

【功效】

此菜红绿相间，色泽鲜艳，清香适口，有清热解毒、祛风除湿、降脂降压、通便润肠之功效。

【注意事项】

炒瘦肉时要注意用淀粉勾芡，这样可使瘦肉细嫩适口，防止咀嚼时有"老"感或"渣"感；芹菜放入后，一定要用旺火猛炒，快速翻炒，使之快熟，若炒的过久，影响芹菜的颜色和味道。

适合高脂血症病人的粥品

1. 玉米豆枣粥

【原料】

玉米面 50 克，白扁豆 25 克，大枣 50 克。

【制法】

将原料洗净，大枣去核；将原料同放锅中，加清水适量，如常法煮成粥。每日 1 剂。

【功效】

健脾利湿。

2. 山药扁豆粥

【原料】

山药 30 克，白扁豆 15 克，大米 50 克，白糖少许。

【制法】

将大米、白扁豆淘洗干净；山药去皮洗净，切片；将大米、扁豆同放锅中，加清水适量，武火烧沸后转文火煮至八成熟，加山药、白糖煮至粥熟服食。每日 2 次，早、晚餐服食，连服 1 周。

【功效】

补益脾胃，利湿祛浊。

3. 扁荷粥

【原料】

白扁豆 50 克，冰糖 30 克，荷叶 1 张，大米 50 克。

【制法】

将扁豆、大米淘洗干净，荷叶洗净切丝，冰糖研细；先取扁豆煮沸后，下大米煮至扁豆黏软时，再下荷叶、冰糖，煮 20 分钟后即成。每日 1 剂。

【功效】

清暑利湿，和胃厚肠，降脂祛腻。

4. 陈皮粥

【原料】

陈皮 10 克，大米 50 克。

【制法】

将陈皮洗净，切细，水煎取汁，去渣；将大米淘净，放入锅中，加入陈皮汁及清水适量，煮为稀粥；将陈皮研为细末，每次取 3 ~ 5 克，调入稀粥中同时服食。每日 1 剂。

【功效】

行气健脾，化痰降脂。

【注意事项】

陈皮燥湿助热，舌赤少津、内有实热者慎用。

5. 山药莲枣粥

【原料】

山药 35 克，莲子 30 克，大枣 20 克，糯米 100 克，红糖适量。

【制法】

将大枣去核；糯米、莲子、山药用清水淘净；将大枣、莲子、山药、糯米同放锅中，加清水适量同煮为粥，待熟时加红糖调味服食。每日 1 次，分早、晚 2 次温服。

【功效】

补益脾肺。

6. 黄精决明子粥

【原料】

黄精 30 克，决明子 10 克，大米 50 克。

【制法】

将决明子炒香，黄精切细；将黄精、决明子水煎取汁，去渣，加大米煮为稀粥服食。每日 2 次。

【功效】

清热养阴，祛脂肪肝。

7. 黄精山药粥

【原料】

黄精 15 克，山药 30 克，大米 100 克，白糖适量。

【制法】

将山药研为细末；黄精洗净，水煎取汁，去渣；将黄精汁液与大米煮为稀粥，待熟时调入山药粉、白糖，煮至粥熟即成。每日 1 剂。

【功效】

健脾益肾。

【注意事项】

选用大米以粗糙大米为宜；本品性质滋腻，易助湿邪，凡脾虚有湿、咳嗽痰多及中寒便溏者不宜选用。

8. 杜仲粥

【原料】

杜仲 10 克，大米 50 克。

【制法】

将大米淘净；杜仲布包；先将杜仲水煎取汁，去渣后，加大米煮为稀粥服食。每日 1 剂。

【功效】

补肝肾，强筋骨，降血脂。

【注意事项】

选用大米以粗糙大米为宜；杜仲性辛温，故阴虚火旺者慎用。

9. 荷叶粥

【原料】

鲜荷叶 1 张，大米 50 克。

【制法】

将荷叶洗净，切丝，大米淘净；先将荷叶水煎取汁，滤去渣后，加大米煮为稀粥服食。每日1剂。

【功效】

清热化痰，祛脂降浊。荷叶，《本草纲目》言其"生发元气，散淤血，消水肿"。药理研究表明，荷叶的有效成分是荷叶碱、莲碱、荷叶甙等，能降血压、降脂、减肥。

【注意事项】

选用大米以粗糙大米为宜；荷叶以鲜嫩者为宜。

10. 银耳粥

【原料】

银耳5克，大米50克，白糖适量。

【制法】

将银耳发开，择洗干净；大米淘净；锅中加清水适量，放入银耳及大米，武火煮沸后转文火煮至粥熟，下白糖再煮沸即成。每日1剂。

【功效】

祛脂化浊，滋养肌肤。此粥甜软适口，热量低。

11. 三豆粥

【原料】

绿豆、赤小豆、白扁豆各30克。

【制法】

将绿豆、赤小豆、白扁豆祛除杂质，择洗干净；将三豆放入锅中，加清水适量，武火煮沸后转文火煮至粥熟服食。每日1剂。

【功效】

清热除烦，利湿化痰。

【注意事项】

扁豆含有对人体红细胞的非特异性凝集素，它具有某些球蛋白的特性。因此食用扁豆时一定要煮熟服食，以免中毒。

12. 二豆粥

【原料】

绿豆、赤小豆各50克。

【制法】

将绿豆、赤小豆祛除杂质，择洗干净；将2豆放入锅中，加清水适量，武火煮沸后转文火煮至粥熟服食。每日1剂。

【功效】

清热除烦，利湿化痰。

【注意事项】

绿豆性寒，脾胃虚寒或阳虚之人不宜多服。

13. 山药莲子葡萄粥

【原料】

山药、莲子、葡萄干各50克，白糖少许。

【制法】

将山药切片，莲子、葡萄干择洗干净；将山药、莲子、葡萄干同放锅内，加清水适量，武火煮沸后转文火煮至粥熟，调入白糖服食。每日2剂，早、晚餐服食。

【功效】

补益心脾。

【注意事项】

莲子中含有莲心，食用时应除去，以免味苦；但莲心有清心除烦、明目潜阳之功效，可降低血压，故高血脂、高血压者可不除去。

14. 山药赤小豆粥

【原料】

山药、赤小豆各30克，白糖少许。

【制法】

将赤小豆洗净，山药切片；先将赤小豆放入锅中，加清水适量，武火煮沸后转文火煮至半熟，下山药片、白糖，煮至粥熟即成。每日1剂，早餐服食。

【功效】

健脾利湿，化痰降浊。赤小豆甘能补脾，性善下行而利水，为滋养性食疗佳品，故对高血脂、肥胖性水肿者尤为适宜。

【注意事项】

赤小豆又名红豆、朱豆、红小豆，为豆科植物赤小豆或赤豆的种子，另有一种红豆名为相思豆，食用时应注意区别。

15. 山药车前子粥

【原料】

山药 50 克，车前子 10 克。

【制法】

将山药研为细末，车前子放入绢布袋中包紧；将山药、车前子同放锅中，加清水适量调匀，武火煮沸后转文火煮至粥熟，去药袋服食。每日 2 剂，早、晚餐服食。

【功效】

健肾固肠，益肾利尿。车前子可利湿化浊、减肥祛脂，故对高脂血症有一定疗效。

【注意事项】

车前子滑利，故大便秘结者不宜选用；孕妇不宜选用。

16. 玉米粥

【原料】

玉米 100 克，山药 50 克。

【制法】

将玉米、山药研为细末备用；将玉米粉、山药粉混合均匀，锅中放清水适量煮沸后，下两种调匀的粉煮为粥糊服食。每日 1 剂。

【功效】

降压降脂，轻身减肥。

17. 轻身冬瓜粥

【原料】

冬瓜 100 克，大米 30 克。

【制法】

将冬瓜皮用刀刮后洗净，不要把皮削掉，切成小块；将大米淘洗干净，放入锅中加清水适量，煮沸后下冬瓜，煮至粥熟服食。每日 1 剂。

【功效】

健脾利湿，祛脂减肥。

【注意事项】

脾胃虚寒者不宜服食；大米以粗糙米为宜；服用时连冬瓜皮一起服食。

18. 瘦身粥

【原料】

白术、防己各15克，何首乌、泽泻各20克，淫羊藿、黄芪、生山楂、莱菔子、花生壳各30克，大米100克。

【制法】

将诸药择净，水煎取汁备用；大米淘净，加清水适量煮为稀粥，待熟时调入药汁，再煮沸即成。每日1剂，连服2个月。

【功效】

健脾利湿，化痰消脂。上述诸药有健脾利湿、化痰行气、通便泻下之功效，故对高血压、高血脂病人有效。

【注意事项】

大便溏薄者不宜服用；服用此粥时不宜再用其他菜肴。

19. 山药粉粥

【原料】

生山药适量（100～150克），或用干山药研粉，每次用面粉100～150克，葱、姜、红糖各少许。

【制法】

将山药洗净、捣烂成糊，或将干山药研为细粉；葱、姜洗净，切为细末；将山药糊同面粉调匀，或将山药粉与面粉加冷水调匀，入沸水中煮为粥糊，将熟时加葱、姜、红糖，稍煮1～2沸即成。每日1剂，温热服食。

【功效】

养心气，健脾胃。

20. 山药大米粥

【原料】

鲜山药 100 克，大米 100 克。

【制法】

将山药去皮、洗净，切为细粒；将大米淘净，放入锅中，加清水适量，煮沸后转文火煮为稀粥，待熟时调入山药粒，再煮 1~2 沸即成。每日 1 剂。

【功效】

健脾益肾。

【注意事项】

大米含有丰富的 B 族维生素，故在淘洗时不要用力搓洗，以免维生素流失。霉变的大米不能食用。选用大米要以粗制大米为宜，不宜选用精制的大米。

21. 山药薏米大枣粥

【原料】

山药、糯米各 30 克，薏米 20 克，大枣 10 枚，生姜 3 片，红糖 15 克。

【制法】

将糯米、薏米淘洗干净，大枣去核，生姜洗净、切为细末；山药研为细末。将以上两种米与大枣同放锅中，加清水适量，煮沸后下生姜、山药同煮为粥，待熟后调入红糖服食。每日 1 剂。

【功效】

健脾利湿，补益脾胃。

【注意事项】

糯米性黏滞，不易消化，故脾胃虚弱者不宜多食；大便秘结者不宜多食。

22. 粟米山药大枣粥

【原料】

粟米 50 克，山药 25 克，黑枣 5 枚。

【制法】

将粟米用清水淘净，黑枣去核，山药洗净，切片；将粟米、山药、黑枣同放锅中，加清水适量，武火煮沸后转文火，煮为稀粥服食。每日 1 剂。

【功效】

此粥黄白相间，可口宜人，有健脾益气、生津止渴、补虚疗损之功效。

23. 山楂粥

【原料】

山楂 30 克（鲜者加倍），大米 50 克，砂糖 10 克。

【制法】

将山楂水煎取汁备用；大米用清水淘净。取大米加清水适量，煮沸后转文火煮至粥熟，再调入山楂汁、砂糖，煮 1~2 沸后即成。每日 1 剂。

【功效】

此粥酸甜适口，有健脾胃、消食积、散淤血、降血脂之功效。

【注意事项】

糖耐量异常或糖尿病病人服食不要加糖；山楂粥酸甜，不宜空腹服食，以防"烧心"。

24. 荷叶二花粥

【原料】

鲜荷叶 1 张，荷花 1 朵，扁豆花 5 朵，大米 100 克。

【制法】

将鲜荷叶洗净，切细；先取大米煮粥，待熟后调入荷叶、荷花、扁豆花，再次煮沸服食。每日 2 剂。

【功效】

清热解暑，除烦利尿。

25. 黑豆粥

【原料】

黑豆 50 克，大米 50 克。

【制法】

将黑豆、大米淘净；将以上原料同放锅中，加清水适量同煮成粥即可食用。每日 1 剂。

【功效】

祛风利湿。

26. 菊花粥

【原料】

菊花 10 克，大米 50 克，冰糖适量。

【制法】

将菊花择净，冰糖研细；大米淘净，加清水适量煮粥，待熟时调入菊花、冰糖，再煮沸即可。每日 1 剂。

【功效】

疏风散热，清肝明目。

27. 三七米粥

【原料】

三七 10 克，大米 50 克，白糖适量。

【制法】

将三七研为细末备用；先取大米淘净，加清水适量煮沸后纳入三七粉，煮至粥熟服食。每日 1～2 剂。

【功效】

活血化淤，行气止痛。

28. 山药芝麻糊

【原料】

山药 15 克，黑芝麻、冰糖各 120 克，牛奶 200 克，大米 60 克，玫瑰糖 6 克。

【制法】

将大米洗净，用清水泡约 1 小时，捞出沥干水分，然后用文火炒香；山药洗净、切成小粒；芝麻炒香研末；将大米、山药、芝麻放入盆内，加牛奶、清水适量拌匀，磨细，滤出细茸待用；锅内加清水、冰糖，煮沸后至冰糖溶化，用纱布滤净糖汁，再将糖汁放入锅内煮沸后，倒入芝麻茸，不断搅动，再加玫瑰糖搅匀即成。

【功效】

滋阴补肾，养阴益气。

29. 芝麻桃仁糊

【原料】

芝麻 25 克，胡桃仁 10 克，白面及食用油各适量。

【制法】

将芝麻、胡桃仁炒香研末；将白面用食用油炒熟，置碗中，冲入芝麻胡桃仁粉、沸水调为糊状服食。每日 1~2 次，每次 2~3 汤匙。

【功效】

健脑益智，降脂祛腻。

30. 三仁粥

【原料】

胡麻仁、胡桃仁、松子仁各等份，蜂蜜适量。

【制法】

将以上 3 种原料炒香，研末备用；食用时取适量加入蜂蜜，用沸水冲为糊状服食。每日 1 次，早晨空腹服食。

【功效】

滋阴润肠。

【注意事项】

大便溏泄者不宜选用；痰饮内停者不宜选用。

31. 龙眼大枣粥

【原料】

龙眼肉 15 克，大枣 5 枚，大米 100 克。

【制法】

将大枣去核；龙眼肉择净；大米淘净，与大枣、龙眼肉同加水适量煮为稀粥服食。每日 1 剂，若喜好甜食者，可加白糖少许同用。

【功效】

养心安神，健脾补血。

【注意事项】

大便溏泄者不宜选用；痰湿内聚者不宜选用。

32. 桑仁芝麻糊

【原料】

桑仁、黑芝麻各 60 克，大米 30 克，白糖适量。

【制法】

将芝麻、桑仁、大米分别洗净后，同放入罐中捣烂备用；炒锅中放清水 3 碗煮沸后加入白糖，待糖溶化于水后徐徐加入捣烂的 3 种原料，煮成粥糊服食。每日 1 剂。

【功效】

此粥酸甜适口，可滋阴清热，降低血脂。

33．桑仁粥

【原料】

桑仁 20 克，大米 50 克，冰糖少许。

【制法】

将桑仁择洗干净，冰糖捶碎；取大米淘净，放入锅中加清水适量，煮沸后，下桑仁，文火煮至粥熟，调入冰糖，再煮 1～2 沸服食。每日 1 剂。

【功效】

此粥酸甜适口，有滋阴养血、润肠通便之功效。

【注意事项】

大便溏泄者不宜选用；糖尿病者不宜选用。

34．枸杞子粥

【原料】

枸杞子 30 克，大米 100 克。

【制法】

将大米淘净，枸杞子择洗干净；将枸杞子、大米同放入锅中，加清水适量，武火烧沸后，转文火煮至粥熟。每日 2 次，早、晚餐服食。

【功效】

补肾益血，养阴明目。

【注意事项】

外邪实热、脾虚便溏者不宜选用；性功能亢进者不宜选用。

35．生姜粥

【原料】

生姜 10 克，大米 100 克。

【制法】

将生姜洗净，切碎；将大米放入锅中，加清水适量煮沸后下生姜，煮为稀粥服食。每日 1 剂，早餐食用。

【功效】

暖脾胃，散风寒，降血脂。

【注意事项】

风热感冒者不宜服用；脾胃炽热者不宜选用。

36．韭白粥

【原料】

韭白30克，大米100克。

【制法】

将韭白洗净，切段；将大米淘净，加清水适量煮至粥熟，调入韭白，再煮沸即成。每日1剂。

【功效】

宽胸理气，化淤止痛。

【注意事项】

阴虚内热者不宜选用；患有疮疡、目疾者不宜选用；韭菜又名"壮阳草"，故性功能亢进者慎用。

37．核桃仁粥

【原料】

核桃仁60克，大米100克，白糖少许。

【制法】

将核桃炒熟，研末；先取大米煮粥，待熟时调入白糖、核桃，煮沸即成。每日1剂。

【功效】

益肾健脑，祛腻降脂。中医认为，胡桃仁味甘性温，有补肾助阳、补肺敛肺、润肠通便之功。

【注意事项】

大便溏泄者不宜选用；阴虚火旺，痰热咳嗽者不宜选用。

38．山药杜仲粥

【原料】

山药30克，杜仲10克，糯米50克。

【制法】

将糯米淘净，山药切片；将杜仲布包与山药、糯米加水同煮至粥熟后，去药包服食。每日1剂。

【功效】

补肾益气，降脂降压。

【注意事项】

大便秘结者慎用；阴虚火旺、性功能亢进者慎用。

39. 薏米山药莲枣粥

【原料】

薏米 35 克，山药 30 克，大枣、莲子各 20 克，大米 150 克，冰糖适量。

【制法】

将大枣去核；薏米、莲子、大米淘洗干净；山药去皮洗净，切片；将诸药与大米同放锅中，加清水适量煮至粥熟后，以冰糖调味服食。每日 1 剂，分早、晚空腹温服。

【功效】

健脾补肺，祛腻降脂。

40. 薏米山药大枣粥

【原料】

薏米 50 克，山药 40 克，大枣 10 个，荸荠粉 10 克，糯米、白糖各 250 克。

【制法】

将薏米、糯米淘净，大枣去核，山药去皮，洗净，切粒；先取薏米煮至开花时，再下糯米、大枣，煮至米烂时调入山药粒，约隔 20 分钟后，再将荸荠粉撒入锅内，拌匀即成，食用时，每碗加白糖 25 克。

【功效】

补中益气，健脾除湿，化痰祛腻。

【注意事项】

脾胃虚寒者不宜使用；大便秘结者不宜选用。

41. 李仁薏米粥

【原料】

郁李仁 6 克，薏米 50 克。

【制法】

将郁李仁研碎,水煎取汁,去渣;将郁李仁药液加薏米煮为稀粥服食。每日1剂,早餐服食。

【功效】

健脾利湿,除满消肿,润肠通便,降脂祛腻。

【注意事项】

孕妇慎用;大便溏泄者不宜选用。

42. 薏米杏仁粥

【原料】

薏米30克,杏仁10克,大米50克,白糖适量。

【制法】

将杏仁去皮;薏米、大米淘净;先取薏米、大米煮粥,待半熟时下杏仁,煮至粥熟,以白糖调味服食。每日1剂。

【功效】

健脾除湿,除痰祛腻。

【注意事项】

杏仁含有少量毒性,勿过量服食;大便溏泄者慎用。

43. 薏米莲子粥

【原料】

薏米、莲子各30克,大米50克。

【制法】

将莲子、薏米用温水浸泡半小时,淘净;将莲子、薏米、大米同放锅中,加清水适量,煮为稀粥服食。每日1～2剂。

【功效】

健脾利湿,化痰祛腻。

【禁忌】

脾胃虚弱者不宜多食;便秘者不宜多食。

44. 糯米薏米粥

【原料】

糙糯米100克,薏米50克,红枣8枚。

【制法】

将糯米、薏米淘净；大枣去核；将以上原料加清水适量共煮为稀粥服食。每日 2 剂，早、晚各 1 剂。

【功效】

清热化痰，降脂祛腻。

【注意事项】

糯米性黏滞，故脾胃虚弱者不宜多食；大便秘结者不宜多食。

45. 白茯苓粥

【原料】

白茯苓 15 克（白茯苓为茯苓在加工时将菌核内部的白色部分切成薄片或小方块者，与茯苓功效相同），大米 100 克，各种调料适量。

【制法】

将茯苓研为细末；将大米放入锅中，加清水适量，武火煮沸后下茯苓末，转文火煮至粥熟，加味精、精盐、胡椒粉调味即可服食。每日 1 剂。

【功效】

健脾胃，利水肿，消食积，降血脂。

【注意事项】

大便秘结者慎用；肾虚及小便不禁者慎用。

46. 茯苓栗子粥

【原料】

茯苓 20 克，大枣 10 枚，栗子 250 克，大米 100 克。

【制法】

将茯苓研为细末，大枣去核，栗子去壳，去皮，研为细粒；将以上原料同放锅中，加清水适量煮沸后，转文火煮为稀粥服食。每日 1 剂。

【功效】

健脾止泄，化痰降脂。

【注意事项】

栗子生食难化，熟食又易滞气，故不宜多食；大便秘结者慎用。

47. 茯神粥

【原料】

茯神 10 克（茯神也称抱木神，为茯苓带有松根的白色部分，与茯苓功效相同而长于安神），大米 100 克。

【制法】

将茯神研为细末；先取大米淘净，煮为稀粥，待熟时调入茯神末，再煮沸即可，睡前服食。

【功效】

宁心安神，化痰祛腻。

【注意事项】

大便秘结者慎用；肾虚及小便不禁者慎用。

48. 赤豆内金粥

【原料】

赤小豆 30 克，鸡内金 10 克。

【制法】

将鸡内金烘干，研末；赤小豆洗净，加水煮至八成熟时下内金粉，继续煮至豆熟。每日 1 剂，早餐服食。

【功效】

清热利湿，消积化腻。鸡内金有化石通淋、固精止遗之功效，故伴有尿石症、遗精、遗尿者服食尤宜。

【注意事项】

大便秘结者慎用；寒痰咳嗽者不宜选用。

49. 茯苓薏米粥

【原料】

茯苓、薏米各 25 克，陈皮 5 克，大米 50 克。

【制法】

将茯苓、薏米、陈皮水煎取汁；取药液与大米同煮为稀粥服食。每日 1 剂。

【功效】

健脾利湿，化痰降脂。

50. 红枣桂圆粥

【原料】

红枣 5 枚，桂圆肉 15 克，大米 100 克。

【制法】

将大枣去核，大米淘净；将大枣、桂圆肉、大米同放锅中，加清水适量煮为稀粥服食。每日 2 剂，早、晚服食。若喜好甜食，可加白糖少许。

【功效】

养心安神，健脾补血。

【注意事项】

湿阻中满者慎用；痰湿内聚者慎用。

51. 红枣首乌粥

【原料】

红枣 5 枚，大米 100 克，何首乌 30 克。

【制法】

将大枣去核，大米淘净；先取何首乌水煎取汁，加大米、红枣煮为稀粥服食。每日 1~2 剂。

【功效】

补肝肾，益气血，降血脂，润肠燥。

【注意事项】

脾虚湿盛者不宜食用；大便溏泄者不宜食用。

52. 何首乌粥

【原料】

何首乌 30 克，大米 50 克。

【制法】

将何首乌浓煎取汁，大米淘净；将大米放入药液中，煮为稀粥。每日早、晚服食。

【功效】

养肝益肾，降脂祛腻。

【注意事项】

脾虚湿盛者不宜食用；大便溏泄者不宜食用。

适合高脂血症病人的汤品

1. 核桃大豆汤

【原料】

核桃仁 10 个，大豆 300 克，白芨 10 克，大米、白糖各 50 克。

【制法】

先将大豆、白芨同炒熟研粉；核桃仁放碗中，加开水浸泡 5 分钟，而后与泡过的大米混匀，研碎，放入瓷盆中，加入 5～6 杯水，经过充分浸泡后用纱布过滤，取汁，倒入锅中，加水 3 杯，煮沸；再将大豆、白芨粉放入核桃液内，加白糖煮成糊状服食。每日食用。

【功效】

通经，养荣，益血。据报载，此方为著名京剧表演艺术家梅兰芳先生生前最爱吃的美容食品，常服可使人面色红润、皮肤光嫩。

【注意事项】

服食本方时不宜与乌头类药物同用；大便溏泄者慎用。

2. 海带薏米鸡蛋汤

【原料】

海带、薏米各 30 克，鸡蛋 3 个，各种调料适量。

【制法】

将海带洗净，切丝，薏米淘净；将海带、薏米同放入高压锅中，加水炖烂，连汤备用；锅中放植物油适量，烧热后打入鸡蛋炒熟，倒入海带薏米汤，待沸后调入精盐、味精即成。每日 1 剂。

【功效】

活血除湿，降脂散结。

3. 薏米百合汤

【原料】

薏米 200 克，百合 30 克。

【制法】

将薏米、百合择洗干净；将薏米、百合放入锅中，加水 5 碗，煎至 3 碗即成，分 4 次服。每日 1 剂，并嚼食薏米、百合。

【功效】

清热化痰，降脂降压。

【注意事项】

汗少者不宜选用；大便秘结者不宜选用。

4. 莲子豆仁汤

【原料】

红枣、莲子各 30 克，绿豆、薏米、豆皮各 60 克，红糖适量。

【制法】

将红枣去核，莲子、绿豆，薏米泡洗择净，豆皮发开切细；将以上原料同放锅中，加清水适量，煮至烂熟后用红糖调味服食。

【功效】

清热解毒，祛脂降腻。

【注意事项】

大便秘结者慎用；脘腹胀满者慎用。

5. 黄精大枣汤

【原料】

黄精 10 克，大枣 10 枚。

【制法】

将黄精洗净、切细，大枣去核；将黄精、大枣同放锅中，加清水适量文火煮熟，饮汤，嚼食黄精、大枣。

【功效】

补益脾肺，祛脂化浊。

【注意事项】

湿盛或脘腹胀满者慎用；食积、虫积、龋齿作痛及痰热咳嗽者慎用。

6. 黄精二米汤

【原料】

黄精 20 克，莲子 30 克，薏米 50 克，各种调味品适量。

【制法】

将黄精、薏米、莲子择洗干净；黄精切细；将以上 3 种原料同放锅中，加清水适量，文火煮至米熟汤浓，调入精盐、味精、猪油适量，再次煮沸服食。每日1剂。

【功效】

补益脾肺，利湿降浊。

7. 黄精当归鸡蛋汤

【原料】

黄精20克，当归20克，鸡蛋3枚。

【制法】

将黄精、当归洗净，切细；将黄精、当归、鸡蛋同放锅中，加清水适量，文火煮至鸡蛋熟后去壳再煮5～10分钟，食蛋饮汤嚼食黄精。每日1剂。

【功效】

养血化淤，祛脂降浊。

8. 银耳山楂汤

【原料】

银耳20克，山楂片40克，白糖适量。

【制法】

将银耳发开，择洗干净；将银耳放入锅中加清水适量，煮至银耳烂熟后下山楂片及白糖，再煮沸即成。每日1剂。

【功效】

活血祛淤，化痰降浊，滋养肌肤。

【注意事项】

孕妇不宜服食。

9. 昆布海藻炖黄豆

【原料】

昆布、海藻各30克，黄豆100克，各种调味品适量。

【制法】

将昆布、海藻用清水发开，洗净，切丝；黄豆用清水浸泡半个小时，捞出后放入锅中，加清水适量，武火煮沸后下昆布、海藻，文火煮至烂熟后调入精盐、味精、猪油适量即可服食。

【功效】

化痰散结，降浊祛脂。

【注意事项】

黄豆不要一次性食用过多，以免引起腹胀。

10. 山楂黄芪汤

【原料】

山楂、黄芪、莱菔子、肉苁蓉各30克，何首乌、泽泻各20克，白术、防己各15克。

【制法】

将以上药物择净，置药罐中，加冷水适量浸泡半个小时，水煎取汁（煎时待沸后，约10分钟即可）；于饭前温饮1碗，而后再进食。每日1剂，连服2个月。

【功效】

益气养血，利水渗湿，消脂减肥。山楂、黄芪、莱菔子、何首乌等可活血行气、降脂减肥；泽泻、白术、防己等可利湿化浊，黄芪有补益之功效。

11. 冬瓜排骨汤

【原料】

冬瓜250克，猪排骨150克，香油、葱、姜、花椒、食盐、味精各适量。

【制法】

将冬瓜去皮、洗净、切块，猪排骨洗净、剁块，葱洗净、切段，生姜洗净、切片，花椒研细；将猪排骨放入锅中，加清水适量煮沸后去浮沫，下冬瓜及葱、姜、椒等调味品，煮至排骨、冬瓜熟后，下精盐、味精，再煮沸即成，最后淋上香油以增光。

【功效】

此汤清淡宜人，有清热解毒、利湿化滞、降脂降压、通利小便之功。

【注意事项】

本品通利之功较强，故体质瘦弱者不宜常服；孕妇慎用。

12. 虫草冬菇瘦肉汤

【原料】

虫草 2 克，冬菇 50 克，瘦肉 100 克，各种调料适量。

【制法】

将冬菇发开、洗净、切丝，瘦肉洗净、切丝，勾芡；锅中放植物油适量，烧热后下肉丝爆炒，而后下冬菇、虫草、椒面及清水适量焖煮，待熟后，加精盐、味精调味服食。

【功效】

温肾健脾，开胃消脂。

13. 赤小豆鹌鹑汤

【原料】

赤小豆 30 克，鹌鹑 1 只，各种调料适量。

【制法】

将鹌鹑去毛杂、头、爪，洗净；先取赤小豆煮沸后，下鹌鹑及姜片，煮至熟后，加精盐、味精调味服食。

【功效】

清热利湿。

14. 赤豆冬瓜生鱼汤

【原料】

赤小豆 60 克，冬瓜 500 克，生鱼（鳢鱼）1 尾，葱白 5 段。

【制法】

将生鱼去鳞杂，洗净；将赤豆、冬瓜、生鱼等加水同炖，待鱼、豆烂熟后服食。

【功效】

利水消肿，化湿祛痰。

15. 赤豆鲤鱼汤

【原料】

赤小豆 500 克，鲤鱼 1 尾。

【制法】

将鲤鱼去鳞杂，洗净；将鲤鱼、赤豆同放锅中，加水 2000～3000

毫升清炖至豆熟鱼烂后，分数次服食。每日或隔日 1 剂。

【功效】

利水化湿，消除胀满。

16. 黄芪猴头汤

【原料】

黄芪 30 克，猴头菇 150 克，各种调料适量。

【制法】

将黄芪布包，猴头菇发开、洗净；把黄芪、猴头菇同放锅中，加清水适量，文火炖 2 ~ 3 小时，去药包，调入精盐、味精、葱花、猪油等调味服食。

【功效】

益气养血，强身补脑。

17. 红枣木耳瘦肉汤

【原料】

红枣 20 枚，黑木耳 30 克，猪瘦肉 250 克。

【制法】

将大枣去核，木耳泡开洗净，猪肉洗净，切片，淀粉勾芡；将枣、木耳文火煲沸 20 分钟后下肉片，煲至肉熟，调味服食。每日 1 剂。

【功效】

活血润燥，洁肤除斑。

18. 人参莲子汤

【原料】

白人参 10 克，莲子 10 枚，冰糖 30 克。

【制法】

将人参、莲子放入碗内，加清水适量，泡发；将冰糖放入人参、莲子的碗中，再放入锅内隔水蒸 1 小时即成。人参可连续使用 3 次，次日再加莲子、冰糖如上述制法蒸制服用，服第 3 次时可连同人参一起吃完。

【功效】

补脾益气。

19. 鸡肉菊花汤

【原料】

鸡脯肉 300 克，菊花 5 朵，各种调料适量。

【制法】

将鸡脯肉洗净，切片，用淀粉拌匀备用；锅中加清水适量，煮沸后下调味品及鸡片，文火煮熟后下菊花、味精，再次煮沸即成。每日1 剂。

【功效】

疏肝清热，养阴明目。

20. 菊花鹌鹑蛋汤

【原料】

菊花 20 克，鹌鹑蛋 5 个，鸡汤 1 大碗，各种调料适量。

【制法】

将鹌鹑蛋煮熟去壳备用，菊花择净；鸡汤放锅中煮沸后下调味品，待沸后下鹌鹑蛋及菊花，再次煮沸即成。每日 1 剂。

【功效】

养阴疏肝，清热明目。

高脂血症的药粥方

1. 决明菊花粥

【原料】

炒决明子 12 克，白菊花 9 克，粳米 100 克，冰糖适量。

【制法】

将决明子和白菊花洗净后，置锅内加适量清水煮煎 30 分钟，去渣取汁，再放入粳米煮粥，加少许冰糖调味即成。每日 1 剂，分早、晚餐食用。

【功效与适用】

具有清肝降火、平肝潜阳、降脂的功效，适用于高脂血症等。

2. 荷叶粟米粥

【原料】

荷叶细末 15 克，粟米 100 克，红枣 15 枚。

【制法】

将红枣、粟米拣杂，淘洗干净，放入沙锅中，加水适量，大火煮沸后，改用小火煨煮 30 分钟，调入荷叶细末，继续用小火煨煮至粟米酥烂，加入红糖，拌匀即成。每日 1 剂，分早、晚 2 次服食。

【功效与适用】

具有补虚益气、通脉散淤、降血脂的功效，适用于高脂血症。

3. 陈皮枸杞粟米粥

【原料】

陈皮 15 克，枸杞子 15 克，粟米 100 克。

【制法】

将陈皮拣杂、洗净、晒干或烘干，研成细末备用。将枸杞子、粟米分别淘洗干净，同放入沙锅，加水适量，大火煮沸后，改用小火煨煮 30 分钟，待粟米酥烂、粥将熟时，调入陈皮细末，拌和均匀，再用小火煨煮至沸即成。每日 1 剂，分早、晚 2 次服。

【功效与适用】

具有滋补肝肾、化痰降脂的功效，适用于高脂血症。

4. 三七山楂粥

【原料】

三七 3 克，山楂（连核）30 克，粟米 100 克。

【制法】

将三七洗净，晒干或烘干，研成极细末，备用。将山楂洗净，切成薄片待用。将粟米淘洗干净，放入沙锅中，加水适量，先用大火煮沸，加入山楂片，改用小火共煨至粟米酥烂、粥黏稠时调入三七粉，拌和均匀即成。每日 1 剂，分早、晚 2 次服食。

【功效与适用】

具有消食导滞、化淤降脂等功效，适用于高脂血症，对中老年气血淤滞型高脂血症病人尤为适宜。

5. 大黄红枣粥

【原料】

制大黄 15 克，粟米 100 克，红枣 10 枚。

【制法】

将制大黄洗净，切成片，晒干或烘干，研成极细末备用。红枣拣杂后洗净，用温水浸泡片刻，待用。将粟米淘洗干净，放入沙锅中，加水适量，先用大火煮沸，倒入浸泡的红枣，继续用小火煨煮至粟米酥烂，粥黏稠时调入制大黄细末，拌匀，煨煮至沸即成。每日 1 剂，分早、晚 2 次服用。

【功效与适用】

具有攻积祛淤、活血降脂的功效，适用于高脂血症，对中老年脾虚湿盛、湿热内蕴、气血淤滞型高脂血症病人尤为适宜。

6. 绿豆葛根粥

【原料】

绿豆 50 克，葛根粉 50 克，粳米 50 克。

【制法】

将淘洗干净的粳米、绿豆一同入锅，加 1000 克水，用大火烧开后转用小火熬煮。将葛根粉用冷水调成糊状，待粥半熟时加入，再稍煮至粥熟。每日 1 剂，分早、晚餐食用。

【功效与适用】

具有清热解毒、消暑利水、生津止渴的功效，适用于高脂血症。

7. 红花大枣粟米粥

【原料】

红花 5 克，大枣 10 枚，红糖 20 克，粟米 100 克。

【制法】

将红花拣去杂质、洗净，放入纱布袋中，扎紧袋口，备用。将大枣洗净，用温开水浸泡片刻，放入碗中待用。将粟米淘洗干净，放入沙锅中，加适量水，大火煮沸后放入红花药袋及大枣，改用小火煮 30 分钟，取出药袋，继续用小火煨煮至粟米酥烂、粥黏稠，调入红糖，拌匀即成。每日 1 剂，早、晚餐分食。

【功效与适用】

具有活血补血、益气健脾、祛淤降脂的功效，适用于高脂血症等。

8. 何首乌粟米粥

【原料】

干何首乌粉 60 克，粟米 100 克。

【制法】

将何首乌洗净，切成片，晒干或烘干，研成细粉备用，亦可直接从中药房购买。将粟米淘洗干净，放入沙锅中，加水适量，大火煮沸后，改用小火煨煮 30 分钟，调入何首乌粉，拌和均匀，继续用小火煨煮至粟米酥烂，搅匀即成。每日 1 剂，分早、晚 2 次服食。

【功效与适用】

具有补益肝肾、养血降脂的功效，适用于高脂血症。

9. 三七首乌粥

【原料】

三七 5 克，制何首乌 30～60 克，粳米 100 克，大枣 2～3 枚，冰糖适量。

【制法】

将三七、首乌洗净放入沙锅内煎取浓汁，去渣，取药汁与粳米、大枣、冰糖同煮为粥。每日 1 剂，分早、晚餐服食。大便溏薄者忌服。服首乌粥期间，忌吃葱、蒜。

【功效与适用】

具有益肾养肝、补血活血、降血脂、抗衰老的功效，适用于高脂血症。

10. 螺旋藻粟米粥

【原料】

螺旋藻粉 10 克，粟米 100 克。

【制法】

将粟米淘洗干净，放入沙锅中。加水适量，大火煮沸后，改用小火煨煮 30 分钟，待粟米酥烂、粥黏稠时，调入螺旋藻粉，拌匀即成。每日分早、晚 2 次服食。

【功效与适用】

具有降脂降糖、健脾减肥的功效，适用于高脂血症。

11. 泽泻山楂粟米粥

【原料】

泽泻10克，山楂20克，粟米100克。

【制法】

将泽泻、山楂分别拣杂，洗净后同入沙锅，加水煎煮40分钟，过滤去渣，取汁备用。将粟米淘洗干净，入锅后加水煨煮至粟米酥烂、粥黏稠时，加入泽泻、山楂煎汁，用小火煨煮至沸即成。早、晚2次分服用。

【功效与适用】

具有消食导滞、化淤消脂的功效，适用于高脂血症。

12. 花生桑叶荷叶粥

【原料】

桑叶10克，新鲜荷叶1张，花生仁50克，粳米100克，白糖适量。

【制法】

将桑叶、新鲜荷叶洗净，煎汤，取汁去渣。花生仁、粳米淘洗干净入锅，加水适量煮粥，粥将成时倒入药汁，调入白糖，稍煮即成。每日1剂，分早、晚餐温热食用。

【功效与适用】

具有降血压、降血脂、散淤血、解暑热的功效，适用于高血压病、高脂血症、肥胖症等。

13. 花生决明子粥

【原料】

决明子15克，花生仁、粳米各50克，冰糖适量。

【制法】

将决明子放入铁锅内，炒至微有香气，取出，待冷后放入沙锅内，加水适量煎煮，去渣取汁。花生仁、粳米淘洗干净，下入锅内，加水煮粥，粥将熟时加入决明子汁，放入冰糖，继续煮片刻。每日1剂，5~7日为1个疗程。适合春、夏季食用。

【功效与适用】

具有清肝、明目、通便的功效，适用于高血压病、高脂血症及习惯性便秘等。大便泄泻者忌食。

14. 葛粉决明粥

【原料】

决明子（炒）10~15 克，葛粉 30 克，粳米 50 克，冰糖适量。

【制法】

把决明子放入铁锅内炒至微有香气，取出，待冷后煎汁，去渣取汁，用药汁与粳米、葛粉共煮粥，将熟时加入冰糖，再煮一二沸即可。每日 1 剂，分早、晚餐食用。脾胃虚寒者不宜选用。

【功效与适用】

具有清热通便的功效，适用于肠热便秘、高血压、高脂血症。

高脂血症的药膳汤羹方

1. 首乌牛肉汤

【原料】

制何首乌 30 克，鲜嫩牛肉 150 克，熟竹笋 30 克，红枣 10 枚，各种调料适量。

【制法】

将何首乌洗净，切成薄片，红枣用温水泡发，备用。将鲜嫩牛肉洗净后，切成薄片，用湿淀粉抓揉一下，盛入碗中，待用。熟竹笋也切成薄片，放入植物油锅中煸炒片刻，加入牛肉片，滑散后烹入黄酒，加清汤或鸡汤适量，再加入何首乌薄片及红枣，并加葱花、姜末，焖烧 20 分钟，待牛肉熟烂，加精盐、味精、五香粉，用湿淀粉勾薄芡，淋入麻油即成。佐餐当汤，随意服食，喝汤吃牛肉，嚼食首乌片及红枣，当日吃完。

【功效与适用】

具有补气益血、滋阴降脂的功效，适用于高脂血症，对虚证病人尤为适宜。

2. 首乌山楂汤

【原料】

何首乌 30 克，山楂 20 克。

【制法】

将何首乌、山楂分别拣杂，洗净，切成薄片，同放入沙锅中，加水浓煎 2 次，每次 30 分钟，合并 2 次滤汁，去渣后再回入沙锅，浓缩至 300 克，即成。每日 1 剂，分早、晚 2 次服，服食时可加少许红糖调味。

【功效与适用】

具有补益肝肾、养血滋阴、降脂降压的功效，适用于高脂血症。

3. 首乌鲤鱼汤

【原料】

制何首乌 30 克，活鲤鱼 1 条（约 500 克）。将何首乌洗净，切成薄片备用。

【制法】

将鲤鱼宰杀，除去鳃及内脏，洗净后，将何首乌薄片塞入鱼腹中，下入煮沸的汤锅，用大火再煮至沸，烹入黄酒，并加葱花、姜末，改用小火煨煮 30 分钟，待鲤鱼肉熟烂如酥时，加精盐、味精、五香粉各少许，拌和均匀，淋入麻油即成。佐餐当汤，随意服食，喝汤吃鱼肉，嚼食何首乌片，当日吃完。

【功效与适用】

具有补益肝肾、养血生精、消肿降脂的功效，适用于高脂血症。

4. 蒲黄萝卜海带汤

【原料】

鲜白萝卜 250 克，海带 20 克，蒲黄 10 克。

【制法】

先将海带用水泡发 12 小时，洗去沙子及斑块，清水洗净后，切成菱形小斜块（或片），盛入碗中，备用。再将白萝卜洗净，刨去薄层外皮，除叶盖及须根，剖片后切成萝卜条，与海带同入沙锅。加水适量，先用大火煮沸，加入用纱布包裹的蒲黄，改用小火煨煮 30 分钟，取出纱布包裹卷，继续煨煮至萝卜条酥烂，加精盐、味精、五香粉及大蒜（青）碎末，拌和均匀，淋入麻油即成。佐餐当汤，随意食用，喝汤，嚼食萝卜条、海带片，当日吃完。

【功效与适用】

具有清热解毒、化痰降浊、散淤降脂的功效，适用于高脂血症。

5. 冬虫夏草鲫鱼汤

【原料】

冬虫夏草 3 克，鲜鲫鱼 250 克，各种调料适量。

【制法】

将冬虫夏草洗净，盛入碗中备用。将鲜鲫鱼宰杀，除去鳃及内脏，洗净，放入大蒸碗（或蒸盆）内，将虫草分放在鲫鱼腹中或体表，加葱花、姜末、黄酒以及少许精盐，加清汤足量，上笼屉大火蒸 30 分钟，待鲫鱼酥烂，取下后加味精、五香粉各少许，淋入麻油即成。佐餐当汤，随意服食，喝汤吃鱼肉，嚼食虫草，当日吃完。

【功效与适用】

具有补虚健脾、化痰降浊、活血降脂的功效，适用于高脂血症。

6. 人参核桃羹

【原料】

生晒参（也可用人参茎叶、花蕾、果肉或种子等）2 克，核桃仁 50 克，鲜牛奶 200 毫升。

【制法】

将人参、核桃仁拣净，用清水洗净、切碎，放在一起捣烂并搅拌均匀，盛入瓷碗中，加清水适量。置锅内隔水蒸熟，再调入煮熟的牛奶，拌和成羹即成。每日 1 剂，分早、晚 2 次服用。

【功效与适用】

具有滋补五脏、益气降脂的功效，适用于高脂血症，对中老年阴阳两虚、气血淤滞、脾虚湿盛型高脂血症病人尤为适宜。

7. 大黄莲枣苡仁羹

【原料】

制大黄 5 克，莲子 30 克，红枣 10 枚，薏苡仁 50 克，红糖 20 克。

【制法】

将制大黄洗净，切片后晒干或烘干，研成细末备用。将莲子、红枣、薏苡仁分别拣杂、洗净后，同放入砂锅中，用温水浸泡 30 分钟，视水量可添加清水，和匀，大火煮沸后，改用小火煨煮至莲子、薏苡仁、红枣酥烂呈羹状，调入制大黄细末及红糖，搅拌均匀，再煮至沸即成。每日1剂，分早、晚2次服用，或当点心，上、下午随意服食，当日吃完。

【功效与适用】

具有清热解毒、攻积祛淤、活血降脂等功效，适用于高脂血症，对中老年肝肾阴虚、脾虚湿盛型高脂血症尤为适宜。

8. 决明子核桃芝麻羹

【原料】

决明子30克，核桃仁30克，黑芝麻30克，薏苡仁50克，红糖10克。

【制法】

将决明子、黑芝麻分别拣杂、洗净后，晒干或烘干，决明子敲碎，与黑芝麻同入锅中，微火翻炒出香，趁热共研为细末备用。将核桃仁拣杂、洗净，晾干后研成粗末待用。将薏苡仁拣杂，淘洗干净，放入沙锅，加水适量，大火煮沸后，改用小火煨煮成稀黏糊状，加红糖，调入核桃仁粗末，拌和均匀，再调入决明子、黑芝麻细末，小火煨煮成羹即成。每日1剂，分早、晚2次服用。

【功效与适用】

具有补益肝肾、滋阴降脂的功效，适用于高脂血症，对中老年肝肾阴虚型、高脂血症病人尤为适宜。

高脂血症的药膳菜肴方

1. 三七百合煨兔肉

【原料】

三七5克，百合30克，兔肉250克。

【制法】

将三七洗净，切片后晒干或烘干，研成极细末备用。将百合拣净后洗净，放入清水中浸泡一下待用。再将兔肉洗净，切成小块状，放入沙锅中，加水适量，大火煮沸后，撇去浮沫，加百合瓣、黄酒、葱花、姜末，改用小火煨煮至兔肉、百合熟烂酥软，趁热调入三七粉，加精盐、味精、五香粉适量，拌匀即成。佐餐当菜，随意服食，喝汤吃兔肉，嚼食百合。

【功效与适用】

具有清热除烦、化痰降浊、活血降脂的功效，适用于高脂血症，对阴虚阳亢型高脂血症病人尤为适宜。

2. 莲子首乌羊肉

【原料】

羊瘦肉 750 克，炙何首乌 50 克，黑豆、莲子、核桃仁各 30 克，胡萝卜 300 克，植物油、生姜、葱、胡椒粉、精盐、黄酒、酱油各适量。

【制法】

羊肉洗净，入沸水中氽去血水，切成指头大小的方块。生姜洗净，拍破。葱洗净，切段。黑豆、莲子、核桃仁洗净。胡萝卜洗净，切滚刀块。锅内注入植物油，置火上烧至七成热时下羊肉块炸 3 分钟，捞出沥去油，锅内留底油，下生姜、葱炝锅后，放入羊肉块、首乌、胡椒粉、精盐、黄酒、酱油、黑豆、莲子、核桃仁，再注入清水适量，大火烧开，打去浮沫，改小火煮至羊肉七成熟时，下胡萝卜烧至全熟烂，拣出葱、生姜、首乌不用，加味精调味，收汁装盘即成。佐餐食用。

【功效与适用】

具有补心肾、益精血的功效，适用于高脂血症等。

3. 首乌玉米饼

【原料】

玉米粉 100 克，粟米粉、糯米粉各 60 克，何首乌粉、葛根粉各 30 克，红糖 20 克，葱花、姜末、精盐、味精、植物油各适量。

【制法】

将上述 5 种粉混合均匀，并调入红糖，加适量温开水，糅合后分成 8 个粉团，擀成 8 个粉饼，揉擀过程中，加适量植物油及葱花、姜末、精盐、味精等。将平底煎锅置火上，加植物油适量，刷匀平底锅面，将粉饼逐个放入，用小火边煎边烘烤，待粉饼煎烤至酥香松软时即成。作主食食用。

【功效与适用】

具有滋阴养血、补虚降脂的功效，适用于高脂血症等。

4. 盐渍虎杖芽

【原料】

虎杖嫩芽 500 克。

【制法】

春季挖取虎杖嫩芽，洗净，晒干，用精盐腌渍 1 天，取出晾干，装瓶备用。服食时每次取 30 克，用冷开水浸泡回软后，切成细段，加红糖、醋、味精、麻油等调料，拌和均匀。当小菜食用，当日吃完。

【功效与适用】

具有清热解毒、活血化淤、升血降脂的功效，适用于高脂血症。

5. 虎杖拌蘑菇

【原料】

虎杖嫩芽 100 克，蘑菇 30 克。

【制法】

将虎杖嫩芽去外皮，洗净，入沸水锅焯一下，切成 1 厘米长的小段，盛入大碗中备用。将蘑菇泡发，拣杂后洗净，入沸水锅焯 1 分钟，取出沥去水分，撕成条状或切成细条状，放入大碗中，加精盐、味精、五香粉、红糖、醋调拌均匀即成。佐餐当小菜，当日吃完。

【功效与适用】

具有清热解毒、补虚活血、升血降脂的功效，适用于高脂血症。

6. 首乌黑豆炖甲鱼

【原料】

取首乌 30 克，黑豆 60 克，甲鱼 1 只，红枣 3 枚。

【制法】

将甲鱼去内脏，洗净切块，略炒。同黑豆、首乌、红枣（去核）

及生姜3片一起隔水炖熟。调味后，饮汤吃肉佐膳。

【功效与适用】

首乌能补精血、益肝肾，减少胆固醇的吸收和在体内沉积；黑豆活血、祛风、利水、解毒，近年来有研究报告可以降血压、降胆固醇；甲鱼可滋阴补益肝肾，有明显的降血清胆固醇的作用。此验方对高脂血症、冠心病有效。

高脂血症的药茶方

现代科学研究发现，茶叶有抗动脉粥样硬化的作用。茶叶所含的茶色素对抗动脉粥样硬化形成的作用明显，还可促进纤溶和降低血小板黏附率；茶叶中的芳香物质能溶解脂肪，解除油腻，帮助消化，促进吸收。因此，中老年人经常饮茶、饮淡茶对防治高脂血症、预防心脑血管病（如冠心病、高血压病等）均有较好的作用。

1. 槐菊茶

【原料】

菊花、槐花、绿茶各3克。

【制法】

将上3味放入茶杯中，用沸水冲泡即成。代茶饮之，每日1剂。

【功效与适用】

具有降脂、平肝潜阳的功效，适用于高脂血症等。

2. 红花茶

【原料】

绿茶5克，红花5克。

【制法】

将绿茶和红花放入茶杯中，用沸水冲泡，加盖闷10分钟即成。

【功效与适用】

具有降低血脂，活血化淤的功效，适用于高脂血症等。代茶频饮，每日 1 剂，一般可冲泡 3～5 次。

3. 红花山楂茶

【原料】

红花（干品）2 克，鲜山楂 30 克。

【制法】

将红花拣杂、洗净后，晒干或烘干，放入绵纸袋中，封口挂线备用。再将山楂除去果柄，洗净，切成片，与红花同放入大杯中，用沸水冲泡，加盖，闷 15 分钟即可。代茶频饮，一般可连续冲泡 3～5 次，当日服完，山楂片也可一起嚼食咽下。

【功效与适用】

具有消食导滞、祛淤降脂的功效，适用于高脂血症等。

4. 丁香茉莉茶

【原料】

丁香、茉莉花、绿茶各等份。

【制法】

以上 3 味共研细末，过筛，制成袋泡茶，临用时用沸水浸泡即成。代茶频饮，不拘时间。

【功效与适用】

具有理气化浊、降低血脂的功效，适用于高脂血症等。

5. 荷叶橘皮乌龙茶

【原料】

干荷叶 30 克，橘皮 5 克，陈葫芦 10 克，乌龙茶 20 克。

【制法】

将干荷叶、橘皮、陈葫芦共研为细末，混入茶叶中。每次取 5 克冲泡。代茶频饮，可连续冲泡 3～5 次。

【功效与适用】

具有祛脂减肥、理气化痰的功效，适用于高脂血症。

6. 荷叶二皮饮

【原料】

干荷叶 50 克，乌龙茶 5 克，丝瓜皮 6 克，西瓜皮 5 克。

【制法】

用纱布将干荷叶、丝瓜皮、西瓜皮、乌龙茶包好，放清水中浸泡清洗后备用。沙锅中放水 5 杯，放入纱布包，上火煮熬至水沸，取汁即成。代茶频饮。

【功效与适用】

具有清热利水、减肥降脂的功效，适用于高脂血症。

7. 菊花苦丁茶

【原料】

菊花 20 克，苦丁茶 15 克。

【制法】

将菊花和苦丁茶晒干搓碎，每次取 5 克，放入茶杯中，用沸水冲泡，加盖闷 10 分钟即成。代茶饮，每日 1 剂。

【功效与适用】

具有清热败毒、清肝明目、降压降脂的功效，适用于高脂血症等。

8. 决明菊花茶

【原料】

茶叶 3 克，杭菊花 3 克，决明子 15 克。

【制法】

将茶叶、杭菊花、决明子放入茶杯中，用沸水冲泡，加盖闷 10 分钟即成。代茶饮，每日 1 剂。

【功效与适用】

具有消脂减肥、降压明目、润肠通便的功效，适用于高脂血症等。

9. 菊花决明山楂饮

【原料】

菊花 3 克，决明子 15 克，生山楂 15 克。

【制法】

将菊花、决明子、生山楂洗净后放入茶杯内，用沸水冲泡，加盖闷 30 分钟即成。代茶频饮，每日 1 剂。

【功效与适用】

具有祛风明目、活血通脉、降压降脂的功效，适用于高脂血症等。

<h2 style="text-align:center">10. 菊花槐米茶</h2>

【原料】

菊花 3 克，槐米 3 克，绿茶 3 克。

【制法】

将菊花、槐米、绿茶放入杯中，用沸水冲泡，加盖闷 5 分钟。经常代茶饮用，每日 1 剂。

【功效与适用】

具有降压降脂的功效，适用于高脂血症等。